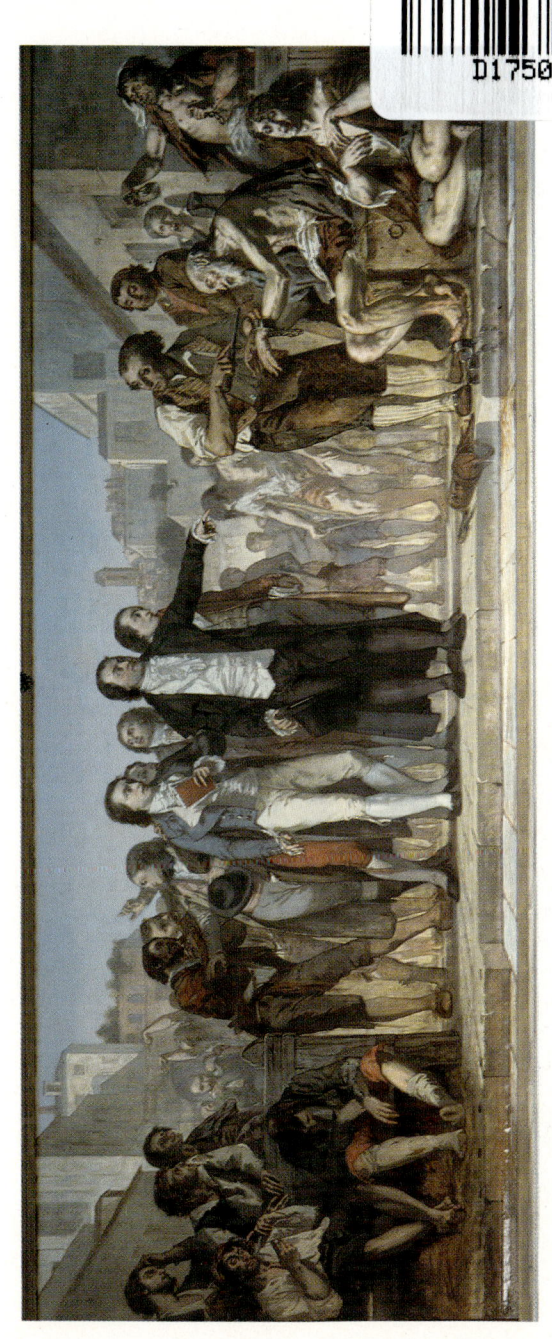

Charles Muller: PINEL fait enlever les fers aux aliénés de BICÊTRE (1849).
(Abdruck mit freundlicher Genehmigung der Académie Nationale de Médicine, Paris)

Die Reihe **duphar** *med communication* wird herausgegeben von Wolfgang Wagner und Ulrike Evers, Hannover.

W. Pöldinger   W. Wagner (Hrsg.)

Ethik in der Psychiatrie

Wertebegründung – Wertedurchsetzung

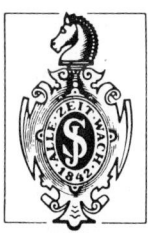

Springer-Verlag
Berlin Heidelberg New York
London Paris Tokyo
Hong Kong Barcelona
Budapest

Prof. Dr. med. Walter Pöldinger
Ärztlicher Direktor der
Psychiatrischen Universitätsklinik
Wilhelm-Klein-Straße 27
CH-4025 Basel

Dr. med. Wolfgang Wagner
Medizinischer Direktor
DUPHAR PHARMA GMBH & Co. KG.
Freundallee 21/23
D-3000 Hannover 1

ISBN 3-540-53942-5 Springer-Verlag Berlin Heidelberg New York

Dieses Werk ist urheberrechtlich geschützt. Die dadurch begründeten Rechte, insbesondere die der Übersetzung, des Nachdrucks, des Vortrags, der Entnahme von Abbildungen und Tabellen, der Funksendung, der Mikroverfilmung oder der Vervielfältigung auf anderen Wegen und der Speicherung in Datenverarbeitungsanlagen, bleiben, auch bei nur auszugsweiser Verwertung, vorbehalten. Eine Vervielfältigung dieses Werkes oder von Teilen dieses Werkes ist auch im Einzelfall nur in den Grenzen der gesetzlichen Bestimmungen des Urheberrechtsgesetzes der Bundesrepublik Deutschland vom 9. September 1965 in der jeweils geltenden Fassung zulässig. Sie ist grundsätzlich vergütungspflichtig. Zuwiderhandlungen unterliegen den Strafbestimmungen des Urheberrechtsgesetzes.

© Springer-Verlag Berlin Heidelberg 1991
Printed in Germany

Die Wiedergabe von Gebrauchsnamen, Handelsnamen, Warenbezeichnungen usw. in diesem Werk berechtigt auch ohne besondere Kennzeichnung nicht zu der Annahme, daß solche Namen im Sinne der Warenzeichen- und Markenschutz-Gesetzgebung als frei zu betrachten wären und daher von jedermann benutzt werden dürften.

Produkthaftung: Für Angaben über Dosierungsanweisungen und Applikationsformen kann vom Verlag keine Gewähr übernommen werden. Derartige Angaben müssen vom jeweiligen Anwender im Einzelfall anhand anderer Literaturstellen auf ihre Richtigkeit überprüft werden.

Druck und Verarbeitung: Druckhaus E. Kieser, 8902 Neusäß
2119/3140/54321 – Gedruckt auf säurefreiem Papier

Vorwort

Psychiatrische Ethik: Quo vadis?

Fragen nach dem Selbstbestimmungsrecht und der Würde des Patienten, nach den wachsenden Konflikten im Umgang mit Not, Schmerz und Krise, nach der Autorität des Therapeuten, aber auch nach den Grenzen des wissenschaftlichen Fortschritts bedrängen die Medizin des ausklingenden 20. Jahrhunderts. Im besonderen Maße gilt dies für die Nervenheilkunde. Nirgendwo sind die diagnostischen Kriterien subjektiver, die Ermessensspielräume weiter, die Grenzen zwischen gesund und krank fließender, nirgendwo ist für den behandelnden Arzt die Spannung zwischen individueller und sozialer Verantwortlichkeit stärker, nirgendwo ist der Kranke in der ganzen Tiefe seines Menschseins verletzlicher als in der Psychiatrie. Zwangshospitalisierung und Zwangsbehandlung sind extreme, aber bezeichnende Beispiele für die Tragweite der ethischen Probleme dieses Fachgebietes.

Im deutschen Sprachraum erschien eine vermittelnde Grundsatzdiskussion zwischen Vertretern der Psychiatrie, der Philosophie und Moraltheologie zu den brennenden Fragen der psychiatrischen Ethik überfällig. Die psychiatrische Universitätsklinik Basel und Duphar, ein Pharmaunternehmen mit bedeutenden Forschungsaktivitäten auf dem Gebiet des zentralen Nervensystems, nahmen dies zum Anlaß, das internationale Symposium „Ethik in der Psychiatrie – Wertebegründung, Wertedurchsetzung" zu organisieren, das am 19. und 20. Mai 1990 in der Basler Klinik stattfand. Die Rolle der Anthropologie und Metaphysik als letzte Grundlagen für die Herleitung von Werten – von manchen Kritikern bereits totgesagt – und die in der westlichen Medizin als konsensfähig geltenden medizinethischen Prinzipien in ihrem Wandel werden ebenso untersucht wie die praktischen Probleme, die sich dem Verantwortlichen in der täglichen psychiatrischen Praxis stellen.

Dieser Band, mit dem der Springer-Verlag die Reihe „duphar med communication" eröffnet, dokumentiert die Vorträge und Diskussionen ausführlich. Damit erfüllen wir den vielfach an uns herangetragenen Wunsch nach umfassender Veröffentlichung und werden der Beachtung gerecht, die das Symposium in der internationalen Presse gefunden hat. Der Dialog ist eröffnet und sollte – trotz einiger Schwierigkeiten – fortgeführt werden. Allen Beteiligten gilt unser herzlicher Dank.

Hannover und Basel
im April 1991 *Wolfgang Wagner · Walter Pöldinger*

Inhalt

Zum „Mythos Pinel"
PIERRE PICHOT 1

Eröffnung
WERNER STAUFFACHER 7

Wertebegründung
Anthropologie und Metaphysik:
Niedergang oder Restauration?

Anthropologische Aspekte
ANNEMARIE PIEPER 11

Person und Menschenwürde. Zum Verhältnis von Metaphysik und Ethik bei der Begründung sittlicher Werte
LUDGER HONNEFELDER 22

Transzendentale Interessen –
ein „metaphysischer" Grundbegriff der Anthropologie
OTFRIED HÖFFE 40

Diskussion 49

Werteprinzipien
Ethische Prinzipien im Wandel

Autonomie und Selbstbestimmung:
Grundlegende Konzepte der Bioethik in der Psychiatrie
H. TRISTRAM ENGELHARDT JR. 61

Fürsorge und Unschädlichkeit
DIETRICH RÖSSLER 72

Gerechtigkeit als ethisches Kriterium:
Zur konsensfähigen Grundlegung der Ethik
in Psychiatrie und Psychotherapie
DIETRICH RITSCHL 81

Differentialethik und Psychiatrie
HANS-MARTIN SASS 95

Diskussion 119

Wertedurchsetzung
Angewandte Ethik in der Psychiatrie

Ethik der Psychotherapie
CHRISTIAN REIMER 127

Ethik der Verhaltens- und Familientherapie.
Warum – woher – wofür?
STELLA REITER-THEIL 148

Erfahrungen aus Ethikfallseminaren
EDUARD SEIDLER 168

Ethische Grundlagen und Probleme der klinischen
Psychopharmakologie
WOLFGANG WAGNER 175

Ethik der psychiatrischen Krisenintervention
PETER BUCHHEIM 190

Sozialpsychiatrische Aspekte der Ethik
ASMUS FINZEN 206

Diskussion 216

Psychiatrische Ethik: Resümee und Ausblick
Abschlußdiskussion 227

Autoren

BUCHHEIM, PETER, Dr. med.
Oberarzt der Klinik und Leiter der Psychiatrischen Poliklinik der Universität München, Nußbaumstraße 7, D-8000 München 2

ENGELHARDT H. TRISTRAM, jr., Prof. Dr. phil. Dr. med.
Departments of Medicine and Community Medicine, Center of Ethics, Medicine and Public Issues, Baylor College of Medicine,
One Baylor Plaza, Houston/Texas 77030 U.S.A.

FINZEN, ASMUS, Prof. Dr. med.
Stellvertr. Ärztlicher Direktor der Psychiatrischen Universitätsklinik, Wilhelm-Klein-Straße 27, CH-4025 Basel

HELMCHEN, HANFRIED, Prof. Dr. med.
Direktor der Psychiatrischen Klinik und Poliklinik der Freien Universität Berlin, Universitätsklinikum Rudolf Virchow,
Eschenallee 3, D-1000 Berlin 19

HÖFFE, OTFRIED, Prof. Dr. phil.
Direktor des Internationalen Instituts für Sozialphilosophie und Politik, Universität, Albert-Schweitzer-Weg 4, CH-1700 Freiburg i. Ü.

HONNEFELDER, LUDGER, Prof. Dr. phil.
Direktor des Philosophischen Seminars B, Rheinische Friedrich-Wilhelms-Universität, Am Hof 1, D-5300 Bonn 1

PIEPER, ANNEMARIE, Prof. Dr. phil.
Geschäftsführende Vorsteherin des Philosophischen Seminars der Universität Basel, Nadelberg 6/8, CH-4051 Basel

PICHOT, PIERRE, Prof. Dr. med.
Mitglied der Académie Nationale de Médicine,
24, Rue des Fossés Saint-Jaques, F-75005 Paris

PÖLDINGER, WALTER, Prof. Dr. med.
Ärztlicher Direktor der Psychiatrischen Universitätsklinik,
Wilhelm-Klein-Straße 27, CH-4025 Basel

REIMER, CHRISTIAN, Prof. Dr. med.
Leitender Arzt für Psychotherapie und Psychohygiene,
Psychiatrische Universitätsklinik, Wilhelm-Klein-Straße 27, CH-4025 Basel

REITER-THEIL, STELLA, Dr. rer. soc., Dipl.-Psych.
Geschäftsführerin der Akademie für Ethik in der Medizin e. V.,
Institut für Geschichte der Medizin der Universität Göttingen,
Humboldtallee 11, D-3400 Göttingen

RITSCHL, DIETRICH, Prof. Dr. theol. Dr. phil.
Direktor des Ökumenischen Instituts der Universität Heidelberg,
Plankengasse 1, D-6900 Heidelberg

RÖSSLER, DIETRICH, Prof. Dr. theol. Dr. med.
Ev.-theol. Seminar, Prakt.-theol. Abteilung,
Hölderlinstraße 16, D-7400 Tübingen

SASS, HANS-MARTIN, Prof. Dr. phil.
Institut für Philosophie an der Ruhr-Universität Bochum
und Kennedy Institute of Ethics, Georgetown University,
1437 37th St./N. W. Washington DC, 20057 U.S.A.

SEIDLER, EDUARD, Prof. Dr. med.
Direktor des Instituts für Geschichte der Medizin der Universität Freiburg
i. Br., Präsident der Akademie für Ethik in der Medizin e. V.,
Stefan-Meier-Straße 26, D-7800 Freiburg i. Br.

STAUFFACHER, WERNER, Prof. Dr. med.
Dekan der Medizinischen Fakultät der Universität Basel, Hebelstraße 25,
CH-4031 Basel

WAGNER, WOLFGANG, Dr. med.
Medizinischer Direktor, Duphar Pharma, Freundallee 19–23,
D-3000 Hannover 1

Diskutanten

BAUMGARTNER, HANS MICHAEL, Prof. Dr. phil.
Philosophisches Seminar A der Universität Bonn, Am Hof 1, D-5300 Bonn 1

BEUTNER, FRANZ-ULRICH, Dr. med.
Arzt für Neurologie und Psychiatrie, Schützenweg 1 A, D-3167 Burgdorf

BRAACH, MORNA, cand. med.
Studentenverband Ethik in der Medizin (SEM), Institut für Geschichte der Medizin der Universität, Stefan-Meier-Straße 26, D-7800 Freiburg i. Br.

GRESS MARKUS, M.A./cand. med.
Studentenverband Ethik in der Medizin e. V. (SEM), Institut für Geschichte der Medizin der Universität, Stefan-Meier-Straße 26, D-7800 Freiburg i. Br.

GUERIN, EDWARD JEAN, Dr. med.
Oberarzt, Psychiatrische Klinik, St.-Elisabeth-Krankenhaus,
Koblenzer Straße 91 E4, D-5560 Wittlich

MÜLLER, KLAUS, Dr. rer. pol.
Leiter der Planung, Sanitätsdepartement BS,
St.-Albans-Vorstadt 25, CH-4006 Basel

NOVIKOV, JURIJ, Dr. med.
Chefarzt, Allgemeines Krankenhaus Ochsenzoll,
Langenhorner Chaussee 560, D-2000 Hamburg 62

PATZIG*, GÜNTHER, Prof. Dr. phil.
Philosophisches Seminar der Universität Göttingen,
Platz der Göttinger Sieben 5, D-3400 Göttingen

ROSIN, ULRICH, PRIV.-DOZ. Dr. med. Dr. phil.
Klinik für Psychosomatische Medizin und Psychotherapie der Heinrich-Heine-Universität, Bergische Landstraße 2, D-4000 Düsseldorf

---

* Offizieller Diskutant.

ROTHER, WOLFHARDT, Dr. med.
Arzt für Neurologie und Psychiatrie, Chefarzt der Klinik „Am Lindenplatz",
Fachklinik für Psychosomatik, Lindenplatz 9, D-7737 Bad Dürrheim/Schwarzwald

TREMBLAU, ERNST H., Dr. med.
Facharzt für Neurologie und Psychiatrie, Psychotherapie,
Hohenzollernring 12 (Rudolfsplatz), D-5000 Köln 1

Zum „Mythos Pinel"*

PIERRE PICHOT

Die „Befreiung der Geisteskranken von ihren Ketten" durch Philippe Pinel in Paris im Laufe der Französischen Revolution hat Symbolkraft erlangt. Der Tenor der Berichte, die darüber erschienen, dramatisch und bewegend zugleich, hat dazu beigetragen, den Namen von Pinel unauflöslich mit diesem Akt zu verbinden. Doch die Wirklichkeit ist nuancierter. Wenn Pinel einen herausragenden Platz in der Geschichte der Psychiatrie einnimmt, so deshalb, weil er endgültig die Geisteskrankheiten in den Bereich der Medizin einführte: Die Veröffentlichung seiner „Philosophischen Abhandlung über die Geisteszerrüttung" im Jahre 1801 ist von Hegel mit Recht als ein entscheidender Augenblick in der Geschichte der Menschheit gefeiert worden. Seine übrigens unbestreitbare Rolle bei der Humanisierung der Situation der Kranken ist hingegen verformt worden, um eine „légende dorée" zu erreichen, die im Laufe des 19. Jahrhunderts begründet wurde und die man als den „Mythos Pinel" bezeichnete.

Philippe Pinel, 1745 geboren, studierte Medizin in Toulouse und in Montpellier. Nach Paris gekommen, wurde er ein Freund der „Philosophen", wie Franklin oder Cabanis und, wissenschaftlich sehr rührig, wie er war, wandte er sich 1787 der Psychiatrie zu, indem er in einer Privatklinik für reiche Geisteskranke arbeitete. Zu dieser Zeit waren die chronischen Geisteskranken von Paris in zwei Hospitälern „eingeschlossen", nämlich in „Bicêtre" und in „La Salpêtrière", die jeweils für Männer bzw. Frauen vorgesehen waren. Am 25. August 1793 wurde Pinel zum Arzt in der Pflegeanstalt „Bicêtre" ernannt und nahm seine Tätigkeit dort am 13. September auf. Am 13. Mai 1795 wurde er zum Arzt der „Salpêtrière" ernannt und sollte es bis zu seinem Tode im Jahre 1826 bleiben. In seiner Eigenschaft als Professor an der „Ecole de Santé" seit 1794 veröffentlichte er 1798 seine „Nosographie philosophique", die sein Ansehen als Arzt weit über die

---
* Aus dem Französischen übertragen von Ulrike Evers, Hannover.
  Das Gemälde ist auf der Innentitelseite abgebildet.

Grenzen der Psychiatrie hinaus begründen sollte. Eine Reihe von Ehrungen macht seine Karriere deutlich: Mitglied des „Institut de France (Académie des Sciences)" seit 1803, Inhaber der „Légion d'Honneur" seit ihrer Gründung durch Napoleon; seit 1805 ärztlicher Berater des Kaisers, sollte ihm, nach dessen Sturz, die Gunst des neuen Herrschers bei der Rückkehr von Louis XVIII erhalten bleiben: so erhielt er 1818 im Namen des Königs das Kreuz des „Ordre de Saint Michel", und im Jahre 1820 wurde er mit der Gründung der Académie de Médecine zum Ehrenmitglied ernannt. Als Erfinder der Psychiatrie betrachtet, konnte er zahlreiche Schüler um sich versammeln – wie Esquirol, der im Jahre 1800 an die „Salpètrière" zu ihm kam und sein Nachfolger wurde – und übte einen großen Einfluß auf die gesamte medizinische Welt Frankreichs in dieser Epoche aus.

Heute ist bekannt, daß Maßnahmen zur Humanisierung in Bicêtre schon vor der Ankunft von Pinel durchgeführt worden waren, und zwar von Jean-Baptiste Pussin, dem „Aufseher" der Geisteskranken. Pinel kommt das Verdienst zu, die bereits durchgeführten Maßnahmen, die den Geist der Aufklärung atmeten und die u. a. zur gleichen Zeit von Tuke in England, von Daquin in Savoyen und von Chiaruggi in der Toskana durchgeführt wurden, bestätigt zu haben. Pinel hat sich übrigens selbst nie diese dramatische Rolle, die man ihm zudachte, zu eigen gemacht, sondern hat in seinen Schriften das Verdienst von Pussin gewürdigt. Die Wertschätzung, die er seinem „Aufseher" entgegenbrachte, mündete 1797 in ein Gesuch an die Regierung, man möge Pussin zu ihm in die Salpètrière kommen lassen: dem wurde stattgegeben. Bei der Einführung seiner „moralischen Behandlung" hat Pinel die Idee umgesetzt, daß „die Geisteskranken, weit davon entfernt, schuldig zu sein und bestraft werden zu müssen, Kranke sind, deren schwieriger Zustand alle Rücksichtnahme verdient, die der leidenden Menschheit zu gewähren ist"; er hat sich nachweislich beeinflussen lassen von einem „mémoire", das auf seine Bitten hin von Pussin redigiert worden war und das erst kürzlich aufgefunden und publiziert worden ist.

Die fortgesetzte Konstruktion des „Mythos Pinel" ist im einzelnen untersucht worden. Esquirol hat dazu die Grundlagen gelegt, aber es war der Sohn Philippe Pinels, Scipion Pinel, der es in seiner klassischen Form begründet hat, insbesondere in einem Vortrag an der „Académie de Médecine" im Jahre 1836, in dem er sich auf angebliche Anmerkungen seines Vaters stützte, die er nach dessen Tod gefunden haben wollte. Der Urgroßneffe Philippe Pinels, der Historiker der Psychiatrie René Semelaigne, sollte am Ende des 19. Jahrhunderts die endgültige Version des Mythos hervorbringen. Mit dieser Entwicklung war nicht nur ein familiärer Kult verknüpft, sondern sie hatte einen politisch-ideologischen Hintergrund. Tatsächlich war Pinel zur Zeit der Revolution ein moderater Republikaner. Er verurteilte die Grausamkeiten des Terrors, half Condorcet mutig, sich zu verstecken, was ihn selbst in Gefahr brachte, um sich dann wie viele ebensogut mit dem Empire wie mit der Restauration zu arrangieren. Die Absicht der Autoren des „Mythos" war, aus der Befreiung der Geisteskrankheiten ein Symbol zu machen, ebenso wie aus der Eroberung der Bastille, nämlich ein Symbol des Triumphes der Freiheit über die Tyrannei, aber gleichzeitig den revolutionären Extremismus zu verdammen: die Schrift von Scipion Pinel, die unter der moderaten Regierung von Louis Philippe veröffentlicht worden war, in der Philippe Pinel von Couthon – dem Symbol des Terrorismus – bedroht worden war, entspricht diesem Ziel. Die beiden bildlichen Darstellungen dieses „Mythos" datieren bezeichnenderweise aus den Perioden, in denen sich in Frankreich eine republikanische Regierung durchsetzte:

Das erste von ihnen, das jüngere und bei weitem bekannteste, von Tony Robert-Fleury, zeigt Pinel bei der Befreiung der Geisteskranken von ihren Ketten in dem Hospital La Salpètrière im Jahre 1795, datiert aus dem Jahre 1878. Das zweite Empire wurde im Jahre 1870 mit dem französisch-preußischen Krieg gestürzt, aber die Geburt der dritten Republik war sehr schwierig, und mehrere Jahre lang blieb die Möglichkeit einer Rückkehr zur Monarchie. Der propagandistische Wert des Werkes ist offensichtlich in diesem Kontext zu sehen. Die Verbreitung der Reproduktionen bis heute ist bedingt durch den leichten Zugang (es wird in der Salpètrière ausgestellt) und die Tatsache, daß der Künstler in der Mitte des Bildes eine bewegende weibliche Figur hat plazieren können.

Das zweite Bild, hier wiedergegeben (s. Innenseite des Buchtitels), ist das ältere, das aber fast unbekannt geblieben ist. Von Charles Muller gemalt, wurde es 1849 vom Staat für die „Académie de Médecine" in Auftrag gegeben, wo es seit dieser Zeit aufbewahrt und erst kürzlich restauriert wurde. 1848 hatte eine Revolution die Monarchie von Louis Philippe gestürzt und die zweite Republik wurde ausgerufen. (Sie überlebte nur bis zum Staatsstreich vom 02. Dezember 1851, durch den Napoleon der III. sein zweites Empire errichten konnte.) Das Bild zeigt Pinel, der die Geisteskranken von Bicêtre befreit, sozusagen die „Urszene des Mythos". Am 02. Oktober 1849 publizierte die „Gazette des Hôpitaux" einen mit einem mysteriösen „X" signierten Brief (sicherlich von einem Mitglied der „Académie de Médecine"), der eine überschwengliche Beschreibung des Werkes enthielt, das „den feierlichen Augenblick beschwört, in dem das gute, das große Genie Pinel diese ungeheure Transformation bewerkstelligt". „X" präsizisiert: „An der Seite und zur Rechten des berühmten Arztes steht ein junger Schüler, der später seinem Lehrer einen Teil seines Ruhmes streitig machen sollte: der junge Esquirol, der ein Heft in der Hand hält, ist vor Erstaunen gelähmt angesichts eines so außerordentlichen Wunders und denkt zweifellos nur daran, sich zu einer getreuen Darstellung inspirieren zu lassen." Es ist überflüssig, das Unwahrscheinliche dieser Szene herauszustreichen, die „X" „Triumph des Pinel" zu nennen vorschlägt. Zweifellos hat Pinel in Bicêtre mit seinen Aktivitäten begonnen, dort anerkannte und ermutigte er die Initiativen von Pussin (der übrigens merkwürdigerweise nicht auf dem Bild präsent ist). Unter diesem Gesichtspunkt ist letzteres weniger weit von der Wahrheit entfernt als das von Robert-Fleury. Aber abgesehen davon, daß Muller Zeugnis abgelegt hat von einer theatralischen Geschwollenheit, typisch für die historisierende Malerei der Epoche und nachweislich inspiriert von der Veröffentlichung von Scipion Pinel, hat er der Ungenauigkeit Vorschub geleistet, indem er Esquirol teilnehmen läßt, der erst einige Jahre später in Paris eintreffen sollte, um Schüler von Pinel zu werden, und zwar nicht in Bicêtre, sondern in der Salpêtrière. Diese pietätvolle Ikonographie hatte wie der „Mythos" eine klare politische Intention: Sie sollte die republikanische Freiheit in der als konservativ betrachteten „Académie de Médecine", einer königlichen Gründung, durchsetzen helfen.

Aber der historische „Mythos" darf uns nicht an dem zweifeln lassen, was der Anonymus „X" den Ruhm des Pinel nannte. Wir müssen nur das Zentrum der Schwerkraft verrücken. Pinel, ein typisches Kind der Aufklärung, hat durch die Befreiung der Geisteskranken von ihren Ketten nur eine humanitäre Bewegung begleitet, die sich gleichzeitig in vielen Ländern ausbreitete. Darüber hinaus hat er es verstanden, in seinem Werk der Idee zum Durchbruch zu verhelfen, daß der Verrückte ein Kranker ist, daß seine Krankheit ihn nicht der jedem menschlichen Wesen eigenen Rechte beraubt. Hier liegt Pinels wahre Größe.

Literatur

Pinel S (1836) Bicêtre en 1792. De l'abolition des chaines. Bull. Acad Roy Med 5:31–40
Postel J (1981) Genèse de la psychiatrie. Les premiers écrits de Philippe Pinel. Le Sycomore, Paris
Semelaigne R (1912) Aliénistes et philanthropes. Les Pinel et les Tuke. Steinheil, Paris

Swain G (1979) Le sujet de la folie. Naissance de la psychiatrie. Privat, Toulouse
Weiner DB (1979) The apprenticeship of Philippe Pinel: A new document, „Observations of Citizen Pussin on the Insane". Am J Psychiatry 136:1128–1134
X (1849) Courrier du monde médical. Nouvelle Salle de l'Académie de Médecine. La triomphe de Pinel. Gazette des Hôpitaux: 2 octobre
Philippe Pinel (1988) Les Journées de Castres. Septembre 1988. Editions médicales Pierre Fabre, Castres

Eröffnung

WERNER STAUFFACHER

Meine sehr verehrten Damen und Herren,

ich freue mich sehr, Sie im Namen der medizinischen Fakultät, aber auch unserer Universität hier in Basel willkommen zu heißen und begrüßen zu dürfen. Es ehrt uns, daß Sie dieses Symposium, das dem Versuch der Begründung und der Durchsetzung ethischer Werte in der Psychiatrie gewidmet ist, hier in Basel abhalten, und ich möchte Herrn Prof. Pöldinger ganz herzlich dafür danken, daß er Sie hierher eingeladen hat.

Das Thema der Ethik in der Medizin, in ihren verschiedenen Disziplinen, in der Forschung und hier beileibe nicht nur in der medizinischen, ist in den letzten 10 Jahren beinahe plötzlich zu ungeahnter Aktivität gelangt, so sehr, daß man versucht ist, von Mode zu sprechen. Symposien, Bücher, Fachzeitschriften sind ihr gewidmet, und wie Sie wissen, haben in der Bundesrepublik Deutschland verantwortungsbewußte und betroffene Persönlichkeiten aus Medizin, Philosophie, Theologie, Jurisprudenz und anderen Disziplinen eine Akademie für die Ethik in der Medizin gegründet.

Warum dieses plötzliche Interesse für ein Thema, das an sich so alt ist oder so alt sein sollte wie der Arztberuf und damit älter als der Begriff der Ethik selbst, der aber auch schon aus dem 4. Jahrhundert vor Christus stammt?

Ich brauche Ihnen als Experten die Antwort auf diese Frage nicht zu geben und kann mich auf den Hinweis auf das Spannungsfeld zwischen dem, was heute in Medizin und Forschung machbar geworden ist und dem begrenzten Vertrauen in die Fähigkeit von Ärzten und Wissenschaftlern, ihrem Tun Grenzen zu setzen, beschränken und auf den Hinweis auf das Spannungsfeld zwischen dem traditionellen Paternalismus des durch den hippokratischen Eid legitimierten Arztes und dem wachsenden Selbstverständnis des modernen Menschen, der das Recht auf Selbstbestimmung über sich und seinen Körper zur absoluten Maxime erhoben hat.

In diesen Spannungsfeldern werden sich Ihre Debatten heute und morgen bewegen und abspielen. Und auch Sie werden die Fragen und Probleme, die Sie sich gestellt haben, nicht abschließend beantworten können. Aber in Abwandlung eines Zitates darf man den Grund Ihres Hierseins wohl dahingehend paraphrasieren, daß Sie nicht hergekommen sind, um Neues über die Ethik zu lernen, sondern um selbst Ihrem ethischen Anspruch ein bißchen besser gerecht zu werden und zu genügen – kurz, um selbst ein bißchen ethischer zu werden. Wie ich Ihrem Programm entnommen habe, bleibt Ihnen dabei leider nicht viel Zeit für Ruhe und Muße. Um so mehr hat es mich aber gefreut, dem Brief Ihrer Organisatoren zu entnehmen, daß Sie morgen Gelegenheit haben werden, sich im Kunstmuseum unter kundiger Führung die einmalige Ausstellung von Braque und Picasso anzusehen, die zufälligerweise jetzt gerade hier in Basel ist. Ich möchte Ihnen diesen Besuch sehr empfehlen. Bis dahin haben Sie noch sehr viel zu tun, dazu wünsche ich Ihnen im Namen unserer Fakultät viel Erfolg und Genugtuung und – auch wenn Sie morgen nicht ins Museum gehen können – einen angenehmen Aufenthalt in unserer Stadt. Damit ist das Symposium eröffnet.

Wertebegründung

*Anthropologie und Metaphysik:
Niedergang oder Restauration?*

Anthropologische Aspekte

ANNEMARIE PIEPER

Mit jeder Entscheidung, die wir treffen, mit jeder Handlung, die wir vollziehen, ist eine Wertung verbunden. Indem wir etwas vorziehen, anderes hintansetzen, geben wir zu erkennen, was wir schätzen und was nicht. Selbst dort, wo uns widrige Umstände nur die Wahl zwischen zwei Übeln lassen, erweist sich das kleinere Übel als der größere Wert. Der Wert einer Sache steht somit nicht schon an sich und ein für allemal fest, sondern bemißt sich nach Bedürfnis und Situation. Im Normalfall würde niemand ein Königreich für ein Pferd bieten, es sei denn, es steht wie im Fall Richards III. ein als höher erachteter Wert auf dem Spiel, der Wert des eigenen Lebens, für dessen Erhaltung aller Besitz aufgeopfert wird. Weniger dramatische Beispiele kennen wir aus der Alltagspraxis, in der wir um ideeller Werte willen auf materielle Werte zu verzichten bereit sind, uns aber auch oft den Vorwurf gefallen lassen müssen, wir übten um materieller Vorteile willen Verrat an höherrangigen Werten.

Die Frage „Hat etwas Wert, weil wir es schätzen, oder schätzen wir es, weil es einen Wert hat?" – diese Frage scheint nach dem bisher Gesagten eindeutig beantwortbar zu sein. Etwas hat Wert, weil wir es schätzen. Es gibt keinen a priori feststehenden, von unseren Bedürfnissen und Interessen unabhängigen Wert. Niemand hat dies deutlicher formuliert als Nietzsches Zarathustra:

> Werte legte erst der Mensch in die Dinge, sich zu erhalten, – er schuf erst den Dingen Sinn, einen Menschen-Sinn! Darum nennt er sich ‚Mensch', das ist: der Schätzende. ... Durch das Schätzen erst gibt es Wert: und ohne das Schätzen wäre die Nuß des Daseins hohl („Von tausend und einem Ziele", Nietzsche Ausg. 1980a, Bd. 4, S. 75).

Nietzsche ist zu dieser Ansicht über eine radikale Kritik der abendländischen Metaphysik und des Christentums gelangt, die dem Sein bzw. der Schöpfung einen immanenten Wert unterstellten, der seit jeher, ohne Zutun des Menschen, immer schon existiert. So hat Platon den Prozessen des Entstehens und Vergehens in der Welt der Dinge durch das Konstrukt einer Ideenwelt festen Halt und einen alle Veränderungen überdauernden Sinn zu geben versucht, während das Christentum davon ausgeht, daß alles, was ist, durch den göttlichen Schöpfer Sinn und Wert hat. Aus philosophischer wie aus christlicher Sicht ist demnach der Wert der Dinge *vorgegeben*, und die Aufgabe des Menschen erschöpft sich darin, diesen Wert theoretisch, praktisch und ästhetisch mit menschlichen Mitteln zu wiederholen. Gegen die traditionelle Vorstellung, der Mensch bestehe aus Leib und Seele, wobei die Seele als das eigentlich wertempfängliche Organ galt, das den Zugang zu den ewigen Werten ermöglicht, wohingegen der Leib als bloße, an sich selber bedeutungslose Materie abgewertet wurde – gegen dieses traditionelle Menschenbild zog Nietzsche vehement zu Felde („Von den Verächtern des Leibes", Nietzsche Ausg. 1980a, Bd. 4, S. 39–41). Es beruhte nämlich auf einem Selbstmißverständnis des Menschen, der seine Würde als Mensch an seinen seelisch-geistigen Fähigkeiten glaubte festmachen zu müssen, weil diese allein imstande sind, etwas von bleibendem, nicht dem ständigen Wandel ausgesetztem Wert hervorzubringen und über diesen an jenem ewigen, unverlierbaren Sinn zu partizipieren, der dem endlichen Lebewesen Mensch unverfügbar ist. Getrieben von seiner Sehnsucht nach Unsterblichkeit, langte der Mensch entsprechend der metaphysisch-christlichen Anthropologie nach etwas aus, das ihn unendlich übersteigt; er projizierte seine Vorstellung von Vollkommenheit in ein transzendentes Jenseits und ein überirdisches Wesen als Inbegriff unüberbietbarer Werthaftigkeit und absoluter Sinnfülle. Mit der Zeit vergaß er jedoch, daß er selber es war, der das Jenseits und einen Gott erfand, um seinem Leben durch die Ausrichtung auf höherrangige Ziele eine exklusive Qualität zu verleihen. Die Folge dieses Vergessens war der Irrtum, in dem wir uns laut Nietzsche seit zweieinhalb Jahrtausenden befinden: daß wir den als solche nicht durchschauten Ausgeburten unseres Geistes eine reinere, wahrere, vor allem aber eine selbständige Realität zuerkannten (Nietzsche Ausg. 1980b, S. 80ff.). Diesem metaphysisch-christlichen Selbstmißverständnis setzte Nietzsche sein Postulat der Umwertung aller Werte entgegen, ein Postulat, das auf die Korrektur der Vorstellung von der Herkunft von Werten abzielte. Es ging Nietzsche nicht darum, die traditionellen Werte durch neue zu ersetzen oder gar alle Werte abzuschaffen. Vielmehr wollte er den Menschen als den eigentlichen und ursprünglichen Wertschöpfer wieder in den Blick rücken. Einen vermöge seiner ihm innewohnenden Geltungskraft aus sich selbst existierenden Wertekosmos gibt es ebensowenig wie einen göttlichen Werturheber. Werte schafft allein der Mensch, und ohne diese Tätigkeit des Werteschaffens „wäre die Nuß des Daseins hohl", wie Nietzsche sich ausdrückt.

Der Mensch bedarf der Werte, um zu überleben und um gut zu leben. Er muß daher seine Handlungen an dem orientieren, was für ihn gut ist, und das seinem Leben nicht Dienliche vermeiden, denn anders als ein Tier, das durch seinen Instinkt auf das für es Gute gleichsam vorprogrammiert ist, muß der Mensch sich seines Verstandes und seiner Vernunft bedienen, um das für ihn Gute durch den Akt des Schätzens herauszufinden. Schätzen bedeutet mithin: die Lage richtig einschätzen, die Folgen der möglichen Handlungen exakt abschätzen und dem jeweils ermittelten optimalen Schätzwert den Vorzug geben. Das moderne Selbstbewußtsein wurzelt im Autonomiegedanken, dem gemäß das Individuum sich selbst als moralisch kompetente Instanz autorisiert, die befugt ist, Werte zu setzen. Davon unberührt bleibt die Möglichkeit des Glaubens, die vom Menschen ausgeübte moralische Kompetenz als ein Geschenk Gottes anzunehmen.

Nietzsche hat den Autonomiegedanken radikalisiert, indem er den Akt der moralischen Selbstbestimmung als einsame Tat eines alle Bindungen negierenden Subjekts beschreibt, das nach Maßgabe seiner Selbstschätzung sein Gutes, seinen Selbstwert also, hervorbringt. „Ich bin nichts anderes als meine ureigenste Tat und nur meinem einzigartigen, unverwechselbaren und unersetzlichen Selbstwert verpflichtet, durch den ich die Stimme der Herde, des Allgemeinmenschlichen, des Über-Ich in mir überwunden habe. Über das traditionelle Menschenbild hinausgelangt, verstehe ich mich nun als Übermensch" (Nietzsche Ausg. 1980a, S. 14–16), d. h. als ein Individuum, das seiner selbst mächtig geworden ist und diesen seinen Willen zur Macht in den autonomen Kreationen seines Selbstwertes demonstriert.

Nietzsche hat am Autonomiegedanken einseitig die Leistung des Individuums betont, das sich jedoch überschätzt, wenn es meint, sich gleichsam unter Ausschluß der Öffentlichkeit als es selbst realisieren zu können. In einer Welt, die zunehmend enger und kleiner wird, muß das Wort „Übermensch" so gelesen werden, daß neben dem Streben über sich hinaus auch der Ausdruck „Mensch" wieder Gewicht erhält. Der Akt der Selbstbestimmung, in welchem einer seinen Selbstwert als das, was er an sich am höchsten schätzt, hervorbringt, ist nicht als ein isolierter Vorgang zu begreifen, sondern als ein Geschehen, das wesentlich durch die Wertschätzung anderer Individuen vermittelt ist. Diese intersubjektive Vermitteltheit jeglicher Selbstbestimmung bedeutet keine Heteronomie, sondern trägt einerseits der Tatsache Rechnung, daß wir nicht allein auf der Welt sind, und verweist andererseits auf den normativen Anspruch, der mit dem Begriff der Autonomie erhoben wird. Es ist ein unbedingter, ein kategorischer Anspruch, der von jedem Individuum fordert, es solle sich selbst bestimmen, bei gleichzeitiger Anerkennung des Rechts der anderen auf freie Selbstbestimmung. Meine Freiheit hat ihre Grenze an der Unverletzlichkeit der Freiheit der anderen und umgekehrt. Daraus aber folgt, daß mein Selbstwert, der ja in nichts anderem als in meiner Freiheit besteht, unbeschadet seiner Einzigartigkeit und individuellen Besonderheit ein allgemeinmenschliches Moment enthält, das ich mit allen anderen Menschen teile, und insofern Teil meiner Würde als moralisch kompetente Person ist.

Man könnte also sagen, daß nicht das einsame Individuum Nietzsches die wertschöpferische Instanz schlechthin ist, sondern das kollektive Individuum, das in Gemeinschaft mit anderen Individuen schätzt und durch die Art seines Schätzens sowohl sich selbst als auch seine Lebenswelt entscheidend mitbestimmt. Der qualitative Aspekt des im Schätzen sich artikulierenden Vollzugs praktischer Urteilskraft findet seinen Niederschlag in eben jenen Werten, die als Sinnträger in der menschlichen Praxis fungieren. Das Schätzen ist ein Werten, ein Für-gut-Befinden, das sich in den Wertgerüsten objektiviert, die der Handlungsgemeinschaft in Gestalt von moralischen Geboten, Rechtsnormen, Tabus etc. als praktische Orientierungshilfe dienen. Was auch immer als Wert gelten mag, er verdankt sich in jedem Fall der als Schätzen bezeichneten Tätigkeit urteilender Subjekte, die sich dadurch auszeichnen, daß sie ihre Bedürfnisse, Wünsche, Interessen, Begehrungen, kurz: ihr Wollen, auf vernünftige Weise zu befriedigen suchen. Werte existieren nicht anders als durch das Schätzen, und diese unaufhebbare anthropologische Perspektive bedingt, daß wir nur über Werte für uns, nicht aber über Werte an sich reden können.

Die Folie für alle Werte ist der Selbstwert des sich in der Gemeinschaft mit anderen frei bestimmenden Individuums. Dieser Selbstwert des autonomen Ich, das mit dem Wir den normativ-axiologischen Horizont teilt, ist das Fundament, auf dem sich sowohl die Individualwerte als auch die Kollektivwerte und die Grundwerte aufbauen, wobei diese Reihe eine zunehmende Allgemeinheit erkennen läßt: Was einer – nach Maßgabe des Prinzips Freiheit – ohne weitergehenden Anspruch als für sich persönlich gut erachtet, ist ein *Individualwert*. Was mit Bezug auf die Mitglieder der Handlungsgemeinschaft, zu der man gehört, hochgeschätzt wird, ist ein *Kollektivwert*. Und was schließlich mit Bezug auf alle Menschen als ein Gut deklariert wird, ist ein *Grundwert*. Als Grundwerte gelten jene in den Menschenrechten formulierten Freiheiten, die jedem Menschen, unangesehen seiner

Herkunft, Rasse, Hautfarbe, seines Geschlechts, Ansehens usw. unverbrüchlich zustehen. Jedem Mitglied der Gattung Mensch wird prinzipiell das Recht auf freie Selbstverfügung und damit Selbstwert zugesprochen, der sich in den regional verschiedenen Kollektivwerten und den von Mensch zu Mensch variierenden Individualwerten geschichtlich konkretisiert. Der Selbstwert als der Wert aller Werte macht auch verständlich, warum wir die Personwerte als die eigentlich moralischen Werte den Sachwerten als den außermoralischen Werten überordnen: Sachwerte gelten nicht als um ihrer selbst willen erstrebenswert, sondern erhalten ihren Wertcharakter von einem als in sich gut vorgestellten Ziel her, im Hinblick auf welches sie als Mittel fungieren. So ist z. B. wirtschaftliches Wachstum nicht von sich selbst her ein Wert, sondern nur insofern, als es die Lebensqualität der Menschen erhöht. Die ökologische Krise, in der wir uns heute befinden, zeigt sehr deutlich, daß viele der von uns bisher hochgehaltenen Sachwerte – wie wissenschaftlicher und technischer Fortschritt, Wirtschaftswachstum, Nutzenmaximierung, Profit usw. – an Wert verlieren, sobald sie die Lebensqualität verringern und damit auf Kosten des Personwertes realisiert werden.

Jedes Individuum, das sich seiner selbst bewußt wird, fängt mit der Bestimmung seines Selbstwertes von vorn an. Dies bedeutet jedoch nicht, daß es radikal bei Null beginnt, um sich gleichsam aus dem Nichts seine Wertgrundlage zu verschaffen. Wir werden vielmehr in bereits bestehende gesellschaftliche Verhältnisse hineingeboren und wachsen mit Wertungen auf, die wir uns im Verlauf von Lern- und Erziehungsprozessen aneignen. Wir werden daran gewöhnt, so zu urteilen und zu handeln, d. h. zu schätzen, wie von uns als Autoritäten anerkannte Personen oder wie die meisten schätzen. Solange wir jedoch kritik- und distanzlos wie die anderen schätzen, sind wir, wie Nietzsche sagt, nur Herde im Sinne einer bezüglich ihres Denkens, Fühlens, Wollens und Handelns gleichförmigen Masse (Nietzsche Ausg. 1980c, S. 121–123): Wir gehorchen nicht unserem eigenen Anspruch, sondern lassen uns heteronom von einem fremden Willen bestimmen, in Ermangelung eines Selbstwertes. Erst in dem Augenblick, in welchem die vorgegebenen Wertvorstellungen nicht mehr vorbehaltlos einfach übernommen werden, erst wenn sich die Frage erhebt, ob denn das allgemein als das Gute Ausgegebene auch das Schätzens*werte* ist, erst dann stellt sich das Freiheitsbewußtsein ein und damit verbunden die Einsicht, daß das zu Schätzende je meiner Beglaubigung bedarf, um als schätzenswert gelten zu können. Es hängt von mir und meiner Zustimmung ab, ob das, was de facto geschätzt wird, es auch verdient, geschätzt zu werden.

Mit der Frage nach dem Schätzenswerten ist das Problem der Verbindlichkeit von Werten angesprochen. Wer einen Wert für verbindlich erklärt, erhebt einen normativen Anspruch, der einer Begründung und Rechtfertigung bedarf. Wie aber lassen sich Werte begründen? Ist eine solche Begründung überhaupt argumentativ, d. h. unter Bezugnahme auf rationale, jedermann einsichtige Gründe durchführbar? Einen ersten Hinweis zur Beantwortung dieser Frage gibt uns die Alltagspraxis. Wenn wir z. B. sagen, eine Sache sei ihren Preis wert, so unterstellen wir damit, es gebe ein objektives Kriterium, vermittels dessen eine korrekte, allgemein nachprüfbare Schätzung von Waren möglich ist, d. h. man kann sich auf eine Art Gütestandard beziehen, durch den festgelegt ist, was als das Schätzenswerte von Erdbeeren, Haarwaschmitteln oder Autos etwa gilt. Mit Hilfe der Gütestandards läßt sich also der Konsum- oder Gebrauchswert von Dingen ermitteln und in Relation zum Preis setzen. Professionell wird dieses Verfahren von den Testinstituten betrieben. Generell kann also festgehalten werden: Werturteile über Sachen sind im Rekurs auf die für sie geltenden Gütestandards objektiv begründbar. Fragt man nun weiter, auf welche Weise wiederum die Gütestandards als solche gerechtfertigt werden können, so führt diese Frage auf die menschlichen Bedürfnisse und die in bezug auf deren Erfüllung gehegten Erwartungen. Es muß ein Konsens darüber bestehen, welche Bedürfnisse als legitim zu erachten sind und wie ihre Befriedigung zu regeln ist. Da sich mit dem Selbstverständnis von Menschen auch ihre Bedürfnisse wandeln, muß der Konsens über das Schätzenswerte jederzeit von neuem hergestellt werden und kann ständig problematisiert werden. Aller Wertewandel auf der Ebene der Sachen hat mithin seinen letzten Grund in der Freiheit autonomer Subjekte, die ihre Bedürfnisbefriedigung gemeinsam und einvernehmlich regeln.

Wie steht es aber mit der Begründbarkeit von Werturteilen über Personen und Handlungen? Zunächst nicht anders als mit den Urteilen über Sachwerte. Die Gütestandards für das an Menschen und Handlungen Schätzenswerte werden durch die Regeln des Moralkodex und die Rechtsnormen einer Interaktionsgemeinschaft repräsentiert. Entsprechend können Werturteile über Personen und Handlungen begründet werden, indem man sie auf geltende Moral- und Rechtsstandards zurückführt, in welchen das Freiheitsverständnis einer breiten Mehrheit seinen verbindlichen Ausdruck gefunden hat. Dieses Freiheitsverständnis ändert sich jedoch im Verlauf der Zeit aufgrund wissenschaftlicher, kultureller, wirtschaftlicher, politischer und ähnlicher Veränderungen. Daraus folgt nicht, daß alle Werte sich früher oder später in Unwerte verwandeln. Zwar mag es Werte geben, die sich überlebt haben, da es kein Bedürfnis mehr gibt, dessen Befriedigung durch sie geregelt werden soll. Aber die sog. Grundwerte haben ihre Qualität nicht eingebüßt. Wir schätzen z. B. nach wie vor die Werte des Wahren, Guten, Schönen und Gerechten nicht weniger hoch, als dies vor zweieinhalbtausend Jahren Platon schon getan hat. Dennoch hat sich auf der Ebene der Wertstandards etwas verändert, insofern wir die Merkmale des Schätzenswerten am Wahren, Guten, Schönen, Gerechten nicht mehr nach Maßgabe der antiken Polis, sondern *unseres* Selbst- und Wertverständnisses in ethischen, ästhetischen, juridischen Diskursen bestimmen. Solche normativen Diskurse, die jederzeit möglich sein müssen, sind Platzhalter der Freiheit und haben als kritische Instanz die Funktion, mündige Menschen daran zu erinnern, daß Werte nicht in einem Wertehimmel für immer und ewig anwesend sind, sondern im allgemeinen Wertbewußtsein hinsichtlich des Bestehenden je neu erzeugt und handelnd verwirklicht werden müssen.

Wir begründen also unsere Werturteile im Rekurs auf anerkannte Wertstandards, die wiederum das Produkt normativer Diskurse sind, in denen mit den Mitteln der Vernunft über das zu Recht Schätzenswerte entschieden wird. Nun sind solche Diskurse, deren Ergebnisse ohne Zwang, ohne Betrug und ohne faule Kompromisse allein durch vernünftige Argumente zustande kommen sollen, in der Realität nicht gerade die Regel. Die Moralphilosophen haben daher des öfteren versucht, idealtypische Modelle sog. „herrschaftsfreier" Diskurse (Habermas) zu entwickeln, die im Hinblick auf die faktisch geführten Diskurse als Korrektiv wirksam werden sollen. Eine wegen ihrer Anschaulichkeit besonders attraktive Möglichkeit der Wertvermittlung sind Utopien. Denn in Utopien – verstanden als Gedankenexperimente der praktischen Vernunft – kann man etwas, was man in der Wirklichkeit nie kann: nämlich eine Gesellschaftsform ohne jede historische Vorgabe gleichsam am Reißbrett entwerfen. So haben die klassischen Utopisten – insbesondere Thomas Morus, Tommaso Campanella und Francis Bacon – Modelle einer auf dem Wert der Gerechtigkeit basierenden Sozietät konstruiert und zu zeigen versucht, daß ein rein nach Vernunftprinzipien geregeltes Gemeinwesen nicht nur real vorstellbar, sondern auch noch vorteilhaft für alle ist. In den modernen negativen Utopien eines Orwell oder Huxley hingegen zeigt sich die Kehrseite der Medaille: was der Fall sein könnte, wenn an die Stelle eines allgemein verbindlichen personalen Grundwertes ein Sachwert – z. B. die reibungslos funktionierende Maschine als Vorbild für einen bis zum letzten seiner Mitglieder ab ovo manipulierten Staat – oder ein zum Wert erhobener Unwert tritt – z. B. Tyrannei, Gesinnungsschnüffelei, Intoleranz gegenüber Andersdenkenden etc.

Utopien sind, wie gesagt, Gedankenexperimente oder Konstrukte der praktischen Vernunft, die keine empirisch antreffbare Realität widerspiegeln und doch dazu beitragen, uns darüber klar zu werden, was der Preis ist, den wir für das, was wir wollen, zu bezahlen haben. Wo immer die Menschlichkeit in irgendeiner Form aufgeopfert wird, d. h. jener Selbstwert, den jedes Individuum in Gemeinschaft mit anderen Individuen in freier Selbstbestimmung hervorbringt, dort verfehlen wir nicht nur uns selbst als humane Wesen, sondern erschweren darüber hinaus den späteren Generationen das, was wir selbst am höchsten schätzen: ein autonomes Leben.

Wir ziehen heute eine offene Gesellschaftsform vor und favorisieren einen Wertepluralismus. Die damit verbundene Aufwertung des Individuums geht einher mit steigenden Anforderungen an den einzelnen, der sich in einer zunehmend komplexer werdenden Lebenswelt für seine Optionen und das darin mit angelegte Konfliktpotential verantworten muß. Viele sind diesen Anforderungen nicht mehr gewachsen; sie verzweifeln – um einen Terminus von Kierkegaard (Ausg. 1957) zu gebrauchen –: der eine, indem er verzweifelt er selbst sein will, der andere, indem er verzweifelt nicht er selbst sein will. Eine solche Verzweiflung kann bis zur völligen Selbstaufgabe gehen, sei es im Suizid, sei es in der Unterordnung unter einen fremden Willen. Dem Psychiater eröffnet sich hier ein weites Feld, und vielleicht könnte man seine Bemühungen insgesamt als den Versuch charakterisieren, seinen Patienten zu einem unverzerrten, dem jeweiligen Individuum angemessenen Selbstwertgefühl zu verhelfen. Da der Selbstwert im wesentlichen eine durch keinen anderen erbringbare Eigenleistung des Ich ist, ist der Psychiater mehr als seine übrigen Ärztekollegen auf die Mitarbeit des Patienten angewiesen. Über die ethischen Prämissen des Arzt-Patient-Verhältnisses in einer Zeit, in welcher das Recht auf freie Selbstbestimmung am höchsten geschätzt wird, ist schon viel gesagt worden, und ich brauche die insbesondere in der Paternalismusdebatte vorgebrachten Argumente nicht zu rekapitulieren (Wolff 1989; Pieper 1990), zumal die Psychiatrie ohnehin einen Sonderfall darstellt, insofern die *psychische* Gesundheit ohne Zutun des Patienten nicht wiederherstellbar ist. Daher müssen bei einer Therapie solche Maßnahmen im Vordergrund stehen, die geeignet sind, die gestörte oder beschädigte Autonomie des psychisch Erkrankten zu heilen. So hat Jürgen Habermas das Verhältnis von Arzt und Patient am Beispiel der Freudschen Psychoanalyse als einen Prozeß wechselseitiger Anerkennung dargelegt (Habermas 1968, S. 262–300). Der

Analytiker leitet den Patienten zur Selbstreflexion an, wobei Habermas unter Selbstreflexion keinen primär kognitiven Vorgang, sondern einen Verstehensakt, der zugleich eine moralische Einsicht ist, verstanden wissen will. Der Psychoanalytiker fungiert gleichsam als Maieutiker, indem er durch „kontrollierten Einsatz seiner Subjektivität" (Habermas 1968, S. 290) den Patienten dazu bewegt, ein Stück verlorener Lebensgeschichte als die seine anzuerkennen und sich mit *seinem* ihm entfremdeten *Selbst* zu identifizieren.

> Selbstreflexion ist keine einsame Bewegung, sondern an die Intersubjektivität einer sprachlichen Kommunikation mit einem Anderen gebunden; das Selbstbewußtsein konstituiert sich am Ende nur auf der Basis gegenseitiger Anerkennung. Wenn der Arzt den Patienten von der Übertragungssituation sich lösen läßt und als autonomes Ich freigibt, müssen die Subjekte eine Stellung zueinander einnehmen, in der der Entlassene weiß, daß die Identität des Ich allein durch die von seiner Anerkennung ihrerseits abhängige Identität des Anderen, der ihn anerkennt, möglich ist (Habermas 1968, s. 290, Anm. 56).

Dieses von Habermas als Identitätsfindung durch angeleitete Selbstreflexion bestimmte Idealziel des psychoanalytischen Gesprächs scheint mir für die Psychiatrie insgesamt verbindlich zu sein, auch und gerade in jenen extremen Fällen, in denen aufgrund einer akuten Selbstgefährdung oder der Gefährdung anderer eine Zwangsbehandlung durchgeführt werden muß. Diese äußerste Maßnahme einer weitestgehenden Freiheitsberaubung ist nur zu rechtfertigen, wenn sie dazu dient, den Patienten wieder autonomiefähig zu machen und, wo dies nicht mehr möglich ist, Entscheidungen in seinem Sinn zu fällen, d. h. auch im unheilbar psychisch Kranken den mutmaßlichen Willen des gesunden Individuums zu respektieren.

Dies gilt erst recht in den Fällen, in denen der Arzt gegen den ausdrücklichen Willen des Patienten handelt. Wurden vor noch nicht allzulanger Zeit alle Formen von Suizid als pathologisch angesehen (Ringel 1953; Ringel u. Sonneck 1978), so daß der Todeswunsch des Patienten nicht als möglicher Ausdruck eines gesunden Willens anerkannt wurde, geht man heute davon aus, daß es auch nichtpathologische Fälle von Selbsttötung geben kann, die geradezu als ein Akt der Freiheit, einer radikalisierten Freiheit, zu der nur der Mensch imstande ist, verstanden werden (Améry 1976; Pieper 1985). Hier befinden sich der Wille des Patienten, zu sterben, und der Wille des Arztes, dessen Ethos ihm die Erhaltung und den Schutz des Lebens gebietet, in einem unauflöslichen Konflikt. Hildburg Kindt hat darauf aufmerksam gemacht, wie schwierig es im Einzelfall sein kann, die Grenze zwischen Krankheit und Gesundheit korrekt einzuschätzen

(Kindt 1989, S. 49–60). Sie plädiert daher aus ethischer Perspektive für eine sorgfältige Abwägung der biologischen Zusammenhänge im Kontext ihrer Wechselbeziehung mit dem freien Willen, der Kritik-, Urteils- und Erkenntnisfähigkeit des Patienten.

> In die rechtsstaatlich garantierte Freiheit und Selbstbestimmung der Person einzugreifen, auch wenn es zum Schutze des eigenen oder fremden Lebens geschieht, kann nur dort zulässig sein, wo eine sorgfältige und individuelle Risikenabwägung vorgenommen wurde, wo es um Fürsorge und um eine akute Gefahrenabwendung, also um ein waches und kritisches Ernstnehmen von sozialer Verantwortung und Menschenwürde geht. Zu wissen, daß man sich als Arzt in einem niemals widerspruchsfreien Raum zwischen der Verletzung von Persönlichkeitsrechten und Achtung von Freiheit und Würde des Menschen befindet, macht sicher nicht handlungsunfähig, sondern öffnet im Erkennen der begrenzten Möglichkeiten neue Zugangswege zum anderen Menschen, der schließlich so behandelt sein will, wie ich selbst im Augenblick einer bewußt erkannten Gefährdung behandelt sein möchte (Kindt 1989, S. 57).

Wir schätzen das Leben als einen sehr hohen Wert. Aber wir schätzen das Leben nicht um seiner selbst willen, sondern um der Möglichkeiten willen, dieses Leben als unser eigenes, so gewähltes und gewolltes zu gestalten. Was das Leben lebens*wert* macht, ist demnach nicht das Leben selber. Vielmehr ist es jene Qualität, die durch freies, selbstbestimmtes Handeln erworben wird und den Selbstwert des Individuums ausmacht. Nur so ist es verständlich, daß es Situationen geben mag, in denen jemand gegen das Leben optiert und den Tod als den höherrangigen Wert vorzieht.

Literatur

Améry J (1976) Hand an sich legen. Diskurs über den Freitod. Klett-Cotta, Stuttgart

Habermas J (1968) Selbstreflexion als Wissenschaft: Freuds psychoanalytische Sinnkritik. In: Erkenntnis und Interesse. Suhrkamp, Frankfurt am Main, S 262–300

Kierkegaard S (1957) Die Krankheit zum Tode. Diederichs, Düsseldorf

Kindt H (1989) Ärztliches Handeln gegen den Willen des Patienten. Zwangsbehandlung aus psychiatrischer Sicht. In: Marquard O, Seidler E, Staudinger H (Hrsg) Medizinische Ethik und soziale Verantwortung. Fink/Schöningh, Paderborn, S 49–60

Nietzsche F (1980a) Also sprach Zarathustra. (Sämtliche Werke. Kritische Studienausgabe, hrsg. von G. Colli und M. Montinari, Bd 4, dtv, München)

Nietzsche F (1980b) Wie die „wahre Welt" endlich zur Fabel wurde. In: Götzen-Dämmerung. SW Bd 6, S. 80f

Nietzsche F (1980c) Jenseit von Gut und Böse. SW Bd 5

Pieper A (1985) Ethische Argumente für die Erlaubtheit der Selbsttötung. Concilium 3:192–198
Pieper A (1990) Philosophische Ethik und medizinische Ethik. Schweiz Ärztez 71/7:257–262
Ringel E (1953) Der Selbstmord. Abschluß einer krankhaften psychischen Entwicklung. Maudrich, Wien
Ringel E, Sonneck G (1978) Präsuizidales Syndrom und Gesellschaftsstruktur. In: Pohlmeier H (Hrsg) Selbstmordverhütung, Anmaßung oder Verpflichtung. Keil, Bonn, S 105–121
Wolff HP (1989) Arzt und Patient. In: Sass H-M (Hrsg) Medizin und Ethik. Reclam, Stuttgart, S 148–211

Person und Menschenwürde:
Zum Verhältnis von Metaphysik und
Ethik bei der Begründung sittlicher Werte

LUDGER HONNEFELDER

Einer der Herzöge von Newcastle träumte einmal, er spräche im Oberhaus. Als er erwachte, stellte er fest, daß er tatsächlich im Oberhaus sprach. Für die Zuhörer war dies kein Problem; denn sie konnten die ganze Zeit, während der er redete, sagen: Er spricht. Aber wie war es für den edlen Herzog selbst? Konnte er sagen: Ich spreche, während er doch schlief? Was macht die Identität aus, die wir mit dem Wort „ich" verbinden und als die der „Person" zu bezeichnen pflegen? Ist sie, wie eine *erste* Lösung lautet, nichts anderes als die durch unsere Erinnerung vermittelte Kontinuität der psychischen Vorgänge? Für den Herzog von Newcastle wäre diese Lösung ohne Probleme; denn wachgeworden konnte er sich in seiner Erinnerung als den identifizieren, der zuvor geträumt hatte. Wie aber stünde es um ihn, wenn die Erinnerung durch eine Störung ausgeblieben wäre? Hätte man ihn noch als die gleiche Person ansprechen, ja überhaupt noch eine Person nennen können? Und selbst ganz ohne Störung wäre zu fragen, was denn dasjenige sein soll, das die einzelnen Phasen der Erinnerung zur Einheit *einer* zeitlichen Existenz zusammensetzt? Dies kann, so lautet eine *zweite* Lösung, nur der neurophysiologische Prozeß und sein physisches Substrat, die Großhirnrinde bzw. der ganze Organismus, sein. Aber ist es wirklich der neuronale Prozeß, der den Herzog von Newcastle erschrecken läßt, als er erwacht? Will man die hier offenkundig werdende Differenz zwischen mentalen und neuronalen Ereignissen wahren, so besagt deshalb eine *dritte* Lösung, muß ein mit dem neuronalen Substrat verbundenes, aber nicht identisches Prinzip des Mentalen angenommen werden, das sich in allen kognitiven und volitiven Akten durchhält und das durch eine Einheit des Selbstbewußtseins gekennzeichnet ist. Was aber, so wäre bei dieser Lösung zu fragen, haben wir vor uns, wenn wir solches Selbstbewußtsein nicht vorfinden, wie dies bei Feten und Säuglingen, bei nur noch vegetativ Überlebenden, geistig Schwerstbehinderten und manchen psychisch Kranken, ja schon bei Schlafenden der Fall ist?

Wie die letzte Frage bereits erkennen läßt, kommt dem am Beispiel des Herzogs illustrierten Streit darüber, wer als verantwortliches Ich und als zu respektierende Person zu betrachten ist, alles andere als nur theoretische Bedeutung zu. Jede der skizzierten Positionen begegnet als Argument in der durch die neuen medizinischen Techniken im Zusammenhang von Lebensanfang und Lebensende ausgelösten ethischen Debatte (vgl. etwa die Diskussion in: Leist 1990): Besteht die Einheit der Person in der Kontinuität psychischer Zustände, so ist diese nicht für Taten verantwortlich zu machen, zu denen eine Kontinuität nicht mehr oder nur in geringem Maß besteht (Parfit 1989). Ist das Subjekt nichts anderes als das neuronale Substrat, kann das Personsein erst mit dem Hirnleben beginnen (Lockwood 1990). Ist Kriterium der Person das Selbstbewußtsein im Sinn von Selbstverfügung, wie sie für eine wechselseitige Anerkennung vorausgesetzt werden muß, kann Anspruch auf Anerkennung nur dem Menschen zukommen, der zu solcher Selbstverfügung fähig ist (Engelhardt 1986). Gibt es aber Mitglieder der Spezies Homo sapiens, die nicht Personen sind, scheint es sinnvoller, den Respekt vor der Person durch den gegenüber allen empfindenden Wesen zu ersetzen (Singer 1984). Was – so lautet die hinter den verschiedenen Lösungsvorschlägen stehende zentrale Frage – macht den Menschen zum Menschen, was konstituiert ihn als Person, was macht eigentlich seine Würde aus?

Methodisch läuft diese Diskussion auf die seit altersher kontroverse Frage nach einer angemessenen Deutung des Zusammenhangs zwischen Metaphysik und Ethik hinaus. Sind die Grundannahmen der Ethik – wie es bestimmte Positionen im genannten Streit erneut nahezulegen scheinen – durch die Metaphysik (oder wenn man es vorzieht: durch die Ontologie) vorgegeben, so daß sich im Streit der ethischen Optionen nichts anderes widerspiegelt als der Streit der metaphysischen Positionen (I)? Oder ergibt sich die Würde der Person und die damit verbundene Metaphysik nicht zuallererst als Resultat von Ethik, oder genauer gesagt, als Implikat des moralischen Bewußtseins (II)? Kann man sich aber auf die Einheit des moralischen Bewußtseins und seine wesentlichen Implikationen berufen, wenn diese Einheit nur in einer Vielheit von Deutungen begegnet (III)? Welche Bedeutung kommt überhaupt der sittlichen Überzeugung vom Wert der Person und ihrer Grundlegung für die Begründung der übrigen sittlichen Normen und Werte zu (IV)? Warum ist nicht jedwede Deutung der Person mit der sittlichen Grunderfahrung verbindbar (V)? Und was schließlich folgt aus der Beantwortung dieser Fragen für das grundsätzliche Verhältnis von Metaphysik und Ethik in praktischer Hinsicht (VI)?

I. Begründung der Ethik durch Metaphysik?

Die Versuche, ethische Normen aus ontologischen Beständen abzuleiten, sind so alt wie die Ethik selbst. Sie reichen von der griechischen Sophistik über *Platon* und seine Nachfolger, den neuzeitlichen Rationalismus bis hin zur Wertphänomenologie des 20. Jahrhunderts und den Ansätzen, die in der genannten modernen Debatte erneut die geforderte Begründungsbasis im Rekurs auf ein Ansich, sei es empirischer oder intelligibler Natur, suchen. So verständlich es ist, fraglich gewordene moralische Normen durch den Rückgriff auf Größen zu gründen, die sich wie „Natur" oder „Wesen" aufgrund ihres ontologischen Ansichs jeder Fraglichkeit entziehen, so aussichtslos erweist sich der Versuch, ein solches Ansich mit der Chance auf Zustimmung aller theoretisch aufzuweisen, und aus ihm auf eine argumentslogisch zwingende Weise ein sittliches Sollen abzuleiten. Zwar macht es einen guten Sinn, sittliches Handeln als Verwirklichung einer Natur zu betrachten, doch kann diese Natur, wie schon *Aristoteles* den Sophisten und Platon entgegenhält, nicht als ein eindeutig Vorgegebenes und sittliches Handeln nicht als eine „Ausführung" dieser Vorgegebenheit nach dem Muster technischen Handelns verstanden werden. Die empirisch vorfindbare physische Natur des Menschen, so zeigt sich schon bei den Sophisten, kann gleichermaßen als Berufungsinstanz für eine Moral des Willens zur Macht wie für eine Moral des Ressentiments herangezogen werden. Und was Platon als die von Ewigkeit vorgegebene, an sich seiende Ordnung *(taxis)* der Ideen vorstellt, die vom sittlich Handelnden nur erkannt und anerkannt zu werden braucht, erweist sich bei näherem Zusehen als Resultat des sittlichen Handelns, nämlich als der Kanon von Haltungen, Zielen und Gütern, die die sittlich Handelnden nicht einfach gefunden, sondern im Verfolg des sittlichen Handelns selbst ausgebildet bzw. ausgezeichnet haben.

Das moralische Prädikat „gut", so zeigt sich, ist nicht als Äquivalent natürlicher Eigenschaften vorstellbar, und aus einer Menge reiner Seinssätze können, wie schon Aristoteles bemerkt und Hume ausgeführt hat, keine Sollenssätze abgeleitet werden, es sei denn, man setzt einen Sollenssatz unbemerkt bereits voraus. Und wie Moore (1970) festgestellt hat, ist es ein „naturalistischer Fehlschluß", oder genauer gesagt, ein prinzipieller semantischer Fehler, „gut" im moralischen Sinn mit Hilfe natürlicher Eigenschaften zu definieren.

Freilich hilft auch der Ausweg nicht weiter, das moralische Prädikat „gut", wie Moore (1970, S. 53) vorschlägt, auf „einen einfachen, nicht analysierbaren, undefinierbaren Gegenstand des Denkens" zu beziehen, der intuitiv wahrgenommen werden kann, oder aber die Wertwörter, wie Scheler (1954) und Hartmann (1949) es versucht haben, auf eine eigene Klasse von Dingen, nämlich die „Werte" referieren zu lassen, die den Charakter „idealer", durch eine ewige Rangordnung gekennzeichneter Objekte haben und die sich durch eine eigene Weise der Erkenntnis, das „Wertfühlen", erfassen lassen. Auch dieser zweite Weg einer metaphysischen Grundlegung der Werte macht nicht nur Probleme, weil der positive Nachweis des Reichs der Werte höchst voraussetzungsreich und die Bestimmung des ontologischen Status überaus schwierig ist, er scheitert schon an der Semantik unserer moralischen Ausdrücke. Wertwörter sind keine, wie Scheler (1954, S. 35) behauptet, „Namen für Werte", und „gut" im wertenden Sinn ist kein, wie Moore meint, einfaches Prädikat wie etwa das Prädikat „grün".

Attributiv verwendet meint 'gut' im wertenden Sinn, daß etwas geeignet ist, ein Fiat herbeizuführen, d.h. etwas, das Inhalt eines vorschreibenden Satzes ist, zu verwirklichen. Prädikativ verwendet bezeichnet „gut" bei einer Wahl von mindestens zwei Möglichkeiten diejenige, die von unserer praktischen Vernunft als die vorzuziehende beurteilt wird. Aus solchen praktischen Urteilen erwachsen dann Güter, die wir Werte nennen können, wobei als der fundamentale Wert bzw. als das fundamentale Gut dasjenige zu betrachten ist, überhaupt Fiats verwirklichen und Güter wählen zu können (Honnefelder 1991a). Alles andere ist dann insofern als Wert bzw. Gut zu betrachten, als es sich als Mittel zur Verwirklichung des fundamentalen Guts darstellt.

Ziehen wir das Fazit, dann verweist der Versuch, die Rede von Werten mit Hilfe der Semantik von „gut" aufzuklären, also in die genau entgegengesetzte Richtung, wie sie Platon und Scheler eingeschlagen haben: Das sittliche Subjekt ist nicht in Beziehung auf an sich gegebene Werte zu bestimmen, sondern Werte sind als Ziele bzw. Güter in bezug auf das urteilende sittliche Subjekt zu ermitteln. Von daher nimmt es nicht wunder, daß bei Platon oder Scheler als Idee oder Wert dasjenige erscheint, was die sittlichen Subjekte als Ziele oder Handlungsdispositionen ausgezeichnet haben.

Daß Werturteile auf Fiats oder Güter – und das bedeutet auf die Urteile des sittlichen Subjekts – bezogen sind, heißt freilich alles andere, als daß ihre Geltung rein subjektiv und ihr Sinn rein funktional sei; es bedeutet zunächst nicht mehr, als daß es die Perspektive des sittlichen Subjekts und seiner Vernunft ist, in der allein ihre Gültigkeit erscheinen kann. Verzicht auf den Ausgang von einem metaphysischen Ansich der Werte heißt deshalb auch nicht, daß unter den Werten nicht eine Ordnung des Rangs anzutreffen ist, sondern daß sich diese Ordnung allein aus der Perspektive des handelnden Subjekts und der Einheit seines Handlungsentwurfs ergeben kann. Ist aber das sittliche Subjekt selbst der den sittlichen Wertungen zugrundeliegende Wert, dann muß die Frage nach dem Wert des sittlichen Subjekts – oder in der Sprache Kants: nach seiner Würde – zur Grundfrage der Ethik werden.

II. Menschenwürde als praktische Selbstzuschreibung

Ihre Beantwortung von der Metaphysik zu erwarten, so lautet die These, die Aristoteles dem platonischen Versuch entgegenhält, ist nicht nur vergeblich, sondern überflüssig; denn sie ist in dem praktischen Selbstverhältnis, in dem sich jeder Handelnde vorfindet, längst enthalten. Sittliche Verbindlichkeit ist Explikation eines grundlegenden Aktes der Anerkennung, der in jedem sittlichen Akt bereits getroffen ist. Die gleiche These in freilich anderer Gestalt hält Kant jenen Zeitgenossen vor, die den platonischen Versuch wiederholen und das sittliche Sollen in einem rationalistisch oder empiristisch interpretierten Sein verankert sehen wollen. Was dem aristotelischen wie dem kantischen Ansatz bis in die gegenwärtige Diskussion hinein eine so starke Beachtung gesichert hat, ist die Tatsache, daß sie bei so etwas wie einer Evidenz ansetzen, die in der sittlichen Grunderfahrung von jedermann enthalten ist. Kant nennt es ein „Faktum der Vernunft", modern würden wir vom Phänomen des Gewissens oder der Erfahrung der Verantwortung sprechen. Gemeint ist der Umstand, daß die Erkenntnis des sittlich Guten stets Anerkenntnis ist, daß wir das, was wir als sittlich gut erkennen – was immer dies inhaltlich sein mag – als ein zu Tuendes anerkennen, oder anders gesagt, daß wir dann, wenn wir uns nicht nur verhalten, sondern handeln, nicht Ursachen folgen, sondern Gründen und ein dem entgegenlaufendes Handeln nicht nur als Verstoß gegen bestimmte Normen, sondern als Widerspruch gegen uns selbst betrachten. Sich von Gründen bestimmen lassen aber heißt, sich von etwas bestimmen lassen, was nicht nur für mich, sondern für jedermann gilt; sittliche Anerkenntnis impliziert uneingeschränkte Reziprozität.

Schon dieser Versuch, die sittliche Grunderfahrung und ihre Evidenz möglichst „neutral" zu beschreiben, zeigt, daß es das bare Faktum nicht in der Weise gibt, daß seine Beschreibung ohne Deutung möglich wäre. Gleichwohl hindert die Vielheit der Interpretationen nicht, daß der gedeutete Grundanspruch bzw. die Grunderkennung eine Zustimmung findet, die nicht an eine bestimmte Deutung gebunden ist. Nur so ist zu erklären, daß der Gedanke der Menschenrechte als Schutzraum der Würde des Menschen über alle kulturellen Traditionen und Interpretationen hinweg eine so hohe Zustimmung gefunden hat, daß selbst die Vielen, die sie verletzen, es für nötig halten, diese Verletzung zu verschleiern oder zu rechtfertigen (Honnefelder 1987b).

Doch wie gerade die Verletzungen und ihre Rechtfertigungen zeigen, ist die Wahrung des gemeinsamen Bezugspunkts in Form der Menschenwürde prekär genug. Der aus ihr erwachsende sittliche Anspruch, den Menschen niemals nur als Mittel zum Zweck zu gebrauchen, ist eher negativ als positiv zu fassen, und zur Begründung kann zunächst nur auf den sog. performativen Selbstwiderspruch verwiesen werden, in den sich derjenige verwickelt, der den Grundanspruch leugnet, aber fortfährt, am Handeln teilzunehmen. Seine Leugnung des Anspruchs ist ein praktisches Urteil, das die Grundlage aufhebt, die zuallererst praktisches Urteilen zustande kommen läßt. Nicht ohne Grund muß deshalb der Begriff der Menschenwürde, sofern er zur Formulierung des sittlichen Grundwertes dienen soll, auf das Minimum beschränkt werden, das gewahrt werden muß, wenn das sittliche Subjektsein überhaupt möglich sein soll. Als Formel für gelungenes Menschsein geriete er in die Kontroverse der konkreten Interpretationen des Menschseins und verlöre die Funktion der Grundlegung, die man ihm zuordnen kann. Nicht ohne Grund überzeugt deshalb auch die Berufung auf die Menschenwürde gerade dort, wo evidente *Verstöße* gegen sie – wie beispielsweise die Folter – gebrandmarkt werden sollen, und nicht ohne Grund sind die individuellen Freiheitsrechte als *negative* Rechte leichter zu umschreiben und konsensfähiger als die positiven sozialen Grundrechte.

Wenn die bisherige Beschreibung der sittlichen Grunderfahrung zutrifft, haben wir mit ihr einen Begriff des sittlichen Subjektseins und seiner Würde gewonnen, der seine Plausibilität nicht als metaphysische Kategorie, sondern als eine im praktischen Selbstverhältnis enthaltene Selbstzuschreibung gewinnt. Die Evidenz der Selbstzuschreibung ergibt sich nicht zuerst aus metaphysischer Einsicht, sondern hat ihren eigenen Ursprung genuin praktischen Charakters. In diesem Sinn kann zu Recht gesagt werden, daß Ethik unabhängig ist von Metaphysik. Doch bedeutet dies nicht, daß die praktische Selbstzuschreibung und ihre Evidenz gegenüber der Metaphysik schlechthin indifferent sind: Gerade wenn die Ethik auf der von der Metaphysik unabhängigen Gültigkeit der Selbstzuschreibung bestehen und die ethisch wesentlichen Implikationen dieser Selbstzuschreibung wahren will, muß sie in eine Auseinandersetzung mit der Metaphysik eintreten. Und das umfaßt eine doppelte Aufgabe: Sie muß zum einen positiv zeigen, daß die Selbstzuschreibung metaphysische Annahmen „postuliert", d. h. notwendig macht, wenn an den genannten Implikationen festgehalten werden soll, ohne daß dies die Implikationen von einer *bestimmten* Deutung eines solchen Postulats abhängig macht. Und sie muß zum anderen alle diejenigen metaphysischen Positionen abweisen, die in Widerspruch zu den genannten Implikationen stehen und auf eine Aufhebung der praktischen Selbstzuschreibung hinauslaufen. Gerade die Unabhängigkeit von der Metaphysik fordert also von der Ethik, ein Verhältnis zur Metaphysik in der beschriebenen doppelten Weise herzustellen. Was aber sind die Implikate, so ist als Nächstes zu fragen, die zur Wahrung der sittlichen Grunderfahrung unaufgebbar sind, und in welcher Weise „postulieren" sie Metaphysik?

III. Die Einheit der Selbstzuschreibung und die Vielheit ihrer Deutungen

Wie die genannte neuere Diskussion bestätigt, sind es v. a. die zwei Implikate, die schon Kant hervorhebt: die *Universalität* der Ausdehnung des sittlichen Subjektseins und die Unabweisbarkeit der *Verbindlichkeit* des mit ihm verbundenen Anspruchs. Soll die dem sittlichen Subjekt eigene Dignität nicht Sache des sozialen Status sein, sondern – wie schon die Stoa betont – jedermann eigen sein, soll sie nicht Sache der Leistung, der Qualifikation oder der Kooptation sein, dann muß sie schlechthin universal dem Menschen als Menschen zukommen. Wer aber ist Mensch? Soll der Mensch als sittliches Subjekt jedoch nicht nur einen Wert, sondern im kantischen Sinn „Würde" haben, also einen Wert, zu dem es kein Äquivalent (vgl. Kant, Grundlegung BA 77/BA 86) gibt, muß die Verbindlichkeit, mit der diese Würde zu respektieren ist, unabdingbar sein. Woher aber kommt solche Verbindlichkeit?

Wie der Blick auf die Geschichte der Ethik zeigt, lassen sich die in der sittlichen Grunderfahrung enthaltenen Antworten auf beide Fragen in unterschiedlicher, nicht aber beliebiger Weise einer vertieften Begründung und Deutung unterziehen. Am klarsten zeigt sich der strukturelle Zusammenhang bei Kant: Die sittliche Grunderfahrung, so lautet seine These, ist nicht zu wahren, wenn ich auf dem empirischen Standpunkt verbleibe. Denn von diesem Standpunkt theoretischer Erkenntnis aus zeigt sich der Mensch nie anders als ein Naturding unter anderen, eingeordnet in die Determinationen dieser Natur. Sittliche Erfahrung aber bedeutet in der ersten Person formuliert: Wann immer ich mich unter einem sittlichen Anspruch stehend erfahre, und dazu genügt bereits, daß ich mich frage, ob ich unter einem solchen Anspruch stehe, habe ich mich, und mit mir alle anderen, die sich unter gleichen Ansprüchen erfahren, als solche anerkannt, die dem erfahrenen Anspruch entsprechen können und wollen. Wenn aber die Erfahrung des Sollens die des Könnens einschließt, dann habe ich mich in jeder sittlichen Entscheidung als ein unter der Bedingung der Freiheit handelndes Subjekt anerkannt und Freiheit im Sinn der Autonomie als etwas unterstellt, das nicht ein Mittel für andere Zwecke ist, sondern selbst etwas Letztes und Unbedingtes darstellt, d. h. einen „Zweck an sich selbst" (Kant, Grundlegung BA 69) bildet. Das in der Unbezweifelbarkeit der Sollenserfahrung sich zeigende „Faktum der Vernunft" (Kant, Kritik der praktischen Vernunft A 56) macht es notwendig, eine „objektive Realität" (Kant, Kritik der praktischen Vernunft A 96) anzunehmen, die sich vom Standpunkt der theoretischen Naturerkenntnis nicht zeigt und nicht zeigen kann, die aber „postuliert" (Kant, Kritik der praktischen Vernunft A 22 Anm.) werden muß, wenn der praktische Standpunkt und seine Evidenz gewahrt werden sollen. Es ist die sittliche Erfahrung selbst, die nach Kant dazu zwingt, den Raum der Metaphysik über den der erfahrbaren Naturdinge hinaus zu erweitern und ein „Reich der Zwecke" (Kant, Grundlegung BA 75) zu postulieren, das eine transempirische Größe, eine „intelligible Welt" (Kant, Grundlegung BA 83) darstellt.

Auf die beiden oben genannten Fragen nach der Reichweite der praktischen Selbstzuschreibung und nach dem Grund ihrer Verbindlichkeit kann Kant mit Hilfe dieser Deutung eine Antwort geben: Jeder, der wie ich von sittlichen Ansprüchen betroffen ist, ist „Zweck an sich selbst". Würde kommt jedem einzelnen als sittlichem Subjekt zu, sie ist, wie die dritte Formel des kategorischen Imperativs besagt, Attribut der „Menschheit" (Kant, Grundlegung BA 75), d. h. Merkmal, das jedem eigen ist, der zu der Gattung der Vernunftwesen gehört, die wir Menschen nennen. Und die sittliche Verbindlichkeit hat – wie immer man Kants Nachweis hinsichtlich der Gültigkeit seiner Ableitung beurteilen mag – ihren Ursprung in der „Achtung" (Kant, Kritik der praktischen Vernunft A 130), mit der wir Gesetzen begegnen, die sich auf „Zwecke an sich" beziehen. Ohne Zweifel ist die Eindeutigkeit und Stringenz dieser Antwort mit einer Metaphysik verbunden, die nicht geringe Annahmen enthält. Doch wird hinlänglich deutlich, daß es die Evidenz der sittlichen Erfahrung ist, die die skizzierte metaphysische Annahme objektiver Realität erzwingt, und nicht umgekehrt. Metaphysik erscheint als die abschließende Begründung des Ethischen, das Ethische nicht als das Resultat der Metaphysik.

Auch in einer Ethik *aristotelischer Provenienz* zeigt sich das sittliche Subjektsein als Implikation des sittlichen Handelns. Wann immer gehandelt wird, so lautet das Argument, und Handeln heißt, sich von Gründen und nicht von Ursachen bestimmen lassen, erweist sich das „Handeln gemäß der Vernunft" als das Prinzip, das immer schon anerkannt ist als der oberste Zweck, der den Bezugspunkt allen Handelns darstellt (Aristoteles, Nikomachische Ethik II 2, 1103b 32; Honnefelder 1982; 1987a). Es ist das Handeln selbst, so läßt sich das Argument mit den Mitteln der modernen Handlungstheorie formulieren, das mich zur Annahme eines Subjekts nötigt. Denn wenn Handeln heißt, sich von Gründen bewegen lassen, Absichten haben oder Ziele als Ziele verfolgen, kann Handeln gar nicht ohne ein Subjekt beschrieben werden, das ja oder nein sagen, das von sich aus einen Anfang setzen kann. Handeln ist praktisches Selbstverhältnis, oder es ist etwas anderes als das, was wir unter Handeln verstehen. Und in eben diesem Selbstverhältnis gründet auch die in Anspruch genommene Semantik der attributiven Verwendung des moralischen Prädikats „gut": Will ich nämlich das Prädikat als imperativischen Ausdruck auffassen, d. h. auf ein Sollen beziehen, dann muß es über einzelne Interessen hinaus auf so etwas wie ein Grundinteresse bezogen werden, nämlich auf das dem Menschen eigentümliche Selbstsein als diejenige Qualität, die aller Wertschätzung zugrunde liegt. So wie Weltorientierung im Sinn gegenständlichen Erkennens nicht ohne Selbstbewußtsein möglich ist, ist Handeln nicht möglich ohne Selbstverhältnis, so daß das hier wie dort sich bekundende Selbstsein als dasjenige betrachtet werden muß, das aller Wertschätzung zugrunde liegt und selbst nicht noch einmal um eines anderen Wertes willen geschätzt wird. Sittliches Subjekt, so lautet deshalb aus aristotelischer Perspektive die Antwort auf die beiden oben genannten Fragen, ist jedwedes Vernunftwesen. Sittliche Verbindlichkeit gründet in dem einem solchen Wesen eigenen Streben.

Gemeinsam ist der aristotelischen wie der kantischen Deutung der Versuch, die sittliche Grunderfahrung als Äußerung unseres *wahren Eigeninteresses* zu verstehen und damit den in ihr gelegenen Anspruch auf das Interesse zurückzuführen, das wir an unserem *eigentlichen Selbstsein* als Vernunft- und Freiheitswesen haben, wobei dieses Interesse von Kant als ein der Vernunft selbst eigenes Gefühl der Achtung verstanden wird, von Aristoteles dagegen als ein dem Vernunftwesen seiner Natur nach eigenes Streben. Angesichts des metaphysischen Charakters, der Aussagen über das wahre Interesse oder über das eigentliche Selbstsein unvermeidlich eigen ist, liegt es für den, der metaphysische Annahmen als gleichsam „höhere Wahrheiten" (Tugendhat 1984) vermeiden möchte, nahe, den Begriff des Interesses festzuhalten, die Differenz zwischen faktischem und wahrem Interesse, Vernunft- und Bedürfniswesen, dagegen aufzugeben und das Interesse – wie Hare (1973) u. a. – als die empirisch feststellbare vernünftige Selbstliebe zu interpretieren oder wie Mead (1968) als das zur Ausbildung sozialer Identität unabdingbare Streben nach Anerkennung durch die Anderen zu verstehen. Ein Interesse solchen Typs, so hat Patzig (1983) mit Recht eingewendet, vermag zwar Sittlichkeit als „Fairneß" zu erklären und eine Verallgemeinerungsforderung der ersten Stufe, nämlich im Sinn einer Überschreitung der numerischen Identität, zu begründen, nicht aber Sittlichkeit als „Solidarität" zu wahren. Solidarität, die auch die Schwächsten der Gesellschaft umfassen soll, fordert eine Verallgemeinerbarkeit, die im schon erwähnten Sinn von *allen* qualitativen Attributen absieht und den Menschen *nur als Menschen* in den Blick nimmt. Und was das Interesse an sozialer Anerkennung betrifft, wie es Mead kennt, so nimmt man mit ihm, wie Tugendhat feststellt, entweder mehr als nur Empirisches in Anspruch, oder aber man vermag das Sollen, wie es unsere sittliche Erfahrung bezeugt, mit seiner Hilfe allein nicht zu begründen.

Will man sich also auf Sittlichkeit als Solidarität beziehen, und das bedeutet, an der Universalität des in der sittlichen Grunderfahrung sich bekundenden Anspruchs festhalten, stellen Eigeninteresse und Interesse an sozialer Anerkennung eine zu schmale Begründungsbasis dar. Die Annahme eines Vernunftinteresses, verstanden als „das menschliche Bedürfnis, für die eigene Handlungsweise Gründe angeben zu können" (Patzig 1983, S. 331), muß daher nach Patzig als die unabdingbare Voraussetzung festgehalten werden, um den Menschen als Adressaten moralischer Forderungen ansprechen und diese Forderungen argumentativ ausweisen zu können. Wie aber ist ein solches Interesse noch einmal auszuweisen, wenn man auf die von Aristoteles und Kant gewählte metaphysische Deutung verzichten will? Offensichtlich bleibt nur der Weg, sich wie Patzig auf die bloße Konstatierung des Faktums zu beschränken oder aber das Faktum eines solchen Interesses diesseits der Metaphysik als Bestandteil unserer akzeptierten Lebenswelt auszuweisen. So knüpft Gethmann an das in unserer Lebenswelt als elementar akzeptierte Interesse an, Konflikte friedfertig, ohne Anwendung von Gewalt zu lösen, und zeigt, daß eine solche Lösung nur möglich ist, wenn eine universale wechselseitige Anerkennung der Betroffenen als sittliche Subjekte (Gethmann 1987; 1991), oder anders ausgedrückt, als „mutual respect" (Engelhardt 1986, S. 43) unterstellt werden kann. Ein solcher Ausweis trägt nicht die Last und die damit verbundenen Probleme, die an Kant anknüpfende Versuche einer Letztbegründung übernehmen müssen, vermag freilich die Universalität des im sittlichen Subjektsein gelegenen Anspruchs und seine Verbindlichkeit auch nur als unabdingbar, nicht als unbedingt gültig darzutun.

IV. Personwert und sittliche Werte

Mit dem Begriff der Menschenwürde ist der im sittlichen Subjektsein bzw. in der praktischen Subjektivität gelegene Anspruch festgehalten und formuliert, der die Verbindlichkeit aller anderen sittlichen Ansprüche begründet und der deshalb als der Wert betrachtet werden kann, der allen anderen Werten in Form von Haltungen, Zielen und Gütern zugrunde liegt. Grund der Verbindlichkeit aller sittlichen Werte sein, bedeutet aber nicht auch schon, Quelle der inhaltlichen Bestimmung dessen sein, was als sittlicher Wert Anspruch auf Verbindlichkeit beanspruchen kann. Aus dem unter dem Titel „Würde" als selbstzwecklich ausgezeichneten Selbstsein sittlicher Subjekte folgt der Anspruch auf wechselseitige Anerkennung aller Wesen, denen ein solches Selbstsein zukommt, oder negativ das Verbot, sich und andere nur als Mittel zum Zweck zu gebrauchen. Um aber sagen zu können, wann jemand als Mittel zum Zweck gebraucht wird oder welches konkrete Handeln aus dem Anspruch auf wechselseitige Anerkennung folgt, reicht der Begriff dieses Selbstseins allein nicht aus. Erst wenn er erweitert und das Selbstsein als das eines *leiblichen* Wesens gefaßt wird, das sein Leben in *sozialen Strukturen* führt und dessen Freiheit daher stets als *konkrete* Freiheit betrachtet werden muß, ist es möglich, die Haltungen, Ziele und Güter auszuzeichnen, denen unter dem genannten Grundanspruch der Charakter sittlicher Werte zukommt. Damit erscheint die Seite des Selbstseins, die in Kants Blick auf den Menschen als Subjekt sittlicher Ansprüche methodisch ausgeklammert wird und die als solche durchaus geeignet ist, Gegenstand einer uns möglichen theoretischen Erkenntnis zu sein. Doch ist es auch jetzt keine theoretische Anthropologie, aus der die Ethik entnimmt, was für ein so verfaßtes Wesen als gut zu betrachten ist. Wie die aristotelische Deutung des Sittlichen und ihre Fortführungen mit besonderer Deutlichkeit zu zeigen vermögen, bringt sich die für das sittliche Handeln relevante Verfassung des Selbstseins vielmehr in der genuin praktischen Perspektive in Form von Interessen und Bedürfnissen und deren institutionalisierter Regelung zur Geltung, denen das Subjekt zu genügen hat, will es das sein, was im Grundwert festgehalten ist, nämlich das in Freiheit sich vollziehende konkrete Subjekt. Das für die Bestimmung der rechten Praxis relevante „Streben" (Höffe 1979) zeigt sich nach Aristoteles in der Reflexion auf diese Praxis, nicht als Resultat theoretischer Feststellung. Erst recht gilt dies für die institutionelle Gestalt der Erfüllung dieses Strebens in Form des „Ethos".

Am Leitbegriff des Strebens wird offenkundig, daß die Verfassung des praktischen Selbst ihrer Natur nach entwurfsoffen, aber nicht beliebig ist. Zur Auszeichnung des sittlich Gebotenen bedarf es daher einer unter dem Anspruch gelingenden Selbstseins stehenden determinierenden Bestimmung (Honnefelder 1991b). Erst die Stellungnahme des sittlichen Subjekts macht aus naturalen Bedürfnissen sittliche Ansprüche, aus Gegenständen des Interesses moralisch relevante Werte, aus Strebenszielen zu beachtende Güter. Da es zur Verfassung des sittlichen Subjekts gehört, daß seine Bedürfnisse und die aus ihrer Befriedigung resultierenden Folgen intra- und intersubjektiv konfligieren, und die Ressourcen knapp sind, muß die Stellungnahme den Charakter der Güterabwägung annehmen. Diese Abwägung hat sich danach zu richten, in welchem Maß die Erfüllung der Interessen und Bedürfnisse dem sittlichen Subjektsein selbst, d. h. der Sicherung und Erweiterung seiner Handlungs- und Entscheidungsfreiheit, dienlich sind. Dabei spielen die Fundierungs- und Bedingungsverhältnisse der betreffenden Bedürfnisse, die Zahl der jeweils Betroffenen und ihre sozialen Beziehungen, die Dauer und die Reversibilität oder Irreversibilität der Folgen usw. eine Rolle, freilich stets in bezug auf den im Konfliktfall vorzuziehenden Grundwert des sittlichen Subjektseins selbst.

Die über diesen Grundwert hinausgehenden anderen Werte in Form von Gütern sind also nicht einfach über eine Rangordnung außermoralischer Werturteile zu ermitteln, aus denen dann Verpflichtungsurteile abgeleitet werden können, vielmehr bilden sich die Werturteile, aus denen sich die moralisch relevanten Güter ergeben, im praktischen Selbstverhältnis selbst. Dabei stellen die Bedürfnisnatur des Menschen und die über sie zu treffenden empirischen Aussagen einen unbeliebigen Rahmen dar, insofern die Natur Grenzen zieht und funktionale Richtigkeiten festlegt, doch ist es die praktische Vernunft selbst, die die Bedürfnisse zu sittlichen Ansprüchen erhebt. Da der naturale Spielraum entwurfsoffen und -bedürftig ist, ist die Präferenz der Ansprüche und ihre normative Ausgestaltung über die genannten Grenzen hinaus abhängig von dem im Ethos der Gruppe und im Lebensplan des einzelnen getroffenen Gesamtentwurf gelingenden Lebens. Ein Großteil der sittlich relevanten Werte, darunter besonders Dispositionen und Institutionen, sind deshalb durchaus ethosrelativ. Bei den Ethosformen selbst zeigt sich eine Pluralität, die gleichwohl nicht Beliebigkeit ist.

V. Moralische Universalität als Instanz der Metaphysikkritik

Es ist die gleiche Universalität, so zeigen die bisherigen Überlegungen, die dazu zwingt, den in der sittlichen Grunderfahrung gelegenen Anspruch einer vertieften Deutung zu unterziehen, und die es zugleich verbietet, die Verbindlichkeit des Anspruchs von einer *bestimmten* Deutung abhängig zu machen. Freilich kann dies wiederum nicht heißen, daß beliebige Deutungen möglich sind. Sollen die Universalität des in der sittlichen Grunderfahrung sich bekundenden Anspruchs und seine Verbindlichkeit die Kriterien sein, dann müssen diejenigen Interpretationen zurückgewiesen werden, die es nicht gestatten, die beschriebene Universalität des Anspruchs wie seine Verbindlichkeit zu wahren. Dazu gehören ohne Zweifel alle jene Deutungen des sittlichen Handelns, die – um mit Kant zu sprechen – vom Standpunkt der Natur aus erfolgen. Naturalistisch interpretiert kann die universale Stellung des sittlichen Subjekts nur als eine sinnvolle Fiktion im Dienst der Lebenserhaltung oder -steigerung erscheinen. Ihre Verbindlichkeit muß sich auf bloße Funktionalität reduzieren, alle weitergehende Wertauszeichnung ihren Sinn verlieren. Als problematisch erweisen sich darüber hinaus aber gerade auch jene Interpretationen, die von einem qualitativ gehaltvollen Begriff des sittlichen Subjekts ausgehen und deshalb als Personen mit Anspruch auf Wahrung ihrer Würde nur diejenigen menschlichen Wesen betrachten, die aktuell mit den zuvor für ein Subjekt geforderten Attributen wie Selbstbewußtsein, Rationalität und Selbstverfügung ausgestattet sind. Die Konsequenzen, die sich aus einer solchen Deutung für die oben genannten Schlüsselfragen ergeben, sind erheblich: Zwischen Personen und menschlichen Wesen muß unterschieden werden. Nur erstere haben Anspruch auf Respektierung ihrer Autonomie, für alle übrigen gilt, daß ihnen jener Schutz gebührt, der ganz generell betrachtet empfindende und deshalb leidensfähige Wesen beanspruchen können. Sittliche Verbindlichkeit reduziert sich damit auf Mitleid. Mehrung des Glücks bzw. Minderung des Leids werden zum maßgeblichen Kriterium des sittlich Guten.

Was diese Deutung der Kritik aussetzen muß, ist nicht nur die Tatsache, daß ihre Konsequenzen der sittlichen Grunderfahrung widersprechen, sondern mindestens ebenso der Umstand, daß sie von Prämissen abhängt, die offenkundig problematisch sind. Nur wenn ich, wie dies von Hume bis zu Singer (1984) geschieht, die Person nicht als Substanz, sondern als ein Bündel von Attributen betrachte, muß ich ihre Existenz von der Aktualität dieser Attribute abhängig machen und die Potentialität zur Entwicklung solcher Attribute als Fiktion betrachten. Nichts aber zwingt dazu, eine solche Metaphysik zu vertreten. Identität in der Zeit mag sich in psychischer Kontinuität manifestieren, doch lassen sich gute Gründe anführen, daß sie nicht, wie Locke und seine Nachfolger meinen, in dieser Kontinuität besteht. Und Potentialität ist nur dann kein Indiz für Personalität, wenn ich davon ausgehe, daß Personalität in der aktuellen Kontinuität besteht und in nichts anderem.

Kommt aber der sittlichen Grunderfahrung die beschriebene Universalität zu, kann die Antwort auf die Frage, wer ein Mensch ist, nicht im Ausgang von einer bestimmten Metaphysik, sondern nur von dem weiten Sinn des Sprachgebrauchs her gewonnen werden, dessen wir uns in unserer Verständigung bedienen, wenn wir uns und anderen das Menschsein in praktischer Absicht zuschreiben. Jede theoretische Definition des Menschen, die ich benutze, um den Schutz unter dem Titel der Menschenwürde einzuschränken, ist ein praktisches Urteil, mit dem ich anderen die Wertschätzung und Achtung entziehe, die wir Menschen entgegenbringen. Gerade weil die Menschenwürde sich durch den beschriebenen Akt praktischer Anerkennung konstituiert, muß ich sie jedem zuschreiben, der mir als Mitglied der menschlichen Gattung erscheint.

Dies bedeutet keineswegs, die Würde aus der biologischen Taxonomie zu gewinnen und damit einen unbegründbaren „Speziesismus" (zum Terminus vgl. Singer 1984) zu vertreten. „Speziesismus" ergibt sich erst, wenn ich mich zuvor auf den Standpunkt gestellt habe, den Menschen auf das zu reduzieren, was die biologische Taxonomie von ihm erfaßt. Unter diesem Gesichtspunkt kann er nur als ein Lebewesen unter anderen erscheinen, das konsequenterweise Schutzwürdigkeit nur in dem Maß zu beanspruchen vermag, in dem es sich hinsichtlich seiner Leidensfähigkeit von anderen Lebewesen unterscheidet. Nicht die Zugehörigkeit zur biologischen Gattung begründet den Anspruch auf sittliche Anerkennung, aber sie ist das Kriterium, an das wir uns halten müssen, wenn wir an der Universalität der Achtung vor dem Menschen festhalten und die sittliche Anerkennung nicht von bestimmten Qualifikationen abhängig machen, sondern dem Menschen als Menschen zuordnen wollen. Gewiß ist auch die Gattungszugehörigkeit eine Einschränkung, doch unter dem Gesichtspunkt, daß die physische Natur des Menschen deshalb als die eines Menschen zu betrachten ist, weil sie Potentialität für Personalität, und das bedeutet, Potentialität für eine Selbstbestimmung darstellt, kraft deren der einzelne selbst zu wählen vermag, was er als gelungenes Menschsein betrachten will, liegt es nahe, sich zur Wahrung des Anspruchs der Person an das am wenigsten eingrenzende Kriterium der physischen Natur des Menschen zu halten (Simon 1989; Kluxen 1986; Rentsch 1990). Es ist die Universalität der Achtung, die die Person als Vernunft- und Freiheitswesen verdient, die uns an die erfahrbare Natur der Person verweist und dem die Beweislast zuschiebt, der die Personalität enger fassen will als das Menschsein. Nicht in der theoretischen Einsicht, sondern in der praktischen Anerkennung liegt der Grund, sich auf den Standpunkt des Tutiorismus zu stellen, und das heißt im gegebenen Zusammenhang, auch den, der wie der Säugling oder der Fetus noch nicht in aktueller Ausprägung die Merkmale von Selbstbewußtsein, Rationalität und Selbstverfügung besitzt, wie einen solchen zu behandeln, der sie aktuell besitzt.

Die anstelle dieses Tutiorismus vorgeschlagene Lösung, sittliche Anerkennung als Ehrfurcht vor dem Leben zu verstehen und an das Kriterium der Leidensfähigkeit zu knüpfen, ersetzt die als problematisch betrachtete Metaphysik der Person durch eine andere Metaphysik, nämlich die des Lebens schlechthin. Sie muß nicht nur den als naturalistisch inkriminierten Fehlschluß von einer metaphysischen Qualität auf eine praktische Schutzwürdigkeit in Kauf nehmen, sondern durch die eingegangene Bindung der Ethik an eine bestimmte Metaphysik des Lebens gerade die Möglichkeit aufheben, an der sich auch für den modernen Menschen die sittliche Grunderfahrung in einem ausgeprägten Sinn zeigt, nämlich den Gewissensfall, in dem der Mensch es vorzieht, lieber den Tod des naturalen Systems in Kauf zu nehmen, als die Identität des personalen Systems preiszugeben (Honnefelder 1982). Weil der sittliche Anspruch nicht Resultat von Metaphysik ist, aber solche im beschriebenen eingeschränkten Sinn impliziert, ist die – nicht zuletzt ökologisch gebotene – Ehrfurcht vor dem Leben nur über den sittlichen Anspruch der Person, nicht aber unabhängig von ihm zu begründen.

VI. Das Verhältnis von Ethik und Metaphysik als praktisches Problem

Wenn die angestellten Überlegungen in die richtige Richtung geführt haben, dann ist die Frage nach der Menschenwürde nicht primär ein theoretisches, sondern ein praktisches Problem. Ethik, so zeigt sich an der Kernfrage, folgt nicht aus Metaphysik, ist aber auch nicht schlechthin gegenüber Metaphysik neutral. Sie muß das an Metaphysik „postulieren", was die praktische Selbstzuschreibung als sittliches Subjekt als Bedingung ihrer Möglichkeit fordert. Und diese postulierte Metaphysik besteht – wie alle gute Metaphysik – zuvorderst in Metaphysikkritik. Was die Menschenwürde in Frage stellt, sind – pointiert gesagt – nicht die Verletzungen ihrer Achtung, sondern die Bestreitungen ihrer Gültigkeit. Die problematischen unter diesen Bestreitungen aber bestehen nicht aus praktischen Argumenten, sondern aus theoretischen Urteilen, und theoretische Urteile über den Menschen als mögliches Subjekt moralischen Handelns können nur metaphysischen Charakters sein. Zum Charakter des praktischen Arguments aber gehört es, von der sittlichen Grunderfahrung auszugehen und sich als deren angemessene Auslegung auszuweisen. Wer aber mit Hilfe des theoretischen Arguments wesentliche Implikate der sittlichen Grunderfahrung erheblich einzuschränken oder zu bestreiten versucht, fällt – wie der Blick auf die Folgen zeigt – ein praktisches Urteil, und zwar ein solches, das sich nur unter Umkehr der in der praktischen Argumentation bewährten Beweislastregel und unter Inkaufnahme des inkriminierten Fehlschlusses rechtfertigen läßt. Die Zuordnung von Ethik und Metaphysik erweist sich also als ein eminent praktisches Problem.

Die durch das praktische Selbstverhältnis postulierte Metaphysik besteht aber nicht allein aus Metaphysikkritik. Universalität wie Verbindlichkeit des sittlichen Anspruchs sind nur zu wahren, wenn an der Basis eines Vernunftinteresses festgehalten wird, das mehr ist als vernünftiger Egoismus oder reines Mitleid. Ein Festhalten, das mehr als bloße Berufung auf das Faktum sein soll, erfordert Begründung durch Deutung. So wie am sittlichen Grundanspruch auf Dauer nur festgehalten werden kann, wenn er in starken, vollständigen Gestalten des guten Lebens (vgl. Rawls 1979), d. h. in durch Tradition vermittelten, lebensweltlich akzeptierten Lebensformen begegnet, kann der sittliche Grundwert nicht anders einer abschließenden Begründung unterzogen werden als in Gestalt einer bestimmten Deutung. Hier wird dort indiziert der Plural von wechselseitig aufeinander beziehbaren Gestalten und Deutungen gleichermaßen die Universalität wie die Einheit des in der sittlichen Grunderfahrung gelegenen Anspruchs.

Was den Herzog von Newcastle am ruhigen Schlaf hindern könnte, sind also nicht so sehr die praktischen Angriffe, denen er in seiner Würde als sittliches Subjekt ausgesetzt sein könnte, als vielmehr die theoretischen Deutungen, die man seinem Subjektsein zuteil werden läßt: Einer naturalistischen Metaphysik konfrontiert, wie sie sich vom Standpunkt der Natur ergibt, könnte er ruhig weiterschlafen; denn Schlafen unterliegt seiner Verantwortung ebensowenig wie Wachen, und auf beide Weisen wird sich das Interesse des Lebens von selbst durchsetzen. Angesichts einer Metaphysik der Person, wie sie Singer u. a. im Gefolge Lockes und Humes entwickelt haben, müßte man ihm dagegen raten, rasch wach zu werden, da sonst seine Schutzwürdigkeit in Begründungsprobleme geraten könnte, v. a. wenn der Platz im Schloß von Newcastle knapp wird. Will der Herzog aber daran festhalten, ein Subjekt zu sein, das verantwortlich für das ist, was es tut, und das Achtung seiner Würde zu beanspruchen vermag, auch wenn es die diese Würde begründenden Eigenschaften nicht aktuell vollzieht, kann man ihm angesichts der Konjunktur der ersten beiden Metaphysiken nur empfehlen, rasch für eine Metaphysik zu sorgen, die die ersten beiden erfolgreich zu kritisieren vermag und ihm mit guten Gründen das zu sein erlaubt, wofür er sich und alle anderen moralisch hält.

Literatur

Aristoteles. Nikomachische Ethik. Ausgabe der Königlich-Preußischen Akademie (I. Bekker)
Engelhardt HT Jr (1986) The foundations of bioethics. Oxford Univ Press, New York Oxford
Gethmann CF (1987) Letztbegründung vs. lebensweltliche Fundierung des Wissens und Handelns. In: Forum für Philosophie Bad Homburg (Hrsg) Philosophie und Begründung. Suhrkamp, Frankfurt am Main, S 268–302
Gethmann CF (1991) Lebensweltliche Präsuppositionen praktischer Subjektivität. In: Jacobs WG, Baumgartner HM (Hrsg) Philosophie der Subjektivität? Beiträge zum 1. Internationalen Schelling-Kongreß, 11.–14. Oktober 1989 in Leonberg. Frommann-Holzboog, Stuttgart
Hare RM (1973) Freiheit und Vernunft. Patmos, Düsseldorf
Hartmann N (^{3}1949) Ethik. De Gruyter, Berlin
Höffe O (1979) Kategorie Streben. In: Höffe O (Hrsg) Ethik und Politik. Suhrkamp, Frankfurt am Main, S 311–333
Honnefelder L (1982) Praktische Vernunft und Gewissen. In: Hertz A, Korff W, Rendtorff T, Ringeling H (Hrsg) Handbuch der christlichen Ethik, Bd 3. Herder, Freiburg, S 19–43

Honnefelder L (1987a) Wahrheit und Sittlichkeit. Zur Bedeutung der Wahrheit in der Ethik. In: Coreth E (Hrsg) Wahrheit in Einheit und Vielheit. Patmos, Düsseldorf, S 147–169
Honnefelder L (1987b) Menschenwürde und Menschenrechte. Christlicher Glaube und die christliche Substanz des Staates. In: Hempfer KW, Schwan A (Hrsg) Grundlagen der politischen Kultur des Westens. De Gruyter, Berlin New York, S 239–264
Honnefelder L (1991a) Absolute Forderungen in der Ethik. In welchem Sinn ist eine sittliche Forderung „absolut"? In: Kerber W (Hrsg) Das Absolute in der Ethik. Fragen einer neuen Weltkultur, Bd 5. Kindt, München
Honnefelder L (1991b) Güterabwägung und Folgenabschätzung in der Ethik. In: Sass HM, Viefhues H (Hrsg) Güterabwägung in der Medizin. Springer, Berlin Heidelberg New York Tokyo, S 44–61
Kant I: Grundlegung zur Metaphysik der Sitten. Akademie-Ausgabe
Kant I: Kritik der praktischen Vernunft. Akademie-Ausgabe
Kluxen W (1986) Fortpflanzungstechnologien und Menschenwürde. Allg Z Philos 11:1–15
Leist A (Hrsg) (1990) Um Leben und Tod. Moralische Probleme bei Abtreibung, künstlicher Befruchtung, Euthanasie und Selbstmord. Suhrkamp, Frankfurt am Main
Lockwood M (1990) Der Warnock-Bericht. Eine philosophische Kritik. In: Leist A (Hrsg) Um Leben und Tod. Suhrkamp, Frankfurt am Main, S 235–281
Mead GH (1968) Geist, Identität und Gesellschaft. Suhrkamp, Frankfurt am Main
Moore GE (1970) Principia Ethica. Reclam, Stuttgart
Parfit D (^{4}1989) Reasons and persons. Oxford Univ Press, Oxford
Patzig G (1983) Ökologische Ethik. In: Peisl O, Mohler A (Hrsg) Schriften der Carl Friedrich von Siemens Stiftung, Bd 7. Oldenbourg, München, S 329–347
Rawls J (1979) Eine Theorie der Gerechtigkeit. Suhrkamp, Frankfurt am Main
Rentsch T (1990) Die Konstitution der Moralität. Suhrkamp, Frankfurt am Main
Ricken F (1990) Verantwortung und konkrete Freiheit. Zur handlungstheoretischen Begründung einer Güterethik. In: Irrgang B, Lutz-Bachmann M (Hrsg) Begründung von Ethik. Koenigshausen & Neumann, Würzburg, S 117–129
Scheler M (^{4}1954) Der Formalismus in der Ethik und die materiale Wertethik. Francke, Bern
Simon J (1989) Leib und Seele. In: Marx W (Hrsg) Philosophie und Psychologie. Klostermann, Frankfurt am Main, S 252–258
Singer P (1984) Praktische Ethik. Reclam, Stuttgart
Tugendhat E (1984) Probleme der Ethik. Reclam, Stuttgart

Transzendentale Interessen –
ein „metaphysischer" Grundbegriff der Anthropologie

OTFRIED HÖFFE

Nachanthropologisches Denken?

Die Veranstalter des Symposiums verraten einen erstaunlichen Mut. Für die schwierige Aufgabe, Werte zu begründen, fordern sie zwei Disziplinen auf, die man seit langem in den philosophischen Debatten, wenn überhaupt noch, lediglich am Rande findet.

Hinsichtlich der Disziplin, die einmal „die Königin aller Wissenschaften genannt wurde" (Kant, *Kritik der reinen Vernunft*, „Vorrede" zur 1. Auflage), hinsichtlich der Metaphysik, ist die Skepsis sehr alt. Ohne Zweifel gibt es in unserem Jahrhundert respektable Rehabilitierungsversuche, z. B. Whiteheads „Entwurf einer Kosmologie": *Process and Reality* (1929), oder Strawsons „Versuch einer deskriptiven Metaphysik": *Individuals* (1965). Die Werke befassen sich aber nur mit Erkenntnistheorie, mit Gegenstandstheorie und mit deren Zusammenhang; ihre bloß theoretische Metaphysik trägt zur praktischen Frage, der Wertebegründung, nicht bei. Erst in dem noch einflußreicheren Œuvre von Martin Heidegger (z. B. 1927, 1953) finden wir Ansätze, mehr als Ansätze zur Wertebegründung allerdings auch nicht.

Aus ernstzunehmenden Gründen herrscht heute – trotz eines Whitehead, eines Strawson, selbst eines Heidegger, manchmal sogar wegen Heidegger – eine Grundstimmung der Skepsis vor. Für sie hat, wieder einmal, Habermas das einprägsame Wort gefunden: *Nachmetaphysisches Denken* (1988). Bei unserem Thema, der Wertebegründung, ist das Wort fast ein Zitat; den hier entscheidenden Titel verdanken wir Günther Patzig: *Ethik ohne Metaphysik* (1971).

Hinsichtlich der anderen Disziplin sah es lange Zeit hoffnungsvoller aus. Mit den Werken von Max Scheler (1928) und Helmut Plessner

(1928) beginnend, man kann auch Heideggers *Sein und Zeit* (1927) dazurechnen, auf jeden Fall seit Ende der 20er Jahre erlebt die Anthropologie eine erstaunliche Blüte. Manchmal gewinnt sie geradezu das Gewicht einer Fundamentalphilosophie. Gegen die traditionelle Metaphysik skeptisch geworden, sucht eine Generation von Denkern die unverzichtbaren Letztaussagen in einer Lehre vom Menschen. Nach Arnold Gehlens Schrift *Urmensch und Spätkultur* (1956) und Claude Lévi-Strauss' *Anthropologie structurale* (1958), also nach immerhin drei Jahrzehnten intensiver Forschung, allerdings schon Ende der 50er Jahre, geht der Anthropologie diese Bedeutung verloren. Mehr noch: als ein Kristallisationspunkt der philosophischen Debatte löst sie sich rasch auf. Ausnahmen wie Walter Schulz' *Grundprobleme der Ethik* (1989) bestätigen diese Regel: In der Philosophie dominiert sowohl ein nachmetaphysisches wie ein nachanthropologisches Denken.

Wer trotzdem von der Metaphysik und der Anthropologie aus Werte begründen will, der widmet sich wie ein Arzt, bevor er die Therapie versucht, zunächst einmal der Diagnose. Entsprechend erinnere ich, hier nur für die Anthropologie, an einige der Schwierigkeiten.

Vor der Diagnose stellt sich freilich eine Vorfrage: Wieso soll man eine Disziplin, die schon so lange verblüht ist, zu neuem Leben erwecken? Doch nur deshalb, weil ihre Aufgabe – so die verschwiegene Prämisse – schwerlich von anderen Disziplinen übernommen werden kann; mag die Anthropologie auch schwierig sein, eine Wertbegründung ohne sie ist noch schwieriger.

Zugunsten der Vermutung sprechen zwei Gründe, eine Beobachtung und eine legitimationstheoretische Überlegung. Die Beobachtung: Diejenige Ethik, die auf jede Anthropologie verzichtet, die einflußreiche Diskursethik, hat bis heute zur Begründung substantieller Werte noch nicht gefunden. Das andere, legitimationstheoretische Argument: Wer glaubt, er könne aus normativen Überlegungen allein substantielle Verbindlichkeiten ableiten (vgl. Höffe 1981, S. 15–17), begeht einen Fehlschluß, den normativistischen Fehler. Richtig ist, daß man zusätzlich deskriptive Kenntnisse braucht. Innerhalb der Werte, die unser Handeln leiten, gibt es eine elementare Schicht von Werten, die für den Menschen, bloß weil er Mensch ist, gelten. Ich nenne sie die Menschenwerte oder die anthropologischen Werte. Wer sie begründen will, braucht ein Wissen über den Menschen, sofern er bloß Mensch ist, also eine Anthropologie.

Schwierigkeiten einer praktischen Anthropologie

Dem Stichwort „nachanthropologisches Denken" könnte man entgegenhalten, eine Anthropologie gebe es durchaus. Sie sei lediglich aus der Philosophie ausgewandert und inzwischen andernorts, vor allem in den Einzelwissenschaften, zu Hause. Dank ihrer spektakulären Entdeckungen trauen sich insbesondere Molekularbiologen zu, wovor sich Philosophen scheuen; Joshua Lederberg, schon in jungen Jahren Nobelpreisträger, ist selbstbewußt genug zu sagen: „Nun können wir den Menschen definieren. Zumindest genotypisch besteht er aus 1,80 Meter einer besonderen Molekülsequenz ... – der Länge der DNS."

Die Definition ist natürlich richtig und trotzdem mehr als das, was für jede Definition gilt. Nicht nur unvollständig ist sie, sondern für unser Thema – diesen Befund kann man nicht abmildern – buchstäblich belanglos. Den Biologen mag es enttäuschen; den Moralphilosophen entlastet es von der Aufgabe, dem Stand der Forschung nachzulaufen; und entlastet werden vor allem die Menschen selber; sie müssen nicht bei jeder größeren biologischen Entdeckung ihre Werte revidieren.

Der Moralphilosoph entlastet sich nicht etwa deshalb, weil er von der Biologie zu wenig versteht. Sein antikes Vorbild, Aristoteles, war zugleich, was wir gern vergessen, ein großer Biologe. Noch mehr als zwei Jahrtausende später wird er von einem Kollegen gerühmt; kein geringerer als Charles Darwin sagt: „Linné und Cuvier waren meine beiden Götter, aber verglichen mit dem alten Aristoteles waren sie reine Schulbuben" (zit. nach Randall 1960, S. 165). Obwohl Aristoteles in beiden Bereichen zu Hause ist, in der Ethik und in der Biologie, obwohl er außerdem, wo es sinnvoll ist, vielfache Querverbindungen aufzeigt, sieht er hier die Heterogenität: Daß der Mensch ein Lungentier ist, das auf dem Festland lebt, daß er lebend gebärt, aufrecht geht und als erstes Werkzeug nicht technische Instrumente, sondern Hände besitzt – diese Kenntnisse breitet er in seinen naturphilosophischen Schriften aus; in seiner Ethik spielen sie zu Recht keine Rolle.

Die Biologie erwähne ich hier nur als Beispiel für eine generelle Schwierigkeit. Nicht jede anthropologische Aussage ist für die Wertebegründung relevant. Diese erste Schwierigkeit löst man durch Selektion, was die genannte Entlastung herbeiführt. Aus der Überfülle des anthropologischen Wissens bleiben all jene Kenntnisse beiseite, die noch nicht in die Dimension der Werte, die der Praxis, reichen.

Der verbleibende Teil – ich nenne ihn die praktische Anthropologie – befindet sich in einer neuen Schwierigkeit. Wer den Menschen, sofern er handelt, untersucht, hat zwar ein praktisches, aber kein anthropologisches Subjekt vor sich. Er sieht nicht einfach „den Menschen", vielmehr ein Individuum, das unter gesellschaftlichen Rahmenbedingungen eine ihm eigentümliche Biographie entfaltet; die Conditio humana ist durch individuelle und soziale Faktoren vielfach überformt. Nun hat die Anthropologie längst gelernt, mit Hilfe einer jetzt zweiten Selektion von den Überformungen zu abstrahieren. Das Ergebnis der Abstraktion nennt man in der Philosophie den natürlichen Menschen, dessen Zusammenleben mit seinesgleichen heißt der Naturzustand.

Der natürliche Mensch ist aber nicht das, was sein Name verspricht; er ist in Wahrheit ein künstlicher Mensch: als Resultat einer gründlichen Abstraktion ein anthropologisches Konstrukt. Auf diesen Umstand beruft sich die Skepsis gegen die Anthropologie. In der Tat gehört zu einem wirklichen Menschen all das, wovon abstrahiert worden ist, wesenhaft hinzu. Die kulturelle und individuelle Bestimmtheit des Menschen ist weder als eine störende Idiosynkrasie zu verstehen noch als eine liebenswürdige Exzentrizität, auch nicht bloß als legitime Überformung, die ein anthropologischer Kern durch Geschichte und Individualität erfährt; es handelt sich vielmehr um ein konstitutives Element. Deshalb trägt, etwas pathetisch gesprochen, jede Anthropologie, auch die sachgemäße, ein Moment der Unwahrheit an sich: die Disziplin, die den Menschen begreifen will, erkennt nicht mehr als eine Abstraktion. Die Unwahrheit ist freilich nur partiell. Wer eine Abstraktion vornimmt, bedient sich ja nicht einer unzulässigen Methode; er muß sich aber im klaren sein, daß er seinen Gegenstand unvollständig erkennt.

Mit ihrem Verzicht auf eine Anthropologie steht die Diskursethik in der Tradition des westlichen Marxismus. In der berühmten Schrift *Geschichte und Klassenbewußtsein* hatte es Georg Lukács (1923, S. 204) als die „große Gefahr eines jeden anthropologischen Standpunktes" angesehen, daß er „den Menschen zu fixer Gegenständlichkeit erstarren lassen und damit die Dialektik und die Geschichte beiseite geschoben" habe. Während Lukács seine Bedenken schon vor Max Scheler und Helmut Plessner, also vor den großen Neuentwürfen der Anthropologie formuliert, hält sie Max Horkheimer noch zwölf Jahre später, in den *Bemerkungen zur philosophischen Anthropologie* (1935), aufrecht.

Der Vertreter der heutigen Diskursethik, Jürgen Habermas, hat zwar – ebenso wie der andere Vertreter, Karl-Otto Apel – einige Jahre bei dem „Kulturanthropologen" Erich Rothacker studiert. Auch hat er – übrigens in dem Jahr, als Lévi-Strauss' *Anthropologie structu-*

rale erschien – eine kritische Sichtung der bis dahin gelaufenen anthropologischen Debatte verfaßt (Habermas 1958); die entsprechenden Forschungen kennt er also durchaus. Trotzdem folgt er in seiner Diskursethik der Tradition der „Frankfurter Schule" und verzichtet auf anthropologische Elemente. Von der der Anthropologie eigentümlichen Abstraktion her ist dieser Verzicht aber nicht erforderlich; falsch ist eine anthropologische Wertebegründung nicht, sie ist nur wesenhaft unvollständig.

Wer die Abstraktion nun dadurch zu überwinden sucht, daß er durch Zusatzbestimmungen dem Menschen eine geschichtlich konkrete Gestalt gibt, der übersieht: nur das Daß der geschichtlichen Gestalt hat ein anthropologisches Gewicht, das Wie dagegen, der konkrete Inhalt, bleibt frei. Diese Freiheit eröffnet sowohl den Gesellschaften wie den Individuen die Möglichkeit, sie selbst und im Verhältnis zu den anderen verschieden zu sein.

Die zweite Schwierigkeit, die Unwahrheit der in jeder Anthropologie liegenden Abstraktion, überwindet man nicht durch einen Verzicht auf diese Disziplin. Auf die erste Schwierigkeit, die Irrelevanz vieler anthropologischer Aussagen, reagiert die Wertebegründung durch Selektion; auf die zweite Schwierigkeit, die Abstraktion, antwortet sie mit einem Selbstverständnis, das das Wissen um die eigenen Grenzen in sich trägt. Sie weiß, daß sich mit Hilfe der Anthropologie nur ein kleiner Teil der Werte begründen läßt.

Wir nennen diesen Teil die anthropologisch begründbaren, kurz: die anthropologischen Werte. Ich verstehe darunter Werte, die eine doppelte Bedingung erfüllen. Einmal handelt es sich um Werte, die sich, ohne eine geschichtliche Zusatzbestimmung, allein aus dem Begriff des Menschen, bloß weil er Mensch ist, ergeben. Zum anderen sind die Werte, eben weil sie aus der Conditio humana folgen, für jeden Menschen gültig.

Transzendentale Interessen

Für die praktische Anthropologie trifft dasselbe zu, was Kant für die Metaphysik diagnostiziert hat: sie bietet sich – unsere dritte Schwierigkeit – als ein ‚Kampfplatz endloser Streitigkeiten' dar (*Kritik der reinen Vernunft*, „Vorrede" zur 1. Auflage).

Einen ersten Streit kennen wir schon aus der Aufklärungsepoche; die Friedensdebatte der letzten Jahre hat den Streit als bleibend aktuell erwiesen: Spätestens seit Thomas Hobbes sucht die Anthropologie ein für den Menschen dominantes Interesse und identifiziert es als Angst vor einem gewaltsamen Tod. Der anthropologische Wert heißt hier: Leben bzw. Überleben; gelegentlich spricht man auch von Selbsterhaltung. Es gibt jedoch genügend Menschen, die auf ihr Leben verzichten: die einen wegen religiöser oder politischer Ziele, andere aus Gründen der Ehre, wieder andere – das dürfen wir nicht vergessen –, weil sie ihres Lebens überdrüssig sind. Ein für jeden Menschen geltender, anthropologischer Wert kann das bloße Überleben nicht sein.

Wer will, kann die Gegenbeispiele unter den Wert „Selbsterhaltung" subsumieren. Zur Erhaltung steht aber nicht mehr das physische, sondern ein „moralisches Selbst", hier im Sinne des englischen Ausdrucks „moral self". Liegt also im moralischen Selbst der anthropologische Wert? Auch dieser Ansicht läßt sich nicht zustimmen; im Konfliktfall „physisches kontra moralisches Selbst" kann sich der Mensch durchaus für das bloße Überleben entscheiden. Wenn es wirklich einen anthropologischen Wert geben soll, dann muß er – jenseits des Konflikts „physisches oder moralisches Selbst" – auf einer logisch höheren Stufe gesucht werden.

Ein anderer Streit um einen wahrhaft anthropologischen Wert verbindet sich mit den Namen Rousseau und Hegel. Vereinfacht gesagt, suchte Rousseau das Wesen des Menschen vor aller Geschichte und Zivilisation; sein Wert heißt: Natürlichkeit. Hegel sieht Rousseaus Ideal, den „homme sauvage", vielfältig an die Natur gekettet; es ist der „noch nicht freie Geist" (vgl. *Enzyklopädie*, § 387), dem er die entfaltete Freiheit als den wahren Wert des Menschen entgegenhält. Nun geschieht die Entfaltung der Freiheit erst in einem langen Zivilisationsprozeß, der wiederum – wie Rousseau in aller Schärfe hervorhebt – einen hohen Preis hat. Deshalb steht dem Menschen auch jene Option offen, die der Kritiker eine romantische Weltflucht nennt: der Rückzug aus der Zivilisation. Gewiß, in vielen Fällen handelt es sich um eine „Zivilisationsmüdigkeit auf Widerruf": Wer sich in den Urwald zurückzieht, versorgt sich zunächst mit Schutzimpfungen und Medikamenten; und bei entsprechender Krankheit verschmäht er weder das Rettungsflugzeug noch die Hilfe einer modernen Klinik (vgl. Höffe 1989, S. 66). Gleichwohl steht dem Menschen die Alternative offen: *„homme sauvage"* oder *„homme civilisé"*. (Inzwischen, nach einer langen Geschichte, heißt die Alternative – mit Gehlen – Urmensch oder Spätkultur.) Um einen wahrhaft anthropologischen Wert zu bestimmen, braucht es einmal mehr einen „Schritt zurück", zurück hinter den mit den Namen Rousseau/Hegel bezeichneten Konflikt zu einem logisch höherstufigen Interesse.

Logisch höherstufige Interessen benennen die Bedingungen dafür, daß der Mensch gewöhnliche Interessen überhaupt haben und sie verfolgen kann. Interessen kann haben und verfolgen, wer handlungsfähig ist; unter dem Stichwort „logisch höherstufige Interessen" sind also die für Handlungsfähigkeit unverzichtbaren Bedingungen gesucht. Sie heißen – faute de mieux – (relativ) transzendentale Interessen. Der Begriff bedeutet noch nicht ein substantielles Interesse, er nennt zunächst nur die Bedingung für sie; an einem Beispiel werde die Bedingung „substantialisiert".

Weil es auf die Argumentationsstruktur ankommt, wählen wir ein unkontroverses, fast triviales Beispiel: das Interesse an Leib und Leben. Da das Leben, obwohl die Dominanzannahme nicht zutrifft, trotzdem einen anthropologischen Wert haben soll, ist folgendermaßen zu argumentieren: Auch wer nicht sonderlich am Leben hängt, hat – bewußt oder unbewußt – ein Interesse daran; andernfalls kann er nämlich weder etwas begehren noch sein Begehren zu erfüllen trachten. Unabhängig von dem, wonach man inhaltlich strebt, mithin als Bedingung der Handlungsfreiheit, bedeutet das Leben eine Voraussetzung der Handlungsfähigkeit. Es liegt ein elementares Interesse im strengen Sinn eines nicht substituierbaren, sogar eines transzendentalen Interesses vor.

Gegen Hobbes und gegen die heutigen Hobbesianer, also gegen jene, die in der älteren Debatte („lieber rot als tot") oder in der neueren Friedensdiskussion das Überleben zum höchsten Wert erklären, wird nicht behauptet, das Leben sei kein anthropologischer Wert. Zurückgewiesen wird lediglich eine bestimmte Deutung; an die Stelle des angeblich dominanten Wertes tritt diese transzendentale Interpretation: Was auch immer er *in concreto* begehrt und zur Realisierung des Begehrten unternimmt – als Lebewesen braucht der Mensch dafür Leib und Leben.

Erst mit Hilfe der transzendentalen Interpretation lassen sich Phänomene wie Märtyrertum und Lebensüberdruß als respektable und nicht schlicht irrationale Optionen verstehen. Man hält das Überleben nicht für das höchste Gut, will aber die Entscheidung über ein höheres Gut selber treffen, womit man das Leben als Wert für sich beansprucht. Der eine will selber sagen, ob und ggf. wann er des Lebens überdrüssig ist, der andere selber entscheiden, wofür er sein Leben opfert: um seiner religiösen oder politischen Überzeugung treu zu bleiben, und nicht etwa, um von einem Räuber erschlagen zu werden.

Zur Handlungsfähigkeit gehört mehr als das bloße Leben. Deshalb gibt es weitere anthropologische Werte, beispielsweise für den Reflexionscharakter im Handeln die Sprach- und Vernunftfähigkeit, ferner, weil der Mensch von seinesgleichen vielfältig abhängig ist, jenen Komplex sozialer Werte, der etwa mit der (Tausch-)Gerechtigkeit beginnt und über Mitleid, Fürsorge und Solidarität bis zur Nächstenliebe reicht.

Weil es verschiedene und z. T. voneinander unabhängige transzendentale Interessen gibt, kann es, was hier nur erwähnt sei, zu Konflikten kommen.

Die Wertfähigkeit des Menschen ist an seine Handlungsfähigkeit gebunden. Deshalb sind die Bedingungen der Handlungsfähigkeit zugleich Bedingungen der Wertfähigkeit; die transzendentalen Interessen haben die Bedeutung transzendentaler Werte. Da sie für den Menschen unverzichtbar sind, können sie den Rang transzendentaler Werte beanspruchen.

Zum Wert transzendentaler Werte

Logisch höherstufige Interessen liegen per definitionem nicht auf der gewöhnlichen Ebene historisch variabler und empirisch erforschbarer Interessen. Wegen ihres transzendentalen Charakters reichen sie durchaus in jene Ebene, die „Metaphysik" heißt. Allerdings geht es erst um ein bescheidenes Verständnis des Begriffs; und mein Vorschlag ist, eine eventuelle Rehabilitierung der Metaphysik mit derartigen bescheidenen Bedeutungen zu beginnen.

Einer anthropologischen Wertebegründung, haben wir gesehen, stehen mindestens drei Schwierigkeiten entgegen. Lassen sie sich mit dem Begriff transzendentaler Werte überwinden? Da sich die Werte auf Handlungsfähigkeit beziehen, leisten sie die erforderliche Selektion; sie beschränken die Anthropologie auf den Bereich des Praktischen. Darüber hinaus erfüllen sie die Bedingung, mit der eine Anthropologie der für sie unvermeidlichen Abstraktion begegnet; sie enthalten die Selbstbescheidung in ihrem bloßen Begriff; wer die anthropologischen Werte als transzendentale Werte anspricht, weiß, daß er nur einen kleinen Teil erörtert. Für den anderen Teil sind beispielsweise persönliche Begabungen, auch persönliche Erfahrungen und Widerfahrnisse, ist ein Lebensschicksal zuständig. Analoge Faktoren gelten für die verschiedenen sozialen Ebenen. Jedenfalls haben hier Anthropologie und Metaphysik ihr Recht verloren. Dort, wo sie es trotzdem beanspruchen und individuelle oder epochale Besonderheiten zu einem allgemein menschlichen Wert erklären, werden sie – hier paßt einmal das Wort – ideologisch. Dagegen ist für den elementaren Teil menschlicher Werte nicht die (personale oder soziale) Geschichtlichkeit kompetent, sondern tatsächlich eine Anthropologie, die, weil sie einen transzendentalen Charakter hat, in einem bescheidenen Sinn metaphysisch ist.

Literatur

Gehlen A ([1]1956, 1975) Urmensch und Spätkultur, 3. Aufl. Athenaion, Frankfurt am Main
Habermas J (1958) Anthropologie. In: Fischer Lexikon, Bd 11: Philosophie. Fischer, Frankfurt am Main
Habermas J (1988) Nachmetaphysisches Denken. Suhrkamp, Frankfurt am Main
Heidegger M ([1]1927, 1979) Sein und Zeit, 15. Aufl. Niemeyer, Tübingen
Heidegger M (1953) Einführung in die Metaphysik. Niemeyer, Tübingen
Höffe O (1981) Sittlich-politische Diskurse. Philosophische Grundlagen, politische Ethik, biomedizinische Ethik. Suhrkamp, Frankfurt am Main
Höffe O (1989) Die Ethik der Natur im Streit um die Moderne. Scheidewege 19
Horkheimer M ([1]1935, 1968) Bemerkungen zur philosophischen Anthropologie. In: Kritische Theorie, Bd 1. Fischer, Frankfurt am Main
Lévi-Strauss C (1958) Anthropologie structurale. Plon, Paris
Lukács G ([1]1923, 1977) Geschichte und Klassenbewußtsein, 2. Aufl. Luchterhand, Darmstadt Neuwied
Patzig G (1971) Ethik ohne Metaphysik, 2. Aufl. Vanderhoeck & Ruprecht, Göttingen
Plessner H ([1]1928, 1975) Die Stufen des Organischen und der Mensch. Einleitung in die philosophische Anthropologie, 3. Aufl. De Gruyter, Berlin New York
Randall JH (1960) Aristotle. Columbia Univ Press, New York
Scheler M (1928) Die Stellung des Menschen im Kosmos. Reichl, Darmstadt
Schulz W (1989) Grundprobleme der Ethik. Neske, Pfullingen
Strawson PF (1965) Individuals: an essay in descriptive metaphysics. Methuen, London (dt: Einzelding und logisches Subjekt: ein Beitrag zur deskriptiven Metaphysik. Reclam, Stuttgart)
Whitehead AN (1929) Process and reality. Cambridge Univ Press, Cambridge (dt: Prozeß und Realität: Entwurf einer Kosmologie. Suhrkamp, Frankfurt am Main)

Diskussion

Diskutanten: Hans Michael Baumgartner, Bonn; Asmus Finzen, Basel; Hanfried Helmchen, Berlin; Otfried Höffe, Freiburg i. Ü.; Ludger Honnefelder, Bonn; Klaus Müller, Basel; Günther Patzig, Göttingen; Annemarie Pieper, Basel; Dietrich Rössler, Tübingen; Ulrich Rosin, Düsseldorf; Ernst H. Tremblau, Köln

Helmchen:

Als praktisch tätiger Psychiater möchte ich die Frage nach der empirischen, unmittelbar selbsterlebten Begründung von Werten stellen. Ich denke, die tägliche Erfahrung zeigt, daß es Schwankungen in der Selbstbestimmbarkeit gibt, schon beim Gesunden, noch mehr und in größerem Ausmaß vielleicht bei Kranken, daß es sowohl interindividuelle Unterschiede in der Selbstbestimmbarkeit gibt, aber auch intraindividuelle Schwankungen, die z. T. durch Krankheit bestimmt werden können, aber sicher auch im gesunden Bereich stattfinden. Daraus ergibt sich die Frage, ob es eine individuelle Norm für Selbstbestimmbarkeit gibt. Wenn das so ist, dann resultiert daraus für mich eine weitere Frage, nämlich inwieweit der Therapeut, wenn er das vorhin vorgeschlagene Therapieziel verfolgt, den Kranken aus seiner durch Krankheit eingeschränkten Selbstbestimmbarkeit über den Weg der Selbstreflexion oder auch durch andere Maßnahmen wieder zu einer vollen Selbstverfügbarkeit zu führen, sein individuelles Konzept von Selbstbestimmbarkeit dem Kranken aufoktroyieren könnte. Ich denke – ganz praktisch – an Kranke etwa im Rahmen einer schizophrenen Wesenswandlung, die zu einer Einschränkung der Initiativbildung, der Selbstverfügbarkeit führt; sehr engagierte Therapeuten bemühen sich dann, den Kranken über die Rehabilitation und ähnliche Maßnahmen wieder zu mehr Selbstverfügbarkeit zu führen, der Kranke sagt aber dezidiert: „Ich will nicht mehr, mir ist das Leben zu kompliziert. Ich möchte gern in einer geschützten Umgebung leben und möchte alles gesagt bekommen." Und wenn dann der Oktroi dieses nicht beachtet, kann es zu einer Katastrophe, z. B. zu einem Suizid des Kranken, kommen.

PIEPER:

Eine individuelle Norm für Selbstbestimmbarkeit ist eigentlich schon begrifflich gar nicht vorstellbar, denn Norm impliziert ja immer Verallgemeinerbarkeit, und insofern meinen Sie vermutlich das, was ich versucht habe, als Selbstwert zu charakterisieren. Wenn ich Sie richtig verstanden habe, suchen Sie eher so etwas wie ein empirisches Kriterium, um festzustellen, was für eine bestimmte Person vielleicht die Norm ist, der sie entsprechen möchte. Das kann man nur herausfinden, indem man die Biographie des Betreffenden, etwa in einem analytischen Gespräch, herauszufinden versucht. Dabei mögen ja durchaus Fälle vorkommen, in denen jemand gar nicht im autonomen Sinn frei sein möchte, sondern wo er gesagt bekommen möchte, was er tun soll. Das scheint mir eine vernünftige Lösung zu sein, wenn man sie als Übergangslösung betrachtet, immer in der Hoffnung, daß sich langfristig doch herausstellt, daß er selbst bestimmt, was er tun möchte. Aber denkbar wäre natürlich, daß ihm bis zu seinem Tod immer jemand sagt, was er tun soll, und das halte ich dann für die einzig vernünftige Lösung, damit jemand noch ein Leben führen kann, in dem er sich wohl fühlen kann.

PATZIG:

Herr Honnefelder, wir wollen hier keinen intraphilosophischen Disput führen. Ich möchte auf eine Frage hinaus, die für die praktischen Konsequenzen eines solchen Kolloquiums von Bedeutung ist. Ich habe Ihre Ausführungen über die besonderen Schwierigkeiten des Verhältnisses von Ethik und Metaphysik mit großem Interesse und weitgehender Zustimmung angehört. In dem einen, entscheidenden Punkt – wie Sie es wahrscheinlich auch nicht anders erwarten – bin ich dann doch entschieden anderer Meinung, nämlich, daß Sie meinen, aus dem besonderen moralischen Selbstverhältnis einer handelnden Person eine Art von metaphysischem Grundbestand entwickeln zu können, derart, daß Ihnen eine monistische Auffassung der menschlichen Person als eine Art von Reduktionismus erscheint, dem Sie dann eine dualistische Auffassung des Menschen entgegensetzen. Unabhängig davon, daß ich das Hauptargument, das Sie dafür anführen, nämlich den wesentlichen Unterschied zwischen einer Bestimmung durch *Ursachen* und einer Bestimmung durch *Gründe* und *Absichten* nicht für schlagkräftig halte, weil ich meine, daß Gründe nur eine besonders komplexe Form von Ursachen sind, glaube ich, daß es wesentliche Gründe gibt, alles zu tun, um die Diskussion über Begründungsstrategien für moralische Normen möglichst freizuhalten von Vorentscheidungen oder Implikationen im Hinblick auf die Auffassung des Menschen als ein naturales oder dualistisches Wesen. Denn wenn das sittliche Bewußtsein als „Faktum der Vernunft" – kantisch gesprochen – Implikationen plausibel macht, die einer monistischen Auffassung des Menschen widersprechen, so könnte der Effekt eintreten, daß diejenigen, die vom Gang der Wissenschaften mit voller Wucht gleichsam in Richtung auf ein solches monistisches oder naturalistisches Verständnis des Menschen gedrängt werden, die Auffassung akzeptieren, daß die Implikationen der Ethik falsch sind, daher auch das Projekt Ethik sich als illusionär erweist. Das schiene mir dann doch eine höchst unerwünschte Konsequenz einer solchen Auffassung.

HONNEFELDER:

Die Bedenken teile ich. Ich habe auf Kant rekurriert als Ausgangspunkt und habe anschließend Argumente aus dem Bereich der analytischen Philosophie auszuführen versucht, die metaphysisch weniger beanspruchen als die kantische Position, in der Absicht, deutlich zu machen, daß in der Tat für den moralischen Standpunkt möglichst wenig in Anspruch genommen werden soll, damit die Chance für den Konsens möglichst groß ist. Auf der Kontrastfolie einer sich universal verstehenden naturalistischen Theorie wollte ich verdeutlichen, daß nicht alles möglich ist. Es gibt so etwas wie einen Minimumbestand in der Interpretation des moralischen Bewußtseins, der nicht unterschreitbar ist und den ich im Gedanken der Menschenwürde repräsentiert sehe. Es ging mir darum, dies kenntlich zu machen. Mir liegt nichts daran, dieses Minimum metaphysisch auszuweiten. Die Frage ist: Wo liegen die Grenzen dieses Minimums und mit welchen Positionen beispielsweise in der „Mind-and-brain-Problematik" ist dies verbindbar? Das muß nicht auf einen Dualismus kartesianischen Typs hinauslaufen. Worum es mir geht, ist, daß man bei aller Metaphysikkritik und Metaphysikablehnung nicht vergessen darf, daß ein Festhalten an der Evidenz des moralischen Bewußtseins, wie es im Gedanken der Menschenwürde zum Ausdruck kommt, nicht frei ist von bestimmten, wenn auch sehr geringen, so aber doch höchst wichtigen Voraussetzungen.

MÜLLER:

Ich bin Gesundheitsplaner dieses Kantons Basel-Stadt. Meine Frage richtet sich an die Herren Höffe und Honnefelder: Wie interpretieren Sie die gegenwärtige weltweite, fast explosiv wirkende Restauration kollektiver Werte wie Demokratie oder Selbstbestimmung? Diese Restauration ist für mich faszinierend, weil sie sich ja offensichtlich nicht als sozial-kulturell vermittelt erklären läßt. Wenn wir ähnliche

Phänomene in Prag oder in Ostberlin („Wir sind das Volk") wie auf dem Tian-A-Men-Platz in Peking erleben, also in China mit seiner jahrtausendealten konfuzianischen Tradition der Unterordnung, wenn auf den Philippinen oder heute immer verbreiteter auch in Ländern Afrikas das Bedürfnis nach Selbstbestimmung des Volkes und nach politischer Teilhabe aufkommt, dann läßt sich das vielleicht eben doch nur mit anthropologischen Konstanten, also letztlich mit Metaphysik erklären. Ist hier etwas explosiv erlebbar, das philosophisch sehr viel weiter zurückreicht, das nicht allein soziologisch erklärt werden kann?

TREMBLAU:

Wir sind ja alle fasziniert, wie die Physik Newtons von Einstein ins Wanken gebracht wurde. Etwas Ähnliches erleben wir zur Zeit in der Physik mit der modernen Chaosforschung. Inwieweit bahnt sich da eine Brücke zwischen Anthropologie, Metaphysik und Ethik an?

BAUMGARTNER:

Zu der Frage, ob für eine Ethik im Rahmen der Psychiatrie ein anthropologischer oder metaphysischer Standpunkt vorauszusetzen sei, möchte ich mich wie folgt äußern. Es war aus allen Beiträgen erkennbar, daß wir offensichtlich auf nichtempirische Elemente des menschlichen Lebens zurückgreifen müssen – ob ich auf ein Anerkennungsverhältnis zwischen Menschen rekurriere wie Frau Pieper, ob ich auf das praktische Selbstverhältnis des vernünftigen Subjekts eingehe wie Herr Honnefelder, ob ich minimale anthropologische Werte erörtern will wie Herr Höffe. Wenn wir die Erfahrung, die wir mit der Psychiatrie über 150 Jahre haben, ins Auge fassen, dann nimmt es einen fast Wunder, daß wir v. a. mit Blick auf die unwiederherstellbar Kranken keinen rein naturalistischen Standpunkt eingenommen haben. Hätten wir einen nietzschianischen Standpunkt eingenommen, den Frau Pieper eingangs ihres Referates zitierte, warum hätten wir die Leute nicht umbringen sollen? Dies ist jedenfalls im Prinzip nicht geschehen. Ich sehe dabei von extremen Fällen ab. Die Kranken wurden jedenfalls behandelt und wurden weiter in der Sozietät, allerdings in einem ausgegrenzten Raum, gehalten. Es ist also auch von dieser Erfahrung her wenigstens ein Schritt in die Richtung angezeigt, daß Menschen sich nicht nur brutal zu anderen verhalten haben. Aus einem vernünftigen Selbstinteresse – wie vermutlich Herr Patzig argumentieren würde – scheint das letztlich nicht zu begründen zu sein. Wozu hält man sich nutzlose Kranke, nicht mehr arbeits- und leistungsfähige Menschen, die überdies auch nicht mehr in der Lage sind, sich frei zu verwirklichen? Insofern haben alle 3 Referenten m. E. recht, wenn sie einen Weg suchen, der mit den positiven Momenten unserer Erfahrung mit der Psychiatrie übereinstimmt. Ich meine also, daß man in einem rudimentären Sinne über eine bloße naturalistische Einstellung zum Menschen hinausgehen muß, was Herr Honnefelder am Selbstwiderspruch des Naturalismus aufgezeigt hat. Das ist eine These, über die man natürlich diskutieren muß.

Was Frau Pieper im Hinblick auf die wechselseitige Anerkennung gesagt hat, ist für mich deswegen ein Problem, weil hier eine Art Idealisierung vorliegt und man nicht bewerten kann, daß nicht mehr wiederherstellbare, zu ihrer freien Selbstverwirklichung nicht mehr führbare psychische Kranke zur freien Anerkennung anderer fähig sind. Ist das Prinzip wechselseitiger Anerkennung in diesem Falle nicht eine Fiktion? Ich schlage daher vor: Der Ansatz von Frau Pieper – und in gewisser Weise auch die Ansätze von Honnefelder und Höffe – sollten ergänzt werden im Hinblick darauf, daß Menschen nicht nur Wesen sind, die je in der aktuellen Gegenwart und in Verhältnissen zu anderen leben, sondern Wesen, die zugleich Vergangenheit und Zukunft vor Augen haben bzw. die sich entfalten können. Wenn wir uns nicht wiederherstellbar Kranken zuwenden, dann leisten wir gleichsam eine Trauerarbeit im Hinblick auf schicksalhaft Abgebrochenes, auf Möglichkeiten des Menschseins, die nicht mehr realisierbar sind. Man müßte dieses humane Moment der Trauer mit ins Spiel bringen, damit sinnvoll wird, warum Menschen sich eben jenen anderen zuwenden, für die es keine Chance mehr gibt, das zu werden und zu sein, was sie hätten sein können. Psychiatrie – an ihrem schwierigsten Punkt genommen – ist ethisch darin, daß sie sich in diesem Sinne als Trauerarbeit versteht.

Höffe:

Man kann sich zunächst einmal über die Interpretation des Phänomens „Restauration kollektiver Werte" wie Demokratie unterhalten. Steht es für ein bloß epochal gültiges Phänomen, d. h. pflegen wir die Demokratie nur heute unter gewissen Bedingungen der europäisch geprägten Moderne oder handelt es sich um eine Art anthropologischer Konstante? Nach meiner Ansicht läßt sich das angedeutete Argumentationsschema auch hier anwenden; es handelt sich um einen Wert, der einen transzendentalen Charakter hat, freilich jetzt im Bereich des Sozialen: Es gibt Bedingungen der Möglichkeit, die uns überhaupt erst befähigen, zu koexistieren, vorausgesetzt, daß jedes

Mitglied dieser Koexistenz handlungsfähig ist. Darauf baut eine Argumentation in zwei Stufen auf: *1. Stufe:* Die Legitimation elementarer Rechtswerte, d. h. Werte, die zwangsbefugt sind und deren Anerkennung wir uns gegenseitig schulden; Stichwort Menschenrechte. *2. Stufe:* Wir brauchen, weil es sich um Werte handelt, die wir einander schulden, eine Organisation dieser Zwangsbefugnis, also eine Rechts- und Staatsordnung. Diese Rechts- und Staatsordnung muß ihrerseits organisiert werden; und hier in der zweiten Stufe würde ich die Demokratie plazieren als die Bedingung, die es gleichberechtigten Bürgern ermöglicht, ihre Form der Koexistenz zu organisieren.

HONNEFELDER:

Das, was Herr Höffe gesagt hat, kann ich mir vollständig zu eigen machen. Ich würde die Phänomene, die Sie genannt haben, auch als Ausdruck für die Plausibilität des Gedankens des im praktischen Selbstverhältnis gelegenen Subjektseins verstehen. Von da aus ergibt sich die Begründung für entsprechende institutionelle Formen. Das was ich vorhin den unbeliebigen, aber entwurfsoffenen und -bedürftigen Rahmen genannt habe, der einem so verfaßten Wesen der Selbstbestimmung in Form seiner Natur eigen ist, würde in etwa dem entsprechen, was Herr Höffe die transzendentalen Interessen genannt hat. Auf die Frage nach der Chaosforschung kann ich nicht kompetent antworten. Ich könnte mir vorstellen, daß eine Theorie dynamischer Systeme in der Hirnphysiologie zu weiteren Fortschritten führen könnte und daß man auf diese Weise in der Lage wäre, komplexere Strukturen aufzuschlüsseln. Ich bin aber der Meinung, daß auch ein solcher Ansatz nicht zu einer Theorie führen könnte, die hinreichend wäre, um das Zusammenspiel von mentalen und neuronalen Vorgängen naturalistisch vollständig zu erklären. Das Grundproblem, von dem ich ausgegangen bin, würde dadurch nicht erledigt sein.

ROSIN:

Ich möchte an das anknüpfen, was Frau Pieper zur Selbstbestimmung des Kranken in der Arzt-Patient-Beziehung gesagt hat, und es an dem Beispiel von Herrn Helmchen konkretisieren. Wenn z. B. ein junger Klinikarzt durch sog. Rehabilitationsdruck dazu beigetragen hat, daß ein Patient einen Suizidversuch unternommen hat, dann werde ich als Vorgesetzter mit diesem Kollegen sprechen und sagen: „Vielleicht schauen Sie mal darauf, wie Ihre Einstellung ist, was Sie von Patienten erwarten." – Balint sprach von apostolischer Funktion; und vielleicht entgegnet mir dann dieser Kollege: „Das ist meine Privatangelegenheit. Da dürfen Sie mir nicht hineinreden." Vielleicht sei erwähnt: Bei Balint haben etwa 60 % der Ärzte ihre Teilnahme an seinen Gruppen abgebrochen. Er meint, die Hälfte dieser Abbrecher habe sich dagegen gewehrt, daß unberechtigt in ihre Persönlichkeit eingebrochen wurde und daß es ein vernünftiger Akt der Selbstverteidigung gewesen sei, nicht weiter in die Balint-Gruppe zu gehen. Meine Frage ist nun: Wie soll ich dann, mit welcher anthropologischen Einstellung und moralisch-ethischen Wertung, als Vorgesetzter, mit einem solchen Assistenten umgehen? Es gab ja früher schon Versuche, für solche Überlegungen Antworten zu finden. So haben Vertreter einer sich anthropologisch bezeichnenden Psychiatrie gemeint, es gäbe auch eine „Werdensschuld" des Arztes.

FINZEN:

Psychiatrie ist nicht dann ethisch, wenn sie Trauerarbeit leistet, sondern dann, wenn sie versucht, die therapeutischen Möglichkeiten, die ihr zu Gebot stehen, auszuschöpfen. Psychiatrie kann heute die Selbstbestimmung der meisten ihrer Patienten durch intensive Therapie wiederherstellen. Dies ist vielleicht nicht der Fall, wo wir es mit organisch bedingten Erkrankungen zum Tode zu tun haben. Das ist nicht anders als in der allgemeinen Medizin. Aber für die Psychiatrie einen Mythos von Unheilbarkeit in den Vordergrund zu stellen, das scheint mir zutiefst unethisch zu sein.

Ich glaube, wir können nicht so tun, als hätten wir in der Tat die unheilbar psychisch Kranken über die 2000 Jahre der Medizingeschichte so behandelt, daß wir ihr Leben und ihr Dasein respektiert hätten. Wir haben das im Dritten Reich nicht getan. Dort sind 130 000 psychisch Kranke ermordet worden. Ich glaube nicht, daß dieses Vorkommnis einmalig gewesen ist und einmalig bleiben muß. In der Ethikdiskussion, die im Augenblick geführt wird, scheinen mir Anhaltspunkte dafür zu sein, daß sehr vieles in der Einschätzung von Leben arbiträr ist. Das ist nichts Neues. Schon in der hippokratischen Ethik, in der Ethik der deontologischen Schriften, ist eine der Maximen, daß der Arzt die Hände von solchen Kranken lassen soll, die von der Krankheit gänzlich überwunden sind. Ich denke, wir müssen auf der Hut sein.

PIEPER:

Ich stelle es mir auch schwierig vor, wenn man sich als Vorgesetzter mit seinen „Untergebenen" über einen Fall unterhält. Aber die Priorität liegt ja wohl doch beim behandelnden Arzt, der den Fall besser kennt. Was aber nicht bedeutet, daß er seine Autonomie dadurch unter Beweis stellen sollte, daß er einsame Entscheidungen trifft. Das Wichtigste scheint mir das Gespräch unter Kollegen zu sein, daß man Grund und Gegengrund miteinander austauscht und dann vielleicht doch zu einem Konsens kommt, ohne daß sich jeder auf seinen Standpunkt zurückzieht und sagt: Ich entscheide für mich, und du entscheidest für dich; und darüber können wir nicht mehr reden. Das fände ich schade.

Zum Mythos Unheilbarkeit: Ich glaube nicht, daß Herr Baumgartner das gemeint hat. Es gibt Fälle – und die hat er wohl für die Trauerarbeit vorgesehen – wo nicht absehbar ist, ob die Hoffnung, daß der Kranke wieder ein autonomes Wesen wird, sich erfüllt, und in dem Fall soll man in dem Betreffenden den ehren, der er sein könnte oder hätte sein können, wenn er wieder autonom wäre. Das scheint mir ein sehr wichtiger Gesichtspunkt auch in der Psychiatrie zu sein.

RÖSSLER:

Zu den eindrücklichen Einsichten, die diese Diskussion vermittelt hat, gehört möglicherweise die, daß die Philosophie wieder dabei ist, das zu sein, was sie einmal hat sein sollen, nämlich ihre Zeit in Begriffe gefaßt. Die Frage, ob die Psychiatrie zu dieser Zeit dazugehört, ist einstweilen offen. Die Frage, ob die Philosophie es leisten kann, ihre Zeit so in Begriffe zu fassen, daß die Psychiatrie sich in dieser Zeit wiederfinden und orientieren kann, wird uns noch weiter beschäftigen.

TREMBLAU:[1]

Gestatten Sie mir eine kleine Confessio, zu der mich Asmus Finzen mit seinem von Herzen kommenden Hinweis auf die 130 000 durch unser Fach verschuldeten Opfer ermutigt hat:

Raum und Zeit Isaac Newtons und John Lockes, die noch in unsere Schülerphilosophie hineinwirkten, sind seit Einstein nicht mehr dieselben geblieben, so sehr wir immer noch der anschaulichen Menschlichkeit Lockes mit seinem Satz „nihil est in intellectu, quod non prius ante fuerit in sensu" nachtrauern mögen.

Die Austauschbarkeit von Masse und Energie mag nicht mehr anschaulich sein, doch läßt sie logisch ein „credo in invisibilia" wieder zu.

---

[1] Nachbetrachtung zur Ethik-Tagung, Niederschrift in Basel, 19. bis 20. Mai 1990, nachts.

Kein Geringerer als Max Planck sagte im Frühsommer 1947 in Göttingen – nicht lange vor seinem Tode – in seinem oft wiederholten Vortrag „Religion und Naturwissenschaft" (erstmals gehalten im Baltikum, Mai 1937):[2] „... ein geflügelter Engel galt von jeher als das schönste Sinnbild eines Dieners und Boten Gottes." Er warnte dann in seiner gütigen Toleranz davor, „anderen, denen der Anblick geflügelter Engel Trost und Erbauung gewährt, die heilige Stimme zu schmälern oder zu verderben". – Zweifelnd belustigtes Lachen ließ Planck dann sehr ernst werden und seinerseits die rhetorische Frage stellen, ob die Fluktuation von Masse und Energie in unserem nur noch durch die Lichtgeschwindigkeit begrenzten Raum-Zeit-System nicht auch die Existenz von Engeln zulasse.

Meine gestrige nicht verstandene Chaosfrage wollte auch den Hinweischarakter haben, ob uns nun der in einer Stadt von Erasmus nicht länger zu leugnende Schöpfer, den übrigens allein die Schweiz in ihre Verfassung aufgenommen hat, nicht mit dem bisher unbeherrschbaren Chaos der modernen Physik seine Macht zeigen will, damit wir nicht immer wieder auf die teuflische Lüge des „eritis sicut deus" hereinfallen.

---

[2] M. Planck (1991) Vom Wesen der Willensfreiheit und andere Vorträge. Fischer, Frankfurt am Main, S. 178. Erstdruck 1938, Verlag J. A. Barth, Leipzig.

Werteprinzipien

Ethische Prinzipien im Wandel

Autonomie und Selbstbestimmung: Grundlegende Konzepte der Bioethik in der Psychiatrie

H. Tristram Engelhardt Jr.*

Einleitung

Es ist kein Zufall, daß das Interesse an der Bioethik zu einer Zeit wächst, in der die etablierten Religionen der westlichen Welt an Bedeutung verlieren. In der Tat stieg das Interesse an Bioethik als säkularer, philosophischer Wissenschaft, wohingegen es den etablierten christlichen Religionen des Westens nicht gelungen ist, eine Kontrollfunktion in Bereichen der Bioethik auszuüben, wie die hohe Zahl der Abtreibungen sowohl in katholischen als auch in protestantischen Gegenden zeigt. Säkulare Bioethik läßt sich als ein verzweifelter kultureller Versuch auffassen, moralische Orientierung zu erlangen. Zu keiner Zeit verfügten wir über mehr Macht und gleichzeitig geringeres grundsätzliches Einvernehmen über deren Ausübung.

Wir müssen erkennen, daß es der Philosophie mit traditionellen Ansätzen nicht gelungen ist, einen Ausgleich für das Fehlen eines religiösen Konsenses über den sinnvollen Gebrauch technisierter Medizin zu schaffen. Vermutlich gibt es über Fürsorge und soziale Gerechtigkeit im Rahmen medizinischer Versorgung genauso viele Theorien wie religiöse Darstellungen der Bioethik. Als Gesellschaft jedoch müssen wir Verhaltensregeln für den Einsatz unserer technischen Möglichkeiten erarbeiten. Auch ist die Einrichtung einer konkreten gesundheitspolitischen Maßnahme oft direkt oder indirekt mit dem Zwang zu gesellschaftlichen Eingriffen verbunden. Das gilt vor allem für die Psychiatrie, wo Patienten häufig unfreiwillig behandelt werden. Trotz der Vielfalt religiöser Perspektiven und des Versagens der Philosophie, eine kanonische Sichtweise von Moral zu etablieren, brauchen Gemeinwesen doch eine Vorstellung wahrhaft moralischen Handelns.

---

* Dt. Übersetzung von Dr. Birgit Studtmann.

Ich möchte in diesem Beitrag darlegen, daß diese moralische und konzeptionelle Zwangslage unwillkürlich solche Handlungsweisen herauskristallisiert, in denen Autonomie oder Selbstbestimmung grundlegende Konzepte bilden. Das zentrale Wesen von Autonomie und Selbstbestimmung begründet sich dadurch, daß bei fehlendem religiösem, philosophischem oder metaphysischem Einvernehmen über moralisch gehaltvolles Bewußtsein und sinnvolles Leben die freie Entscheidung des Individuums der einzig allgemeingültige Ursprung moralischer Autorität ist. In einer postmodernen Welt bilden Autonomie und Selbstbestimmung grundlegende Konzepte, denn sie sind die einzige Quelle moralischer Autorität, wenn Leute mit unterschiedlichen ethischen Standpunkten zusammenkommen, um Gesetze im allgemeinen und Bestimmungen für das öffentliche Gesundheitswesen im besonderen festzulegen.

Die Lösung moralischer Streitfragen in der postmodernen Welt oder warum „free and informed consent" ein zentrales Problem in der Bioethik der Gegenwart ist

Streitfragen lassen sich auf 4 Wegen beenden. *Erstens* mittels Gewaltanwendung, direkt oder indirekt, durch nichts gerechtfertigt außer durch die Zweckmäßigkeit der Maßnahme. Obwohl derartige Methoden zur Beilegung von Auseinandersetzungen in der Geschichte der Menschheit mit einer langen Tradition behaftet sind, sind sie intellektuell unbefriedigend. Es sind lediglich ungeschminkte Wahrheiten des Daseins. Sie befriedigen nur jene, die ihre Ziele erreichen, ohne danach zu fragen, ob die Verwirklichung dieser Ziele moralisch gerechtfertigt ist.

Zweitens besteht die Möglichkeit, an allgemeines Wertempfinden zu appellieren. Für ein überschaubares Gemeinwesen ist der glückliche Umstand denkbar, daß seine Mitglieder eine ausreichende Basis intuitiver Wertempfindungen teilen, so daß moralische Streitfragen lösbar werden. In großen Staaten wird es derartige Lösungen selten geben. Ein scheinbarer Konsens kann nur insofern erreicht werden, als die Meinung der Minderheit als unbedeutend abgetan wird. Zweifelsohne zeigt die Reformation das Versagen des westlichen Kulturkreises, ein gemeinsames, gehaltvolles Gebäude moralischer Wertempfindungen aufzubauen, um Auseinandersetzungen über Ethik im allgemeinen oder Bioethik im besonderen beizulegen.

Der *dritte* Ansatz prägt das moderne Zeitalter der Philosophie und die westliche Kultur: der Appell an die Vernunft einschließlich einer

Analyse der menschlichen Lage. Es gibt keine wertfreie Beschreibung der Natur, die uns eine Vorstellung von Gemeinnützigkeit oder eine bestimmte Ansicht über soziale Gerechtigkeit auszuwählen erlaubt. Auch kann man sich nicht seinem Gefühl zuwenden und an kanonische Wertempfindungen appellieren, da jede Wertempfindung zugunsten einer Lösung sich durch eine zweite Wertempfindung aufwiegen läßt, die eine konträre Lösung unterstützt. Auch besteht nicht die Möglichkeit, einen neutralen Beobachter oder die Vernunft selbst anzurufen, ohne sich bereits vorher vom guten oder ethischen Sinn des neutralen Beobachters oder logischen Geistes eine Idee zu formen. Sofern ein neutraler Beobachter wahrhaft neutral ist, wird er bei miteinander konkurrierenden und zur Entscheidung offen stehenden moralischen Normen überhaupt keine Position beziehen können. Um eine Norm gegenüber der anderen zu bevorzugen, muß der neutrale Beobachter über einen angemessenen moralischen Sinn oder eine Idee von Gut verfügen. Keiner hypothetischen Auswahltheorie kann es also gelingen, moralische Streitfragen ohne Petitio principii zu lösen.

Auch besteht nicht die Möglichkeit, an Folgeereignisse zu appellieren, weil die Bewertung der Folgen im voraus geschehen müßte. Der Argumentation zuliebe stellen Sie sich vor, man käme zu der allgemeinen Übereinkunft, Gemeinwesen sollten die Verwirklichung von Freiheit, Gleichheit, Wohlstand und Geborgenheit unterstützen. Diese Übereinkunft wird solange mangelhaft sein, bis die Rangordnung oder Wertigkeit dieser gesellschaftlichen Desiderate bekannt ist. Entsprechend der vom eigenen Gemeinwesen auferlegten Rangordnung trifft man entweder auf texanische oder albanische Verhältnisse. Der Appell an Folgeereignisse setzt schon voraus, daß man die Folgen der Freiheit, die Folgen der Gleichheit, die Folgen des Wohlstands und die Folgen der Geborgenheit richtig einordnen kann. Man kann sich nicht einfach weltlichen Tatsachen zuwenden. Losgelöst von jeglichem interpretativen Zusammenhang besitzen weltliche Zustände keinerlei moralische Auswirkungen. Das ist der Punkt des sog. naturalistischen Fehlschlusses. Fakten müssen in einen interpretativen Zusammenhang eingebettet sein, bevor sie moralische oder gesellschaftliche Auswirkungen besitzen.

Doch jetzt, wo wir uns am Abgrund der unendlichen Tiefe dieses Nihilismus befinden, wo wir die Möglichkeit, eine allgemeingültige, säkulare Moral rational zu rechtfertigen, fast verloren haben, besteht nach wie vor noch eine Lösung. Selbst wenn man keinen kanonischen moralischen Sinn oder „thin theory of good" entdecken kann, der im Prinzip Eigenschaft eines neutralen Beobachters oder eines moralischen Entscheidungsträgers sein sollte, selbst wenn die richtige Rangordnung der Folgen unentdeckt bleibt, gibt es noch einen Weg, moralische Streitfragen zu lösen. Besteht der Wunsch, Streitfragen anders zu lösen als auf der Basis simpler Gewalt, und schweigt Gott, und versagen Vernunftgründe, kanonische Moralnormen für sinnvolles Leben einzurichten, dann gibt es noch eine Quelle moralischer Autorität für gemeinsame Aktionen: sie entspringt der Zustimmung der Beteiligten. Moralische Autorität findet ihren Ursprung dann nicht im Appell an Gott oder an eine philosophisch gerechtfertigte metaphysische Einrichtung, an einen kanonischen Begriff von Gut, oder in der Rangordnung von Folgen, sondern auf der Basis derer, die an einem gemeinsamen Bestreben teilnehmen.

Vor dem Hintergrund des Problems, säkulares moralisches Bewußtsein zu begründen, und dieser Lösung versteht sich die postmoderne Bedeutung konstitutioneller Demokratien und des „free and informed consent", d. h. der frei und nach umfassender Aufklärung abgegebenen Einwilligung. Wenn es ein umfassendes Weltbild nicht mehr gibt (Lyotard 1984), muß sich moralische Autorität vom Individuum herleiten und weniger von kanonischen Moralnormen für sinnvolles Leben. Von hierher gesehen, versteht sich die gegenwärtige Bedeutung konstitutioneller Demokratien und des „free and informed consent" nicht einfach als Folge des Wertinhaltes, der Freiheit, Autonomie oder Selbstbestimmung zugeordnet sind. „Free and informed consent" fungiert als Strategie oder Verfahrensweise für die Lösung moralischer Streitfragen in einem Umfeld der Verzweiflung hinsichtlich der Möglichkeit, eine kanonische Hierarchie für moralische oder gesellschaftliche Werte zu rechtfertigen. Autonomie und Selbstbestimmung stellen einen Weg dar, moralische Streitfragen der Gegenwart zu lösen (Engelhardt u. Caplan 1987). In einem gemeinsamen Vorhaben sind Individuen die einzige Quelle moralischer Autorität, wenn sie mit verschiedenen Wertvorstellungen zusammenkommen. Folglich ist das in dieser Weise verstandene Autonomieprinzip das zentrale Prinzip säkularer Bioethik der Gegenwart (Engelhardt 1986).

Auswirkungen für die Bioethik

Autonomie und Selbstbestimmung bilden aus 3 recht verschiedenen Gründen ein grundlegendes Prinzip säkularer Bioethik. Erstens ist, wie bereits dargelegt, der Appell an die Zustimmung unter Vertragspartnern eine direkte, nicht metaphysische und nicht religiös gebundene Verfahrensweise, moralische Autorität abzuleiten. Wenn Gott schweigt und Vernunftgründe keine kanonische, inhaltvolle moralische Norm formulieren, dann liefert die gegenseitige Zustimmung eine moralische Gewähr für die Autorität unter Vertragspartnern. Darüber hinaus läßt sich die Einmischung durch Dritte in dieses friedliche Miteinander nicht rechtfertigen, ohne gleichzeitig den einzigen Weg aufzugeben, moralische Streitfragen zwischen „moral strangers" im allgemein säkularen Sinn beizulegen. Der „free and informed consent" ermöglicht es Arzt und Patient, sich über ein gemeinsames therapeutisches Programm zu einigen, ohne an irgendwelche externen Maßstäbe korrekten Verhaltens zu appellieren. Der Arzt darf Atheist und der Patient gläubiger, streng praktizierender orthodoxer Katholik sein. Der Rahmen des „free and informed consent" ermöglicht es Arzt und Patient, über den Umfang der Autorität für medizinische Maßnahmen zu entscheiden. Bioethik läßt sich aufgrund der Interaktion von „moral strangers" ohne den Appell an eine bestimmte Wertehierarchie oder an gehaltvolle moralische Normen sinnerfüllten Lebens rechtfertigen. Auch brauchen Autonomie oder Selbstbestimmung nicht so behandelt zu werden, als hätten sie einen besonderen moralischen Wert. Statt dessen kennzeichnen sie einen Vorgang (d. h. die Abgabe des „consent" oder der Einwilligung), der der Übereinkunft zwischen Arzt und Patient moralische Autorität überträgt und der selbst dann ablaufen kann, wenn Arzt und Patient bestimmte inhaltliche Auffassungen über Ziele der Medizin, den eigentlichen Sinn von Leben und Tod oder den Charakter einer angemessenen inhaltlichen Bioethik nicht teilen.

Der Appell an Autonomie und Selbstbestimmung läßt sich auch bei Einbeziehung von Folgeereignissen begründen. Selbst wenn eine Entscheidung über Wesen und Inhalt des Guten nicht getroffen werden kann, könnte man voraussetzen, daß die Belange der Ethik allgemein darauf zielen, das Wohl des anderen zu erreichen. Zugegeben, daß es verschiedene Meinungen gibt, ob das Wohl des anderen im Sinne des aktuellen Verständnisses des anderen von seinem eigenen Wohl zu verstehen ist oder im Sinne einer Idealvorstellung vom Wohl des anderen (entweder aus der Perspektive des anderen, gesehen im Zustand idealisierter Bedingungen hinsichtlich Vernunft und Einsicht, oder aus der Perspektive eines eigens konstruierten hypothetischen Entscheidungsträgers oder neutralen Beobachters). Auf alle Fälle sind die tatsächlichen Präferenzen und Wünsche des Individuums von Bedeutung für das Verständnis, wie dem Wohle des Patienten am besten gedient wird. Obwohl die Menschen nicht unbedingt die besten Richter über ihr eigenes Wohl sind, so verfügen sie doch gewöhnlich über Information, die entscheidend zur Verwirklichung ihres Wohles beiträgt. Der Appell an Autonomie und Selbstbestimmung kann dazu beitragen, daß der Patient die Notwendigkeit erkennt, die eigene Wertehierarchie und sein eigenes inhaltliches Verständnis sinnvollen Lebens zu verstehen. Um also die Bedeutung der Wiederherstellung einer verletzten rechten Hand des Patienten zu ermessen, ist es wichtig, Beruf und Beschäftigung des Patienten zu kennen. Eine Verletzung an der Hand wird für einen Pianisten von weitaus größerer Bedeutung sein als für einen Philosophen, der seine Hand in erster Linie gebraucht, um Bücher aufzuheben, zu öffnen und zuzuklappen. Das Verfahren des „free and informed consent" übt nicht nur die Funktion aus, Autorität zu übertragen, sondern auch die, das Muster patienteneigener Werte, Wünsche und Präferenzen darzustellen. Fragt der Arzt den Patienten nach dessen Wünschen, wird es ihm möglich, besser die Auswirkung verschiedener therapeutischer Modalitäten für den Patienten zu verstehen sowie dessen wahrscheinliche Reaktion auf Schmerzen und Einschränkungen durch Krankheit und Gebrechen. Wieder müssen Autonomie und Selbstbestimmung, ohne daß sie einen intrinsischen Wert erhalten, als wichtige Elemente der Bioethik erkannt werden, dieses Mal aufgrund ihres instrumentellen Nutzens. Zumindest ein begrenzter Appell an Autonomie und Selbstbestimmung ist unabdingbar für das allmähliche Verständnis, wie aus Sichtweise des Patienten seinen Präferenzen im Zusammenhang mit Krankheit und medizinischer Fürsorge zu dienen ist.

Schließlich wird Autonomie um ihrer selbst willen gewürdigt. Im Gegensatz zum christlichen Mittelalter, das besonderen Wert darauf legte, Gottes Willen gehorsam zu sein, hat die Gegenwart ihren Individuen wachsende Freiheiten gegeben, die eigenen idiosynkratischen Visionen sinnvollen Lebens zu verwirklichen. Dieser Schwerpunkt auf dem Wert der Freiheit wurzelt tief im germanischen Recht und in der germanischen Tradition, auch finden sich in vielen Teilen der Welt zeitgenössische mythische und reelle Erscheinungsbilder, nicht zuletzt in Texas. Wenn aber Autonomie und Selbstbestimmung aufgrund ihres Nutzens für das Individuum ein Vorrang eingeräumt wird, konkurrieren sie mit anderen Werten. Als Folge werden Streitfragen über das Ausmaß entstehen, inwieweit die Verpflichtung, dem Wohle des anderen, insbesondere des Patienten, zu dienen, die Verpflichtung nach sich zieht, Autonomie höher als Gesundheit einzuschätzen. Die Medizin hat sich i. allgm. darauf konzentriert, Morbidität und Mortalität zu vermindern, und nur indirekt auf die Wahrung von Autonomie und Selbstbestimmung. Ohne Zweifel waren Ärzte sich bei der Behandlung von Mitgliedern ihrer gesellschaftlichen Elite immer darüber im klaren, daß die Autorität des Arztes zur Behandlung sich aus der Zustimmung des Patienten ableitet (s. Plato, Gesetze 4.720 b–e).

Zumindest in wenigen eingeschränkten Bereichen wurde die primäre Begründung des Autonomieprinzips stets anerkannt. Darüber hinaus war es den Ärzten generell bewußt, daß sich eine Behandlung nur dann erfolgreich durchführen läßt, solange der Arzt Perspektiven, Präferenzen, Wünsche und Anliegen des Patienten versteht. Was die Situation der Gegenwart auszeichnet, ist der besondere Wert, den man der Autonomie und Selbstbestimmung um ihrer selbst willen zuerkennt.

Alles in allem sind Autonomie und Selbstbestimmung für die Bioethik aus 3 Gründen von Bedeutung. Zuallererst eröffnet der Appell an Autonomie und Selbstbestimmung Wege, Autorität für die Zusammenarbeit von „moral strangers" zu erlangen, insbesondere zwischen Arzt und Patient, wenn sie als „moral strangers" zusammenkommen. Vorausgesetzt werden muß nicht eine konkrete inhaltliche Auffassung sinnvollen Lebens oder eine konkrete kanonische Wertehierarchie, sondern nur die Verhaltensweise, Auseinandersetzungen friedlich beizulegen, wenn eine einwandfreie, inhaltlich bestimmte moralische Lösung im allgemein säkularen Sinn nicht gefunden wird. In diesem Fall wird das Autonomieprinzip nicht aufgrund seiner Zweckmäßigkeit gebilligt, sondern aufgrund seines grundlegenden Charakters. Es bildet das Gerüst für die moralische Diskussion unter „moral strangers". Zweitens hilft der Appell an Autonomie und Selbstbestimmung, das patienteneigene Muster seiner Präferenzen und Wünsche offenzulegen, das jede klinische Situation berücksichtigen muß. Hier hat das Autonomieprinzip einen instrumentellen Wert. Schließlich werden Autonomie und Selbstbestimmung vielfach um ihrer selbst willen geachtet, weswegen ihre zentrale Funktion für das Leben vieler Patienten anzuerkennen ist.

Auswirkungen für die Psychiatrie

Der Psychiater wird mit dem gesamten üblichen Spektrum ethischer Belange konfrontiert, die sich um „free and informed consent" herum bewegen, die allerdings durch Fragen nach der Kompetenz des Patienten kompliziert werden. Für die Psychiatrie ist die Kompetenz des Patienten aus denselben Gründen von Interesse, aus denen Autonomie und Selbstbestimmung für unseren Kulturkreis ganz allgemein von Bedeutung sind. Die erste Frage lautet, ob der Patient über ausreichende Kompetenz verfügt, Autorität für die Behandlung zu übertragen. Bei fehlender Kompetenz des Patienten muß entschieden werden, wer an Stelle des Patienten Einwilligung oder Autorität erteilen darf. Auch ist fraglich, ob der Patient als kranker Mensch seine tiefsitzenden Werte, Wünsche und Präferenzen präzise darlegen kann. Man weiß, daß geistige Erkrankung das übliche Wertemuster des Patienten verzerren kann, so daß während der Krankheit die Werte gefährdet würden, denen sich der Patient als gesunder Mensch verpflichtet fühlt. Falls es zu einfach gemacht wird, Patienten ohne deren Zustimmung zu behandeln, muß man schließlich fragen, ob die Gemeinschaft ihre Schutzmaßnahmen zugunsten der Freiheit aufs Spiel setzt, indem sie es versäumt, jene Verfahrensweisen einzuhalten (z. B. „free and informed consent"), die säkulare Autorität verleihen und es dem Individuum erlauben, Präferenzen zu formulieren und zu verwirklichen.

Dies ist nicht der Ort für ein allgemeines Referat über Kompetenz. Drei Punkte jedoch verdienen besondere Beachtung. Erstens muß sich Kompetenzbeurteilung auf die Fähigkeit des Patienten konzentrieren, die Folgen seiner Handlungen einzusehen und abzuschätzen. Allerdings darf diese Konzentration nicht die Kompetenz der Individuen entkräften, die ihr Leben auf Ansprüche an die Wirklichkeit stützen, die nicht verifizierbar oder falsifizierbar sind, wie etwa im religiösen oder metaphysischen Kontext. Auch darf Kompetenz nicht aufgrund einer von der statistischen Norm abweichenden Werteordnung entkräftet werden. Kompetenzbeurteilung muß sich auf das Geschehen und weniger auf inhaltliche Logik konzentrieren, da uns die Möglichkeit fehlt, den Wahrheitswert metaphysischer oder religiöser Ansprüche festzustellen, sowie die Möglichkeit, in allgemeingültiger, säkularer Form eine konkrete, gehaltvolle kanonische Werteordnung zu etablieren. Betrachtet wird statt dessen die Fähigkeit des Patienten, seine Einverständniserklärung als Billigung einer Handlung zu verstehen und abzuschätzen. Zweitens ist Kompetenz kein Alles-odernichts-Phänomen. Ein Individuum kann in verschiedenen Lebensbereichen, zu verschiedenen Zeiten und in unterschiedlichem Ausmaß kompetent oder nicht kompetent sein. Schließlich muß man einsehen, daß Bestimmungen über Kompetenz oder Inkompetenz niemals 100%ig sicher sind, was eine Entscheidung hinsichtlich des akzeptablen Niveaus falsch positiver und falsch negativer Bestimmungen erfordert.

Die Probleme der Kompetenz und des „free and informed consent" haben spezielle Auswirkungen auf die Psychiatrie, wo es häufig vorkommt, daß ein Patient geistesgestört und aufgrund dieser Erkrankung für andere gefährlich ist, was seine Zwangsbehandlung erfordert, er aber trotzdem über ausreichende Kompetenz verfügt, zwischen unterschiedlichen psychiatrischen Behandlungsformen auszuwählen.

Der Patient kann beispielsweise durchaus in der Lage sein, Unterschiede in den Nebenwirkungen, die mit der Elektrokrampftherapie und verschiedenen pharmakologischen Ansätzen zur Behandlung seiner geistigen Erkrankung verbunden sind, zu verstehen und abzuschätzen. Der Patient könnte in begrenzter Form Autonomie und Selbstbestimmungsrecht bewahren, was so weit wie möglich respektiert werden müßte. Das bedeutet weder, daß bei fehlender Kompetenz des Patienten dessen Weigerung zu respektieren wäre, noch, daß die vom Patienten ausgehende Gefahr keinen Grund darstellte, dem Patienten sein Recht auf Selbstbestimmung zu versagen. Autonomie und Selbstbestimmung des Patienten sind zu berücksichtigen, auch wenn andere Faktoren ergeben, daß sie nur bedingt verfügbar sind oder ihr Anspruch durch Gefährdung anderer erlischt.

Schlußfolgerungen

Autonomie und Selbstbestimmung sind zentrale ethische Themen säkularer, pluralistischer Gesellschaften der Gegenwart, weil wir unfähig sind, ein bestimmtes moralisch gehaltvolles Bewußtsein in allgemein säkularer Weise kanonisch zu etablieren. Autonomie und Selbstbestimmung weisen uns einen Weg aus dieser Zwangslage, indem sie uns von der Notwendigkeit befreien, moralisch gehaltvolles Bewußtsein zu entdecken, und es uns erlauben, durch den Appell an bestimmte Individuen Autorität für alltägliche Handlungen zu erlangen. Über diese fundamentale Rolle für moralisches Handeln in der Gegenwart hinaus beinhaltet der Appell an Autonomie und Selbstbestimmung den instrumentellen Wert, dem Wohl der Betroffenen mit größerer Wahrscheinlichkeit optimal zu dienen. Schließlich sind, da Autonomie und Selbstbestimmung vielfach um ihrer selbst willen geachtet werden, diese moralischen Desiderate eng mit der Form verknüpft, in der der Mensch Erlaubnis und Autorität erteilt, und der Form, wie der Mensch die Verwirklichung seines Wohls versteht.

Der Akzent auf Autonomie und Selbstbestimmung kollidiert mit vielen paternalistischen Traditionen der Medizin. Das darf nicht überraschen. Paternalismus kann sicherlich in überschaubaren Gemeinschaften funktionieren, die festsitzende, konkrete Ansichten über sinnvolles Leben teilen, einschließlich der Ansichten über Gesundheit und Krankheit. In traditionellen Gemeinschaften können Arzt und Patient zusammenkommen und sich verstehen, indem stillschweigend eine gemeinsame Werteeinschätzung erfolgt. Unter solchen Bedingungen funktioniert Paternalismus ordnungsgemäß, indem der Patient sich in die Hände des Arztes begibt im Vertrauen darauf, daß dieser seinem Wohl dient und daß der Arzt sein Wohl versteht, wie es der Patient versteht. Solche Gemeinschaften und gemeinschaftlichen Ansichten sind weitgehend verschwunden. Die Gegenwart zeichnet sich dadurch aus, daß von dem Bild gemeinsamer Erwartungen nur noch Bruchstücke zu erkennen sind.

Trotzdem können Arzt und Patient in vielen Situationen Werte und Glauben noch ausreichend teilen, um eine Beziehung zu treuen Händen aufzubauen. Es ist ein Fehler anzunehmen, daß die Funktion der Autonomie und Selbstbestimmung verlangt, Autonomie und Selbstbestimmung mit überwiegendem Wert zu bemessen. Vielmehr verlangen Autonomie und Selbstbestimmung, daß der Patient die Gelegenheit erhält, autonom zu handeln und über sich selbst zu bestimmen. Es ist durchaus möglich, daß der Patient autonom bestimmt, sich dem Arzt anzuvertrauen, und es dem Arzt gestattet, für ihn zu entscheiden. Hier wird deutlich, daß Autonomie und Selbstbestimmung im ureigenen Sinn nicht als Werte fungieren, sondern flankierende Maßnahmen („side-constraints") für die Übertragung von Autorität bilden (Nozick 1974). Sie sind also formgebend für die Verleihung moralischer Ermächtigung oder Autorität.

Dies ist vermutlich der schwierigste und sicherlich der Kernpunkt: Autonomie und Selbstbestimmung spielen in Ethik und Politik der Gegenwart nicht aufgrund ihrer Wertschätzung eine entscheidende Rolle, sondern deswegen, weil sie die Grundlage bilden, Streitfragen zwischen „moral strangers" zu lösen. Ihre Bedeutung läßt sich also nicht durch ihren Wertinhalt erklären, vergleichbar mit dem anderer Wertbegriffe säkularer moralischer Streitfragen. Indem durch sie die Übertragung moralischer Autorität für ein gemeinschaftliches Vorhaben ermöglicht wird, vermitteln sie das Rüstzeug für die Lösung von Streitfragen dort, wo Individuen gemeinsame konkrete oder gehaltvolle Traditionen oder Idealbilder moralischen Bewußtseins und sinnvollen Lebens nicht teilen. Sie fordern einzig das Bestreben, Probleme anders lösen zu wollen als durch elementares Vertrauen auf Gewalt, sofern Gott schweigt und Vernunftgründe kein kanonisches moralisch gehaltvolles Bewußtsein finden. Der Appell an Autonomie und Selbstbestimmung ermöglicht es dem Individuum, Lösungen mit moralischer Autorität zu erreichen, falls sich eine moralisch kanonische Lösung nicht finden läßt.

Literatur

Engelhardt HT Jr (1986) The foundations of bioethics. Oxford Univ Press, New York
Engelhardt HT Jr, Caplan AL (eds) (1987) Scientific controversies. Cambridge Univ Press, Cambridge New York
Lyotard J-F (1984) The postmodern condition: a report on knowledge: Translated by G. Bennington and B. Massumi. Univ of Minneapolis, Minneapolis
Nozick R (1974) Anarchy, state, and utopia. Basic Books, New York, pp 30–34

Fürsorge und Unschädlichkeit

DIETRICH RÖSSLER

Die Begriffe „Fürsorge" und „Unschädlichkeit" sind Übersetzungen der in der englischen Diskussion etablierten Begriffe „beneficence" und „nonmaleficence". Sie geben den Sinn und die Bedeutungsbreite der englischen Worte nur ungefähr wieder. Eine zureichende deutsche Übersetzung könnte freilich jeweils kaum in einem einzigen Wort bestehen. Da es aber im folgenden nicht um die Worte selbst geht, sondern um das, wofür sie stehen, können sie wohl auch in der deutschen Fassung gebraucht werden, ohne allzu große Mißverständnisse zu provozieren.

In den folgenden Erörterungen kann nicht auf die philosophische Diskussion eingegangen werden, in der diese Begriffe eine Rolle spielen. Grundlegungsfragen der Ethik müssen hier außer Betracht bleiben. Auch auf die hippokratische Herkunft und auf die Tradition von Fürsorge und Unschädlichkeit soll hier nicht weiter Bezug genommen werden. Es mag die Feststellung genügen, daß eine rein paternalistische Bestimmung von Fürsorge und Unschädlichkeit sowenig ausreichend erscheint wie eine, die rein am Begriff der Autonomie orientiert wird. Das damit bezeichnete Problem freilich wird im folgenden eingehender zu diskutieren sein.

In den folgenden 4 Abschnitten sollen einige Erwägungen vorgetragen werden, die die Probleme von verschiedenen Seiten her betrachten, allerdings ohne jeden Anspruch darauf, die Fragestellungen und Argumente vollständig aufzunehmen.

Zu Beginn ist eine triviale Feststellung nötig: Die Begriffe Fürsorge und Unschädlichkeit haben keinen eindeutigen Sinn oder Inhalt. Es steht nicht einfach fest, was mit ihnen gemeint ist. Es steht auch nicht fest, wann Fürsorglichkeit als ärztliche Aufgabe erfüllt ist oder nicht. Hat etwa ein Arztbesuch von wenigen Minuten schon den Charakter der Fürsorge? Oder hat er ihn nicht? Wenn eine solche Eindeutigkeit je bestanden haben sollte, so haben die Begriffe sie verloren. Was ihnen fehlt, ist die Eindeutigkeit im Sinne eines allgemeinen und allgemeingültigen Konsenses über ihren Inhalt. Sie sind freilich auch nicht einfach leer. Sie sind vielmehr komplex und von großer Allgemeinheit. Daß ihnen ein bestimmter Sinn und eine bestimmte Bedeutung fehlen, hat zur Folge, daß sie vielfältig zu verstehen sind und vielfältig verstanden werden. Deshalb können sie von ganz verschiedenen Seiten her in Anspruch genommen werden. Das läßt sich an den folgenden Fragen verdeutlichen: Wird wirklich alles Mögliche an Fürsorge beispielsweise für Langzeitpatienten in der Psychiatrie getan? Hieße Fürsorge nicht, daß tatsächlich alles Mögliche getan werden müßte? Oder hat vielleicht der Gesichtspunkt der Fürsorge gerade hinter andere zurückzutreten? Die Begriffe können also von sehr verschiedenen Interessenlagen her beansprucht werden. Selbst dasjenige ärztliche Verhalten könnte noch als Fürsorge ausgegeben werden, das einfach der Natur ihren Lauf lassen will, und zwar unter der Voraussetzung, daß eben dies, die Natur selbst, die dem Menschen sachgemäße Form der Fürsorge enthalte. Hier sind nicht nur unterschiedliche Reklamationen, sondern auch konträre Auffassungen möglich, und sie sind im Gebrauch.

Der Verlust von Eindeutigkeit im Verständnis von Fürsorge und Unschädlichkeit hat historische und geistesgeschichtliche Wurzeln, von denen zwei hier besonders hervorgehoben werden sollen.

a) Der neuzeitliche Wertepluralismus ist das Ergebnis einer historischen und kulturgeschichtlichen Entwicklung. Das bedeutet im Blick auf die Vorstellung von Fürsorge, daß darin keine allgemeine und selbstverständliche Verpflichtung mehr gesehen wird. Fürsorge kann jetzt abgelehnt oder in einen ganz unterschiedlichen Gebrauch genommen werden. Sie wird graduell bemessen oder anderen als Aufgabe zugeschrieben oder aber auch als Anspruch eingefordert. Der Umgang mit dieser Vorstellung ist beliebig geworden. Entsprechend kann auch Unschädlichkeit in ganz verschiedenen Graden auf das ärztliche Handeln Anwendung finden. Die in diesen Rahmen gehörende Frage der Zumutbarkeit wird denn auch ganz unterschiedlich beantwortet. Dabei wiederum wirken sehr unterschiedliche Auffassungen von Lebensqualität mit. Freilich ist dieser Wandel im Verständnis von Fürsorge und Unschädlichkeit eben nicht nur ein historischer Prozeß: Auch gegenwärtig ist das Verständnis stets im Fluß. Nicht allein die geschichtliche Entwicklung hat neue und rivalisierende Wertpositionen geschaffen, der ständige Wechsel und Wandel je nach Lage, Situation und Interessen ist zur Regel geworden für das Verständnis dieser Begriffe.

b) Eine zweite Wurzel für den Verlust der Eindeutigkeit bei den Vorstellungen von Fürsorge und Unschädlichkeit liegt in den Fortschritten der Medizin selbst. Die wissenschaftliche Entwicklung hat immer mehr die Möglichkeit von Alternativen eröffnet: Diagnostische und therapeutische Maßnahmen stehen häufig in größerer Zahl und nicht selten auch konkurrierend zur Verfügung. Entsprechend kann bei der Abwägung darüber, welche Maßnahme eingesetzt werden soll, der Anspruch auf die Bewahrung von Fürsorge und Unschädlichkeit auf verschiedene und gelegentlich auch widersprüchliche Weise zur Geltung gebracht werden. Zur Auflösung der begrifflichen Eindeutigkeit hat ferner beigetragen, daß in einem steigenden Maß ärztliche Maßnahmen mit Nebenwirkungen verbunden sind, die um der Hauptwirkung willen für zumutbar gehalten werden können. Das Wort Unschädlichkeit wird dadurch grundsätzlich relativiert. Die ärztlichen Maßnahmen selbst sind so komplex geworden, daß sich eben nicht mehr einfach Fürsorge auf der einen und Unschädlichkeit auf der anderen Seite bestätigen lassen. Eine einzelne ärztliche Handlung kann, wenn sie von unterschiedlichen Positionen her betrachtet wird, mit gleich guten Gründen eher fürsorglich oder eher schädlich genannt werden.

Ein häufig diskutiertes Beispiel dafür ist die Elektrokrampfbehandlung der endogenen Depression. Ohne Zweifel gibt es hier direkte therapeutische Wirkungen in erstaunlichem Grade. Aber wie steht es mit dem Rezidiv der Depression? Wie steht es mit Verletzungen? Wird nicht eine Schädigung des Großhirns und also der Persönlichkeit in Kauf genommen? In diesen Fragen gibt es bereits im engsten Kreis der beteiligten Ärzte unterschiedliche Auffassungen. Es ist strittig, ob diese therapeutische Maßnahme den Bedingungen von Fürsorge und Unschädlichkeit genügt. Strittig ist diese Frage nicht nur im Prinzip, sondern jeweils auch wieder im einzelnen Fall: Verändern sich die Kriterien für Fürsorge und Unschädlichkeit je nach der Persönlichkeit eines bestimmten Patienten? Und wie wären solche Fragen zu entscheiden?

Eine erste grundlegende Frage für den gesamten Zusammenhang des Problems ist die: Wer kann und wer soll über Fürsorge und Unschädlichkeit urteilen und mit welchen Gründen? Gibt es für die Urteils- und Entscheidungskompetenz in diesen Fragen Legitimationen und worin bestehen sie?

a) Hier gilt zunächst die Legitimation durch Fachkompetenz: Berechtigt und verpflichtet dazu, in diesen Fragen Urteile zu fällen, ist der Arzt als Experte. Im Blick auf solche Fachkompetenz werden Fürsorge und Unschädlichkeit zu Sachfragen. Es sind wissenschaftliche und also objektive und allgemeingültige Aspekte, unter denen

Fürsorge und Unschädlichkeit hier näher definiert werden. Der Art der Wissenschaft entsprechend sind das in der Regel statistische Urteile. Fürsorge wird danach bemessen, was in der wissenschaftlich-methodischen Erfahrung eben als fürsorglich zu gelten pflegt. Damit werden Fürsorge und Unschädlichkeit zugleich zu allgemeinen und zu relativen Begriffen. Sie sind allgemeine Begriffe, weil sie gerade nicht am Einzelfall, sondern am Durchschnitt aller Fälle orientiert werden, und sie sind relativ, weil sich dabei stets nur zwischen relativ mehr und relativ weniger Fürsorge und Unschädlichkeit unterscheiden läßt. Eine Maßnahme gilt danach dann schon als fürsorglich, wenn sie eben fürsorglicher erscheint als eine andere. Die Kenntnis solcher Daten und Relationen macht das Expertenwissen aus und gilt als ärztliche Kompetenz in dieser Frage. Solche Kenntnis legitimiert die Bewertung von Fürsorge und Unschädlichkeit. Der Spielraum des Ermessens ist dabei naturgemäß erheblich.

b) Die Legitimation für die Beurteilung von Fürsorge und Unschädlichkeit entsteht ferner durch die Betroffenheit und durch die Selbstverantwortung des Kranken. Eine durch die mittelbare Verantwortung begründete Legitimation haben zweifellos auch die Angehörigen eines Patienten. Hier kann es zu Differenzen und Konflikten kommen, die ein eigenes Problem darstellen. Das soll im folgenden außer Betracht gelassen werden. Bei der selbstverantwortlichen Stellungnahme eines Betroffenen dominiert ein jeweils subjektiver Begriff von Fürsorge und Unschädlichkeit. Beides wird nach individuellen und persönlichen Interessen definiert. Sie ergeben sich aus der sozialen und existenziellen Lage. Deshalb werden in ihnen die persönlichen Bedürfnisse des Kranken zum Ausdruck gebracht, und zwar Bedürfnisse sehr verschiedener Art: äußere und innere, materielle und geistige, seelische oder religiöse. Nicht zuletzt bestimmen die Biographie und die biographische Situation des Augenblicks die Bewertung von Fürsorge und Unschädlichkeit. Auch hier also besteht ein breiter Spielraum. Auch wäre es falsch, einen Patienten auf nur eine Interpretation von Fürsorge und Unschädlichkeit festlegen zu wollen. Die Abhängigkeit von äußeren und wechselnden Faktoren wird einen Wechsel auch des Standpunkts in diesen Fragen zur Folge haben. Das aber bedeutet, daß die individuellen Züge von Fürsorge und Unschädlichkeit immer auch zufällige, unvergleichbare und jeweils ganz besondere Züge sind. Sie werden nicht selten in der Form von Ansprüchen vorgetragen und sind Erwartungen an Verhältnisse oder Forderungen an andere Menschen.

c) Auch die Öffentlichkeit hat einen Anspruch darauf, Fürsorge und Unschädlichkeit zu definieren. Ihre Legitimation besteht darin, daß und insoweit, als es einen allgemeinen Konsens gibt über das, was als Fürsorge und Unschädlichkeit gelten soll oder nicht. Solche Legitimationen entstehen durch universale oder kulturelle und regionale Konsense, die sich in einem geltenden Recht oder in einer etablierten Ethik niederschlagen. Damit ist ein Hintergrund oder ein Rahmen für jedes Verständnis von Fürsorge und Unschädlichkeit gebildet, das hier akzeptiert werden kann. Dieser Rahmen wird in der Regel nicht durch eine eigene Instanz vertreten, ist aber repräsentiert durch die Institutionen, innerhalb derer die Frage nach Fürsorge und Unschädlichkeit ihre Bedeutung gewinnt. Die Gesichtspunkte, die durch den Anspruch der Öffentlichkeit auf die Bestimmung von Fürsorge und Unschädlichkeit gegeben werden können, bringen sich selbst zur Geltung. Beispielsweise könnte der Fall einer aktiven Euthanasie als Akt der Fürsorge verstanden werden, und zwar sowohl von der Seite des Patienten selbst wie von der des behandelnden Arztes. Gleichwohl wäre er keineswegs zu legitimieren, denn ihm stünde der Anspruch der Öffentlichkeit auf die Bestimmung von Fürsorge radikal entgegen. Es gibt keinen geltenden Konsens, der eine solche Handlung zuließe. Das Beispiel zeigt, daß die Rahmenbedingungen vor allem Begrenzungen darstellen. Es geht beim Anspruch der Öffentlichkeit weniger um eine inhaltliche Füllung dessen, was unter Fürsorge und Unschädlichkeit verstanden werden soll, als vielmehr darum, Limitationen zu formulieren, die nicht überschritten werden dürfen.

Eine zweite grundlegende Frage für den ganzen Zusammenhang ist die: Welche Eigenschaften oder Qualitäten muß eine ärztliche Handlung, eine Maßnahme der Therapie oder der Diagnostik oder ein einzelner Akt aus diesem Aufgabenkreis haben, damit ihm Fürsorge und Unschädlichkeit unterstellt oder zugesprochen werden kann? Was also macht eine solche Maßnahme zu einer Handlung im Sinne von Fürsorge und Unschädlichkeit? Welche Qualitäten müssen als gegeben angesehen werden können, um eine solche Handlung von anderen Handlungen zu unterscheiden?

a) Kann eine Handlung selbst solche Eigenschaften haben? Das würde bedeuten, daß sie ihre besondere Qualität allein darin hätte, ausgeführt zu werden. Sind qualifizierte Handlungen so denkbar, daß es fürsorglich wäre, etwas Bestimmtes zu tun, und daß also Fürsorge in diesem Tun selbst läge? Möglicherweise könnte man die bloße Anwesenheit, die Beistand bei einem Todkranken oder geistig Beeinträchtigten gewährt, die tröstliche Gegenwart eines anderen Menschen, in diesem Sinne verstehen. Aber selbst hier wäre fürsorglich im engeren Sinne erst das, was von einer solchen Gegenwart ausgeht, nicht die Anwesenheit selbst, sondern ihre Wirkung. Die Frage also, ob eine reine Praxis, die ihren Zweck allein in sich selbst hat, die Bedingungen des Fürsorglichen erfüllen könnte, muß zumindest offen bleiben.

b) Eindeutig läßt sich dagegen sagen, eine Handlung sei dann fürsorglich und unschädlich, wenn ihr Effekt fürsorglich und unschädlich ist. Die Handlung selbst ist dann im Blick auf Fürsorge und Unschädlichkeit nur Instrument; nicht die Handlung, ihr Zweck und ihr Ergebnis sind wesentlich. Eine solche Bestimmung aber hat gewichtige Folgen. Wenn die Frage, ob eine Maßnahme fürsorglich und unschädlich ist oder nicht, erst vom Effekt her zu beantworten ist, dann gibt es diese Antwort vorher offenbar gar nicht. Vielmehr gilt, daß diese Frage im voraus nur als Erwartung beschrieben und beantwortet werden kann. Es gibt unter diesen Bedingungen offenbar keine Garantie dafür, daß eine Handlung sicher und wirklich fürsorglich und unschädlich sein wird. Das aber bedeutet, daß die eigentliche Qualifikation einer Maßnahme in Wahrscheinlichkeitsaussagen darüber besteht, daß das Ergebnis dieser Maßnahme – eben wahrscheinlich – fürsorglich und unschädlich sein wird. Für die Begründung einer solchen Wahrscheinlichkeit gibt es verschiedene Möglichkeiten. Die Begründung kann wissenschaftlicher Art, in der Regel also durch eine Statistik gesichert sein. Sie kann ferner subjektiv, also nach individueller Erfahrung begründet werden. Schließlich sind solche Begründungen auch normativ limitiert, sie werden also Unzulässiges ausdrücklich auszuschließen haben. Anders aber als durch Wahrscheinlichkeitsgründe läßt sich die Qualifikation einer ärztlichen Handlung als fürsorglich und unschädlich offenbar nicht bestimmen.

c) Die praktische Qualifikation einer ärztlichen Maßnahme, die Praxis der Bestimmung also von Fürsorge und Unschädlichkeit, erfolgt daher durch Zielsetzungen und Absichtserklärungen. Gerade dabei aber entsteht die Frage, wie eine Maßnahme zu bewerten sei, die ihren Effekt nicht erzielt. In einem solchen Fall kann eine als fürsorglich gedachte Maßnahme einen Schaden verursachen. Das bedeutet, daß das Gegenteil der beabsichtigten Wirkung eingetreten ist oder die Wirkung zumindest hinter dem Ziel zurückgeblieben ist und also die Maßnahme das nicht erreicht hat, was sie erreichen sollte. Statt eines fürsorglichen Effektes kann also der zustande kommen, der durch die Rücksicht auf die Unschädlichkeit gerade ausgeschlossen werden sollte. In der Praxis ist also jeder Versuch, eine ärztliche Maßnahme vor ihrem Beginn als fürsorglich und unschädlich zu qualifizieren, nichts anderes als die Abwägung von Nutzen und Risiko.

Fürsorge und Unschädlichkeit gewinnen damit den Charakter von Kriterien, die bei der Abschätzung von Nutzen und Risiko im konkreten Einzelfall ihre wirkliche Bedeutung erlangen.

a) Für die ethische Theorie läßt sich deshalb fragen, ob es sinnvoll ist, Fürsorge und Unschädlichkeit als Prinzipien zu bezeichnen. Sie haben kaum einen theoretischen oder allgemeinen, sondern vor allem einen praktischen und konkreten Sinn, der ihnen jeweils im Einzelfall zugelegt wird. Faßt man Fürsorge und Unschädlichkeit als „ethische Prinzipien" auf, so hat das eine bestimmte Funktion für die ethische Diskussion. Es werden dadurch bestimmte Argumentationen möglich. Der Zusammenhang mit der ärztlich-ethischen Praxis freilich bleibt dann fraglich. Fürsorge und Unschädlichkeit sind theoretisch und unter den Bedingungen der Gegenwart etwas Einfaches und Undefinierbares, das Sinn und Bedeutung immer nur im Zusammenhang einer jeweils bestimmten Situation gewinnt, eben bei der Abwägung von Nutzen und Risiko in einem individuellen einzelnen Fall.

b) Danach sind Fürsorge und Unschädlichkeit als Kriterien zugleich Argumente in einem praktischen Diskurs. Ein solcher Diskurs, der jeweils der Abwägung von Nutzen und Risiko gilt, findet statt unter Beteiligung aller dazu legitimierten Instanzen. Beteiligt sind Arzt, Patient und Öffentlichkeit. Formal ist das Ziel dieses Diskurses eine Übereinkunft über die Billigung einer Maßnahme oder einer Folge von Handlungen, die zu Diagnostik oder Therapie bei einem Patienten ärztlich indiziert sind. Dem Inhalt nach muß es das Ziel dieses Diskurses sein, einen Konsens über das Überwiegen von Fürsorge und Unschädlichkeit gegenüber Gefahren und Nebenwirkungen in diesem besonderen Fall zu erreichen. Zustimmungen und Billigungen erfolgen dabei aus verschiedenen und oft kaum vergleichbaren Gründen auf der Seite des Arztes und auf der des Patienten. Einer solchen Feststellung von Fürsorge und Unschädlichkeit eignet deshalb der Charakter von etwas jeweils Besonderem. Sie ist das Diskursergebnis in einer ganz bestimmten Konstellation und bleibt daran gebunden.

c) Dieser Diskurs ist nicht symmetrisch. Die Argumente und die Positionsstärken sind in diesem Diskurs nicht gleich verteilt. Die Öffentlichkeit ist ohnehin nur selten eigens repräsentiert, obwohl sie in allen Institutionen mit Ansprüchen und Limitationen gegenwärtig gehalten wird. Der Patient hat selbst nur subjektive Argumente und private Vorstellungen von dem, was Fürsorge und Unschädlichkeit für ihn in seiner Situation bezeichnen könnten. Es sind mit Recht egoistische Ansprüche, die hier zur Geltung gebracht zu werden pflegen. Schon daraus ergibt sich, daß der Diskurs vom Arzt dominiert wird. Der Arzt ist in diesem Diskurs zuständig für Themen, Gegenstände,

Fragestellungen, Programme und Vorschläge. Es ist unumgänglich, daß er mit Fragen, Erläuterungen und Stellungnahmen dem Diskurs seine Richtung und seinen Inhalt gibt. Diese dominante Rolle des Arztes fordert von ihm und für den Diskurs eigene Fähigkeiten in dreifacher Hinsicht.
1. Wissenschaftliche Kenntnisse oder Kenntnis der Wissenschaft, die ihn überhaupt legitimieren: Kenntnis also der einschlägigen wissenschaftlichen Daten, Fakten und Theorien. Bei diesen Kenntnissen handelt es sich um das allgemeine Wissen, das dem Diskurs seine Grundlage gibt.
2. Die Fähigkeit, diese allgemeinen Kenntnisse auf den besonderen Fall anzuwenden. Hier wird vom Arzt die Urteilskraft gefordert, die ihn dazu befähigt, kritisch das Besondere und das Allgemeine in ein sachgemäßes Verhältnis zu bringen. Das Vermögen zur Applikation des Theoretischen auf das Konkrete ist ein entscheidender Faktor in der ärztlichen Kompetenz.
3. Die Bereitschaft, der unverwechselbaren Individualität des Falles und des Patienten Rechnung zu tragen. Hier handelt es sich um die Bereitschaft, eine bestimmte Gesinnung auszubilden und walten zu lassen. Verlangt ist das persönliche Interesse des Arztes an der Subjektivität des Kranken und die Offenheit dafür, daß die individuellen Bedürfnisse zur Geltung gebracht werden. Es gehört also zu dieser Bereitschaft, ggf. eigene Wertvorstellungen im Blick auf die des Patienten zurückzustellen oder zu korrigieren. Eine solche Bereitschaft zur Rücksicht auf das unverwechselbar Individuelle wird in aller Regel allein durch das Interesse an der Person und durch die Teilnahme am Geschick des Kranken begründet werden.

Es liegt in der Logik des Begriffs der Fürsorge, daß es der ärztlichen Kompetenz in allen 3 Momenten bedarf, um den Begriff mit Sinn und Bedeutung zu füllen. Ohne eines dieser 3 Momente bliebe der Begriff beliebig und zufällig und könnte ohne jede Verbindlichkeit für alles und für nichts in Anspruch genommen werden. Das ließe sich im Rückblick auf die früher genannten Beispiele leicht belegen. Ob etwa eine Elektrobehandlung bei einem depressiven Patienten den Anforderungen der Fürsorge entspräche oder nicht, läßt sich gerade nicht generell und allgemein, sondern allein unter Abwägen der individuellen Umstände des Falles entscheiden. Die Folgen für den Diskurs der Risiko-Nutzen-Abwägung liegen auf der Hand: Je mehr die Bewertung von Fürsorge und Unschädlichkeit an Eindeutigkeit verliert – und also in der jeweils besonderen Situation jeweils besonders bestimmt werden muß – desto mehr gewinnt dafür die Gesinnung des Arztes an Gewicht, seine Bereitschaft nämlich, persönliches Interesse an der persönlichen und individuellen Interessenlage des Kranken zu nehmen.

Gerechtigkeit als ethisches Kriterium: Zur konsensfähigen Grundlegung der Ethik in Psychiatrie und Psychotherapie

DIETRICH RITSCHL

Einleitung

Als Einleitung sollen 4 Thesen dienen, die zum Verständnis der hier verhandelten Frage nützlich sein mögen.
  1. Die medizinische Ethik ist eine relativ junge Unternehmung. Ich nenne sie eine Unternehmung, weil sie im eigentlichen Sinn keine Wissenschaft ist. Eher ist sie eine Weisheit, eine besondere Art von Weisheit allerdings darin, daß sie ihre Detailprobleme mit wissenschaftlichen Methoden und mit stringenten Argumenten behandelt. Ihre Grundlegung jedoch ist eher durch Credohafte, allgemeinphilosophische und anthropologische Perspektiven bestimmt. (Darin ähnelt sie der Grundlegung der Jurisprudenz sowie der Theologie.) Daß sich die strengen Argumente auch den Fragen der Grundlegung nähern können, haben wir in den Ausführungen von L. Honnefelder, O. Höffe und auch von Frau Pieper hören können.
  Bis vor wenigen Jahren aber war die medizinische Ethik – das habe ich während 2 Jahrzehnten in den USA, in Australien und auch hier beobachten können – weitgehend durch Stimmungs- und persönliche Erfahrungsurteile gekennzeichnet. Es ging vor allem um einfache Präferenzen, um Klärung innerhalb einer Frage-Antwort-Struktur, also noch nicht um die Erstellung und Anwendung von ethischen Theorien zur Lösung komplexer Probleme. (Und in der medizinischen Ethik sind es vor allem komplexe Probleme, die nach Lösungen rufen, nicht einfache Fragen, die Antworten erheischen; zur Problemlösung aber sind Theorien erforderlich.) Die Nachwirkungen dieser sozusagen „naiven Zeit" der medizinischen Ethik zeigen sich zum Teil noch heute, denn bei manchen ernstgemeinten Kongressen und Symposien sowie in der immer breiter anschwellenden Literatur ist leicht zu erkennen, daß 3 unterschiedliche Meinungen fast unausrottbar sind:

- medizinische Expertise qualifiziere automatisch zu medizinethischen Urteilen (in der paternalistischen Medizin vergangener Jahrzehnte glich der Anspruch auf die Monopolstellung der Ärzte in allen Gesundheitsfragen der Priesterrolle in traditioneller Kirchlichkeit),
- die Hoffnung, es müsse doch medizinethische Experten geben, die – so wie man selber einer sei in der Kardiologie, Anästhesie, Chirurgie usw. – fachkompetente Urteile abgeben könnten, die man zumindest ernsthaft anhören oder auch einfach als autoritative Lösungen akzeptieren müsse,
- die Reduktion der medizinischen Ethik auf „ärztliche Ethik", also das Ausblenden der beiden anderen Bereiche der medizinischen Ethik: des Gesundheitswesens und der tatsächlichen Gesundheitserwartungen bzw. des Gesundheitsverhaltens der Bevölkerung.

Die erste These besagt also, daß die medizinische Ethik sich heute im Umbruch befindet von einer „naiven", theorielosen und auch ärztlich-monopolistischen Form hin zu einer mit stringenten Argumenten operierenden „Unternehmung" internationalen Charakters, die jedoch letztlich ihren weisheitlichen, Credohaften und vom Menschenbild abhängigen Urgrund nicht verheimlichen kann oder soll.

2. Die zweite These nimmt das mit der ersten gegebene Problem auf und besagt, daß die Ethik überhaupt und die Ethik in der Medizin insbesondere eine in auffälliger Weise verwundbare Unternehmung ist. Das ist darum der Fall, weil in ihr alle verantwortlichen Beteiligten, ja alle verantwortungsbewußten Menschen überhaupt, mitreden können und sollen und weil es trotzdem zutrifft, daß sie nur dann sinnvoll ist, wenn in ihr angemessene Theorien zum Zuge kommen. Diese Theorien sind aber keineswegs allen verantwortlichen Beteiligten bekannt und bewußt. Also haftet der medizinischen Ethik eine Verwundbarkeit, sogar eine gewisse Tragik an: möglichst viele sollten die Verantwortung für sie teilen, aber tatsächlich sind es nur wenige, die sich auf grundlegende Theorien und auf stringente Argumente einlassen. Gesundheitsplaner und -politiker, aber auch Mediziner, Patienten und ihre Angehörigen sichten die Probleme oft überschnell und richten sich an Maximen aus, die nicht halten, was sie zu versprechen scheinen. Die Medien tragen in der Regel wenig dazu bei, in der Bevölkerung auf einen sensiblen Umgang mit den großen medizinethischen Problemen hinzuwirken. Der Grund für diesen Notstand liegt letztlich in der Ethik selbst, weil es nicht immer möglich ist, aus ihren Grundsätzen bzw. übergeordneten Prinzipien eindeutig und zwingend Lösungen konkreter Probleme abzuleiten. Die Ethik ist kein festes System, sie ist aus inneren Gründen verwundbar.

3. In einer sehr allgemeinen Weise ist es schon richtig, vom Wertewandel unserer Zeit zu sprechen. Bei genauerer Analyse aber zeigt sich, daß der eigentliche Wandel der Werte eher in der ersten als in der zweiten Hälfte unseres Jahrhunderts stattgefunden hat. Wir befinden uns heute in einer Epoche der Konsolidierung, nicht des neuerlich begonnenen Umbruchs. Die großen ethischen Gedanken über den Wert des einzelnen Menschenlebens, über Autonomie und die Freiheit zur Selbstbestimmung, über soziale Gerechtigkeit und Demokratie, über die Ächtung des Krieges, der Unterdrückung und Diskriminierung – diese Konzepte sind angesichts ihrer schrecklichen Mißachtung alle vor Beginn der zweiten Jahrhunderthälfte entstanden und fanden mit der Allgemeinen Erklärung der Menschenrechte von 1948 ihre erste, auf universale Gültigkeit hin angelegte Artikulation. Diese Erklärung sowie die ihr folgenden Menschenrechtspakte und themenspezifischen Deklarationen sind für die medizinische Ethik von ungemein großer Bedeutung. Hier sind die eigentlichen „Werte" angesprochen und schriftlich verankert. Freilich sind sie – wie H. T. Engelhardt in seinem Beitrag darlegte – in der säkularen Sprache der westlichen Welt artikuliert und nicht mehr im religiösen oder biblischen Bezug. Aber dadurch ist ihr inhaltliches Gewicht nicht gemindert, nur anders begründet. Die persönliche Freiheit des Individuums wird durch vernünftigen, ethischen Diskurs begründet – wie Frau Pieper in ihrem Vortrag ausführte – nicht durch Verweis auf die jüdische oder christliche Tradition. Es wäre aber theologisch kurzsichtig, aus der Verschiedenheit der Begründungsargumente die Deckungsgleichheit zwischen vielen Grundpositionen sowie Details der Menschenrechtskonzepte und der biblischen Tradition zu bestreiten.

Die dritte These besagt: heute wandeln sich die Grundwerte nicht so sehr wie vor der Mitte unseres Jahrhunderts, aber die Koordination, die Zuordnung, die theoretische Durchdringung und vor allem die Durchsetzung internationaler Anerkennung ist noch sehr unvollständig. Es herrscht noch viel Verwirrung, und die Fülle von verschiedenen Lösungsansätzen kann den Anschein erwecken, als stünden die Werte selbst noch zur Disposition.

4. Der Gedanke an eine wirklich internationale, also transkulturelle Universalisierung ethischer (bzw. medizinethischer) Grundmaximen wird vor allem in Deutschland – so erlebe ich es, seit ich dort tätig bin – in Erinnerung an den arroganten Expansionismus Nazideutschlands sowie an den westlichen Kolonialismus – weithin mit Skepsis bedacht und abgelehnt. Die Gründe für eine Überwindung des medizinethischen Regionalismus und Provinzialismus sind aber überwältigend stark. Die Skepsis gegenüber einer Universalisierung

ethischer Grundmaximen muß unter Hinweis auf die allgemeine Gültigkeit der Menschenrechte abgebaut werden. Zumindest „Grundmaximen", d. h. übergeordnete ethische Grundwerte und -positionen müssen als konsensfähig über kulturelle Grenzen hinweg entdeckt und erarbeitet werden, wenn auch die konkrete Anwendung in medizinethischen Entscheidungen in verschiedenen Kulturen und gesellschaftlichen Systemen ihre spezifischen Eigenheiten haben mag und soll. (Dabei ist zu bedenken, daß es immer weniger „geschlossene Gesellschaften" gibt, deren religiöse und kulturelle Eigenart unberührt von fremden Einflüssen ist.)

Gerechtigkeit als übergeordnetes Kriterium

Mit dem Begriff der Gerechtigkeit und dem damit zusammenhängenden Konzept der sozialen Verträglichkeit treten wir in den in These 4 beschriebenen Bereich der ethischen (und juristischen) Grundmaximen. Wir können diesen breiten und grundlegenden Begriff heute nicht mehr ohne Verweis auf die Allgemeine Erklärung der Menschenrechte von 1948 und die ihr folgenden Pakte sowie die KSZE-Erklärungen sinnvoll verwenden. Er ist aus diesen grundsätzlichen Rechten bzw. den ihr zugrunde liegenden griechischen, römischen und z. T. auch biblischen Konzepten und Prinzipien abgeleitet. Solche „Ableitungen" sind aber von jeher in der Philosophie, in der Jurisprudenz und auch in der Theologie ein echtes Problem gewesen. Im Anschluß an die Ausführungen von D. Rössler und im Vorgriff auf H.-M. Sass soll hier zunächst festgestellt werden, daß es mehrere gültige Ableitungen von „Gerechtigkeit" aus den Oberbegriffen der Menschenrechte bzw. der Menschenwürde geben kann. Handelt es sich vor allem um den Ausdruck der Zuordnung von Grundwerten des vorstaatlichen Rechts und der Würde auf die individuelle Person oder ist die Gesellschaft als Kollektiv das Ziel der Ableitung? Hier scheint in der amerikanischen Diskussion in der Philosophie und insbesondere in der medizinischen Ethik die Polarisierung „individuell" vs. „sozial" ein zentrales Thema zu sein, das zumeist zugunsten der individuellen Aneignung entschieden wird. Was heißt dann aber „Recht auf Selbstbestimmung", auf Autonomie (vgl. das Referat von Frau A. Pieper), wenn zur Wahrnehmung dieses Rechtes einerseits selbständige Entscheidungsfähigkeit und andererseits die Rücksicht auf die Rechte anderer gefordert ist?

Um welches Recht auf welche Gerechtigkeit handelt es sich in der medizinischen Ethik? Das Schlagwort vom „Recht auf Gesundheit" ist gewiß ein ungutes Kürzel, denn damit kann im Ernst ja nur ein Recht auf Betreuung, Versorgung und Pflege nach den Prinzipien der Fürsorge, Unschädlichkeit (nihil nocere) und Gleichbehandlung gemeint sein. So hat denn die Diskussion über die Konkretion von Gerechtigkeit im Gesundheitswesen zur Herauskristallisierung von 4 konsensfähigen, medizinethischen „Typen" von Gerechtigkeit geführt. Man spricht von Fürsorge, von Unschädlichkeit, von sozialer Zuträglichkeit und von der Selbstbestimmung (der Patienten). Freilich ist mit jedem dieser Stichworte wiederum ein Problem gegeben, das dem vorhin genannten Problem der Ableitung von Gerechtigkeit aus übergeordneten Werten oder den Menschenrechten ähnlich ist: auch hier geht es um die Schwierigkeit, im konkreten Einzelfall aus den stichwortartigen Regeln Handlungsentscheidungen ableiten zu müssen. Wie funktioniert z. B. „Unschädlichkeit" als Kriterium für eine Entscheidung, wenn es um eine Zwangseinweisung eines Patienten geht? Wie wird die Spannung zum Kriterium der „Autonomie" gelöst oder ausgehalten? Oder wie kann z. B. „Fürsorge" als Konkretion der Gerechtigkeit Geltung haben, wenn in einer faktischen Triage-Situation bei einer Naturkatastrophe, aber auch bei der Auswahl von Patienten für Psychoanalyse oder -therapie die einen nicht versorgt, die anderen jedoch aufwendig betreut werden?

H. T. Engelhardt spricht mit Recht von einer „funktionalen Bestimmung" dieser Kriterien, etwa der Regel der Selbstbestimmung. D. Rössler sieht in den variablen Anwendungen der Kriterien nicht nur eine historische, sondern eine strukturelle, ständige Veränderbarkeit. Freilich ändern sich nicht letztlich die Kriterien oder die Werte bzw. die Grundmaximen, aber es variiert die Anzahl von möglichen Anwendungen dieser Kriterien.

Die Schwierigkeiten in der ethischen Theoriebildung bei der Ableitung von konkreten Handlungsanweisungen aus übergeordneten Grundmaximen soll also nicht bestritten werden. Aber zu einem „ethischen Pessimismus" ist trotzdem kein Grund gegeben (Prof. Helmchen hatte in der Diskussion in diese Richtung hin gefragt). Dafür gibt es drei Gründe:

– Die „Grundmaximen", wie ich sie hier unscharf nannte, stehen nicht allein in den ethischen Argumentationsgängen; so sind z. B. Gerechtigkeit mit Freiheit, und Freiheit wiederum mit Autonomie, und Fürsorge mit Unschädlichkeit, in der Letztbegründung auch Menschenwürde mit Gerechtigkeit in vielfältiger und sich gegenseitig klärender und bedingender Weise verknüpft; dadurch kommt es in den oben genannten „Ableitungen" nicht (oder nur selten) zu einlinigen Argumenten vom Größeren zum Kleineren, vielmehr

stützen sich die in Frage stehenden Werte bzw. Grundmaximen in komplexer Vernetzung gegenseitig.
- Trotz der möglichen Vielzahl von ethischen Argumenten und Verweisen auf Letztbegründungen gehen die tatsächlichen Positionen der heute aktiven Medizinethiker nur an einigen scharf markierten Differenzpunkten weit auseinander (besonders im Verständnis des Lebensanfangs und -endes, auch der Einmaligkeit tatsächlichen menschlichen Lebens, evtl. auch im Bereich der Ethik der Forschung); abgesehen davon führen verschiedene Argumentationsmuster sehr oft zu ähnlichen Ergebnissen.
- Schließlich gewährleistet die oben in These 2 beschriebene Öffnung der medizinischen Ethik auf einen großen Kreis von verantwortlichen Teilnehmern am ethischen Diskurs, daß das Risiko einer autoritär gefällten Einzelentscheidung (des Medizinprofessors, des ethischen „Experten") heute immer mehr abnimmt; rationale Diskursethik mindert die Gefahr einseitiger Fehlschlüsse.

Freilich ist zur Vermeidung des gefürchteten Relativismus in der medizinischen Ethik das Heranwachsen eines neuen Bewußtseins, einer neuen professionellen Verpflichtung zur Wahrnehmung differenzierter ethischer Reflexion und Argumente unbedingt nötig. Gesundheitsplaner und Angehörige der therapeutischen und pflegerischen Berufe müssen dieses Bewußtsein und die Bereitschaft zum ethischen Diskurs ebenso pflegen wie ihre berufliche Weiterbildung im herkömmlichen Sinn.

Gerechtigkeit für gelingendes Leben

Weil es in der Gesundheitspolitik und in den Heilberufen um ein Tun geht, um Serviceleistungen im weitesten Sinn, auch um Ansprüche seitens der Empfänger auf solche Leistungen, ist der Oberbegriff der Gerechtigkeit in der Tat von zentraler Bedeutung. Er dient zur Steuerung in der Planung und Gesetzgebung, im ärztlichen und pflegerischen Tun und in der Wahrnehmung präventivmedizinischer und erzieherischer Maßnahmen. Bei der Entstehung von Problemen – dem Bewährungsfeld medizinischer Ethik – muß dieser Begriff regulative Funktionen einnehmen.

Der Begriff der Gerechtigkeit soll nun noch einmal auf seinen Inhalt hin diskutiert werden, nachdem die Schwierigkeiten und Möglichkeiten seiner regulativen Funktion genannt worden sind. Freilich berühren wir damit ein ungemein breites Themenfeld der Philosophie,

Theologie und Jurisprudenz. Hier können nur die Grundlinien skizziert werden, um eine Anwendung dieser Konzepte auf die Ethik in der Psychiatrie und Psychotherapie vorzubereiten.

Der Inhalt des Begriffs Gerechtigkeit ist aus der Allgemeinen Erklärung der Menschenrechte und verwandten Deklarationen nur unvollkommen herauszulesen. Den knappen Summierungen dieser mit universalem Anspruch vertretenen Erklärungen gehen verschiedene Traditionen voraus, die keine universale Gültigkeit hatten (wenn sie sie auch beansprucht haben mögen), dafür aber um so differenzierter ausgebaut und begründet waren. Es lohnt sich für die medizinische Ethik, diese Traditionen zu sichten und auf ihre mögliche direkte Relevanz abzufragen, eine Relevanz, die aus den summarisch formulierten Menschenrechten nicht ersichtlich wird (z. B. aus Art. 1 Abs. 2 des Grundgesetzes der Bundesrepublik, der in den Menschenrechten die „Grundlage jeder menschlichen Gemeinschaft, des Friedens und der Gerechtigkeit in der Welt" sieht).

Was ist der Inhalt des Begriffs Gerechtigkeit? Die Göttin Justitia mit ihren verbundenen Augen soll das Prinzip der Unparteilichkeit und Gleichbehandlung symbolisieren. Hier ist Ethisches sozusagen ausgeklammert. Das gilt auch für den Begriff der strafenden Gerechtigkeit, der mit Barmherzigkeit in Spannung steht. Er verneint die Bedeutung der Bedürftigkeit des Schwachen bzw. des Übeltäters, dem die Gerechtigkeit in der Form einer Strafe als Ausdruck überlegener Macht des Strafenden begegnet. Um solche Formen von Gerechtigkeit kann es sich in der Grundorientierung für die medizinische Ethik kaum handeln.

Von großem Einfluß ist die auf Aristoteles zurückgehende Unterscheidung von zuteilender und ausgleichender Gerechtigkeit (iustitia distributiva/commutativa), die im Mittelalter von Thomas von Aquin ausgebaut wurde und die katholische Soziallehre, aber nicht nur sie, bis heute beeinflußt. Bei diesem Verständnis wurde die Gerechtigkeit Gottes mit der Gerechtigkeit der Menschen (als Empfänger von Gottes Gerechtigkeit sowie der Menschen untereinander) komplex verknüpft, ohne daß es gelang, die Spannungen, die damit entstehen, aufzuheben. Schon im Hinblick auf Gott konnten die mittelalterlichen Denker strafende Gerechtigkeit und Barmherzigkeit nicht miteinander verknüpfen, noch viel weniger gelang dies im Hinblick auf das Verständnis menschlicher Gerechtigkeit bzw. Rechtsprechung.

Fürsorgendes Verstehen, liebende Zuwendung und personbezogene Akzeptanz lagen und liegen im Widerstreit mit dem in diesen Traditionen implizierten Verständnis von Gerechtigkeit. Alles Gewicht wurde auf die Symmetrie gelegt, die der Gerechtigkeit von Hause aus eigen ist: Unrecht muß gesühnt, fehlende Balance muß wiederhergestellt werden (das Symbol der Waage!). Der Weg zur rein rechtlichen Sicht war von Anfang an eingeschlagen.

Freilich ist die rechtliche Sicht als solche nichts negatives. Immerhin nutzten die Philosophen der Aufklärung diesen Gerechtigkeitsbegriff in der ethisch durchaus relevanten Bemühung um die Konstitution des Menschen als Rechtsperson. Sie verknüpften Gerechtigkeit mit Autonomie und gaben damit den Weg frei zu den Menschen- und Freiheitsrechten. Dazu diente etwa für John Locke die Fiktion einer vorstaatlichen Existenz der Menschen. Die inhärente Würde des Menschen, der seinen Zweck in sich trägt und nicht als Mittel für andere mißbraucht werden darf, kennzeichnet die Fortsetzung dieser Tradition bei I. Kant (in der „Grundlegung der Metaphysik der Sitten" von 1785). Die Begründung dieses höchsten Prinzips ist bei Kant durch die Vernunft geleistet; die Konsequenz der Gerechtigkeit ist der Vertrag, in dem sich die autonomen, freien Menschen Gesetze geben, denen sie sich fügen. So ist die „goldene Regel" als kategorischer Imperativ wirksam.

Viel diskutiert wird heute das Gerechtigkeitskonzept von John Rawls (1971). Er verwendet nicht die Fiktion einer vorstaatlichen Existenz der Menschen, sondern die hypothetische Idee einer Ursituation, in der alle Beteiligten in Unkenntnis ihrer besonderen Umstände sich auf Gerechtigkeitsverfahren festlegen müssen. Dies führt zu einer „Verfahrensgerechtigkeit", in der die Grundgüter auf Selbstachtung bezogen werden, die gleichen Rechte im System gleicher Grundfreiheiten für alle gelten, jedoch wirtschaftliche und soziale Ungleichheiten nur zugelassen werden, wenn sie den am wenigsten Begünstigten die meisten Vorteile bieten.

In diesen Definitionen von Gerechtigkeit spiegelt sich vor allem das griechisch-philosophische, das mittelalterliche und das aufklärerische Erbe wider. Das biblische ist darin auch zum Teil enthalten, weniger aber als Fremdkörper, eher schon als harmonisierter und domestizierter Bestandteil. Es ist gerade heute in der Zeit der Konsolidierung und Universalisierung der Grundwerte (vgl. oben These 3) wichtig, das biblische Erbe als störendes und zugleich hilfreiches Korrektiv der weithin akzeptierten Vorstellungen von Gerechtigkeit neu zu Wort kommen zu lassen. In ihm geht es viel weniger um Symmetrie, um Ausgleich und Balance, als um „gelingendes Leben". Schon das einzelne hebräische (alttestamentliche) Wort *zedaqa* umfaßt keineswegs nur die für die Rechtsprechung nötigen Normen, sondern viel umfassender das Gesamt der lebensfördernden, heilenden Beziehungen. Nicht nur das Wort, auch die breiteren Texte, in denen es vorkommt, beschreiben Gerechtigkeit als Ziel des Strebens und Hoffens auf gelingende, wohltuende und heilende ethisch-soziale Beziehungen zwischen Mensch und Mensch und befreiende, erfüllende Beziehungen zwischen Mensch und Gott. Der alttestamentliche Begriff der Gerechtigkeit ist – das kann man ruhig so kraß sagen – völlig anders, als die heutige Umgangssprache es wahrhaben will. Auch die neutestamentlichen Stellen über Gerechtigkeit (*dikaiosyne* im Griechischen) setzen diese Tradition fort, ja radikalisieren sie z. B. in dem ärgerlichen Gleichnis von den Arbeitern im Weinberg, die bei Tagesende alle den gleichen Lohn erhalten, einschließlich der zu spät Gekommenen (Mt. 20; „Oder ist dein Auge neidisch, weil ich gütig bin? So werden die Letzten Erste und die Ersten Letzte sein").

Diese „neue Gerechtigkeit" verknüpft den symmetrischen Ausgleich mit Barmherzigkeit für den Bedürftigen und Zuspätgekommenen. Es müßte nun im einzelnen sorgfältig diskutiert werden, inwieweit unsere heutigen Konzepte von Gerechtigkeit durch ein solches biblisches „Korrektiv" hilfreich gestört und an ihre Grenzen erinnert werden könnten. Es gibt immer wieder Beispiele in der Politik der jüngsten Zeit, bei denen die Grenzen der „zuteilenden" und „ausgleichenden" Gerechtigkeit klassischer Definition sichtbar wurden, etwa im Konzept der „Entwicklungsrechte" oder der Umschuldung bzw. des Schuldenerlasses für Länder der dritten Welt. Hier wird ein – wie auch immer säkularisiertes – Verständnis von „neuer Gerechtigkeit" deutlich, das dem biblischen voll entspricht. Letztes Kriterium ist das „gelingende Leben", nicht die Waage in der Hand der Göttin Justitia mit ihren verbundenen Augen.

Ethik in der Psychiatrie und Psychotherapie

Bei den Lindauer Psychotherapiewochen 1988 wurde es als Wagnis betrachtet, einen Abend für eine Plenarsitzung dem Thema der Ethik in der Psychotherapie zu widmen. Die Abstinenzregel in der Psychoanalyse hat eine Ausstrahlung auf die gesamte Psychotherapie und Psychiatrie ausgeübt und das (von ihr nicht intendierte) Ideal einer ethischen „Neutralität" der Therapeuten in fataler Weise gefördert. Das ist aber hier nicht unser eigentliches Thema, denn es kann gewiß ein Konsens vorausgesetzt werden, daß der „ethisch neutrale" Arzt oder Therapeut ein Fossil aus vergangenen Zeiten ist. Jeder therapeutische Eingriff, auch in der reinen Pharmakotherapie, bedarf ethischer Legitimation. Jedes therapeutische Gespräch ist ein Eingriff in die Lebensgeschichte eines Patienten, eine „Invasion", die nicht nur fachmedizinisch gerechtfertigt werden muß. Darüber besteht allenthalben heute ein Konsens, zumindest in der theoretischen Diskussion. (So ist denn auch der Abend in Lindau gut gelungen.)

Unsere Überlegungen zur Gerechtigkeit und sozialen Verträglichkeit als Kriterien ethischer Entscheidungen in der medizinischen Ethik, besonders im Hinblick auf Psychiatrie und Psychotherapie, können an folgenden Problemfeldern als Chance und Aufgabe konkretisiert werden. Dabei wird in jedem der Problemfelder die Grenze des klassischen Gerechtigkeitsbegriffs deutlich, d. h. die Gleichbehandlungsregeln und Proportionalitätskonzepte haben schon ihren guten Sinn, helfen aber nicht in allen Problemlagen zur Mitgestaltung dessen, was wir „gelingendes Leben" genannt haben. Es handelt sich um folgende Problemfelder:

1. Die Entscheidung für die Therapie

Jede Therapie ist – wie gesagt – eine Invasion in die Lebensgeschichte eines Patienten, bei der die Bestandteile der Biographie wie die Steinchen in einem Kaleidoskop zwar nicht vermehrt oder vermindert, aber zu einem anderen Bild verändert werden. Dabei gilt es, die Autonomie des Patienten zu wahren, wiewohl sie bei einer Behandlung in Psychiatrie und Psychotherapie eher der Einschränkung ausgesetzt ist als in der somatischen Medizin. Die „Unschädlichkeit" als Ziel der Konkretisierung von Gerechtigkeit betrifft auch den Bereich des Averbalen, denn auch in ihm ruht die Identität des Patienten.

2. Der Begriff der Normalität

Auf drei Ebenen ist die Definition von Normalität bzw. die Kennzeichnung ihres Fehlens durch psychopathologische Etikettierung im möglichen Konflikt mit der Grundmaxime der Gerechtigkeit:
a) in wissenschaftstheoretischer Hinsicht, weil die Definition schwieriger als in der somatischen Medizin ist,
b) in der Kontaktnahme mit Arbeitgeber und Versicherung des Patienten, weil die psychische Erkrankung berufliche und soziale Konsequenzen über ihre eigentliche Dauer hinaus haben kann,
c) in den Hemmungen gegenüber dem Patienten und seiner Familie, die Diagnose klar zu bezeichnen, in der Neigung, sie eher durch Umschreibungen zu kennzeichnen.

3. Wahl der Methode und Aufklärung

Die Aufklärung ist von objektiver Diagnose abhängig, die aber ihrerseits nicht selten Teil der Therapie selbst ist, also im voraus oft nicht gegeben werden kann. Die Methodenvielfalt in der Wahl der Therapie bedeutet eine zusätzliche Problematik, weil die Indikationsstellung selten in objektivierbarer Weise einer bestimmten Methode zugeordnet werden kann, in der Psychotherapie jedenfalls weniger als in der klassischen Psychiatrie. Hier ist die Erinnerung daran wichtig, daß es in den vergangenen Jahrzehnten nur selten zu Gerichtsverfahren wegen Kunstfehlern in der Psychotherapie gekommen ist. Um so größer ist die ethische Verantwortung der Therapeuten in der Wahl der Methode und der Form der Aufklärung.

4. Die Therapieziele

Hier ruhen die eigentlich ethischen Probleme. Auf welches Ziel hin werden die Patienten therapiert: auf maximale Selbstentfaltung oder auf optimale Adaptation an die Gesellschaft, an ihr pathogenes Feld? Sollen sie zu konkurrenzfähigen, heldenhaft-starken Menschen umgeformt oder zum *Status quo ante* zurückgeführt, oder zu Menschen werden, denen das Leben, trotz Leiden und Behinderungen, gelingt? Das Therapieziel verlangt vom Therapeuten eine „Vision" der antizipierten Lebensstory des Patienten, das, was man gemeinhin eine objektive Indikation nennt, was in Wahrheit aber ein ethisch schwer belastetes Unterfangen ist: welche Folgen kann ich voraussehen, welche nur hypothetisch skizzieren? Welche eigenen Konzepte von „Lebensqualität" fließen bei mir als Therapeut in die Vision des antizipierten Lebens des Patienten ein?

5. Das Arzt-Patient-Verhältnis

Im Verhältnis zum Patienten und der Familie steht die Forderung nach der Wahrung der Autonomie des Patienten ethisch im Vordergrund. Die stellvertretende Entscheidung für den Patienten (schon bei der Wahl der Therapiemethode), ist nur dann keine Manipulation, wenn zu einem späteren Zeitpunkt dem Patienten die Möglichkeit zur kritischen Einsichtnahme und Zustimmung (oder Ablehnung) gewährt wird. Ärztlich-therapeutisches Geheimwissen und darauf begründete Entscheidungen sind ethisch unverantwortbar. Die hier in Frage stehende Problematik wird unter dem Titel „informed consent" in der medizinischen Ethik verhandelt. Er entstand 1947 im Zusammenhang mit den Nürnberger Kriegsverbrecherprozessen gegen Ärzte, die verbrecherische Versuche an Menschen gemacht hatten. Das Medium der Kommunikation zwischen Arzt und Patient ist in Psychiatrie und Psychotherapie weithin – gewiß nicht ausschließlich – das Wort, die Sprache. Sie ist jedoch ein ethikträchtiger Weg zwischenmenschlicher Kommunikation, weil mit Worten (auch mit vermeintlich objektiven Informationen) Wirklichkeiten geschaffen bzw. versperrt werden. Sprache beschreibt nicht nur, sie schafft auch Wirklichkeiten.

6. Selektion der Patienten

Hier kommt ein Proportionalitätskonzept von Gerechtigkeit ins Spiel. Wie kann ich gegenüber der Gesellschaft mit ihrer großen Anzahl von psychisch Kranken rechtfertigen, mit einem Patienten 1, 2 oder 3 Jahre lang psychotherapeutisch zu arbeiten – was ich tatsächlich tue – wenn andere Bedürftige unbehandelt bleiben? Handeln die Therapeuten, die nur eine 10stündige Therapie als Maximum zulassen, nicht eher nach der Grundmaxime der Gerechtigkeit als die klassisch-analytischen Therapeuten, die wenigstens in Hinblick auf den wissenschaftlichen Erkenntnisfortschritt die sozialethisch gesehen ungerechten Langzeittherapien rechtfertigen? Die sozialpsychiatrischen Dienste, die in verschiedenen Regionen Europas in den vergangenen Jahren eingerichtet wurden, sind Ausdruck der Bestrebung, eine „gerechte" Versorgung der Bevölkerung zu gewährleisten. Ihre Grundmaxime ist ethischer, nicht fachpsychiatrischer Art.

7. Behandlungsverweigerung

Hier handelt es sich vornehmlich um ein juristisch und standesrechtlich zu fassendes Problem, dem aber ein schwieriges ethisches Problem zugrunde liegt. Sieht man von Fällen bewußter oder unabsichtlicher Vernachlässigung ab, so betrifft das Problem weniger die (klinische) Psychiatrie als vielmehr die psychotherapeutische und vor allem die psychoanalytische Praxis. Hier kommt es zu Behandlungsverweigerungen und -abbrüchen, die auch in der Theorie vorgesehen sind. Dabei entsteht aber das Problem der Verletzung der Gleichbehandlung und der Fürsorge von Bedürftigen (im Sinn von Rawls, aber auch im klassischen Verständnis von Gerechtigkeit).

8. Randomisierung und Doppelblindversuch

Diese Modalitäten von Versuchen mit neuen Methoden und Produkten werden von strikten Prinzipienethikern abgelehnt, weil in ihnen die Rückmeldung der Betroffenen unterbunden und ihr „informed consent" übergangen werden muß. In den USA wurde vor 2 Jahrzehnten eine heftige Diskussion über diese Frage mit dem Ethiker Paul

Ramsey in Princeton geführt. Mir scheint eine Rechtfertigung aber möglich, wenn hier auch die Gründe nicht dargestellt werden können. Freilich geht es dabei um das Abwägen eines kleineren gegenüber einem größeren Übel, nicht um distributive, sondern um auf „gelungenes Leben" zielende Gerechtigkeit (vgl. den Vortrag von W. Wagner).

9. *Suizidverhütung*

Zu ähnlichen Problemen führt die Maxime der Suizidverhüter aus der Schule der Prinzipienethik, die unter keinen Umständen einen Suizid nicht verhütet sehen wollen. Hier dient das Gerechtigkeitskriterium nur innerhalb enger Grenzen, es müssen zur Entscheidungsfindung noch andere ethische Grundmaximen herangezogen werden, die ebenfalls aus der Würde und Einmaligkeit des Lebens abgeleitet sind. Als Grenzfall wird es dann denkbar sein, einen Suizidalen seinen Weg gehen zu lassen, wenn auch damit die aktive Beihilfe zum Suizid nicht automatisch gerechtfertigt ist. Das entscheidende Kriterium ist hier die Autonomie im Zusammenspiel mit dem nur Credohaft begründbaren Verständnis vom Sinn des Lebens und dem möglichen Anspruch, über das eigene Leben zu verfügen.

Die Liste der Problemfelder kann freilich verlängert werden. Es wäre an fürsorgliche Verwahrung/Zwangseinweisung, an das gesamte Gebiet der Sozialpsychiatrie einschließlich der präventiven Maßnahmen und nicht zuletzt an die heute sog. Regierungsberatung zu denken, um die Fülle der Felder für die Konkretisierung medizinethischer Verantwortung in der Psychiatrie und Psychotherapie zu Gesicht zu bekommen. Durch die bisherigen Ausführungen sollte deutlich geworden sein, daß
– die Ethik kein festes System ist und folglich die medizinische Ethik auch nicht mit der Erstellung eine Systems rechnen kann,
– es jedoch eine Reihe von Grundmaximen gibt, die sozusagen das Feld möglicher Entscheidungen abstecken und Handlungsorientierung bieten, zu denen die Gerechtigkeit im Verbund mit Freiheit in zentraler Weise gehört,
– Grundmaximen wie Gerechtigkeit ihrerseits aus übergeordneten Menschenrechten und Konzepten von der Würde des Menschen abgeleitet sind, diese Ableitungen aber eine gewisse Variabilität zulassen, so daß wir es nicht nur mit einem einzigen Gerechtigkeitsbegriff zu tun haben,

- ihrerseits diese breiten Grundmaximen Ableitungen zulassen auf spezifischere Handlungsanweisungen wie z. B. Autonomie des Patienten, Fürsorge, Unschädlichkeit, Wahrung des Rechts und der Bedürfnisse des Schwachen und Unterlegenen
- und schließlich die Psychiatrie und Psychotherapie in besonders sensibler und verwundbarer Weise Bewährungsfelder für ethische Verantwortung sind, weil ihre therapeutischen Eingriffe besonders tief in die Identität, die Biographie und in das Selbstverständnis der Patienten einwirken.

Gerechtigkeit ist nicht die einzige, aber eine sehr wesentliche Grundmaxime medizinischer Ethik. Ohne differenzierte Reflexion bleibt sie jedoch für die Verantwortungs- und Entscheidungsträger als Kriterium zu breit.

Literatur

Bloch S, Chodoff P (1981) Psychiatric ethics. Oxford Univ Press, New York Melbourne
Dihle A (1978) Gerechtigkeit. In: Reallexikon für Antike und Christentum, Bd 10. Hiersemann, Stuttgart, S 233–360
Doerr W, Jacob W, Laufs A (Hrsg) (1982) Recht und Ethik in der Medizin. Springer, Berlin Heidelberg New York
Helmchen H (1986) Ethische Fragen in der Psychiatrie. In: Kisker KP, Lauter H, Meyer JE, Müller C, Strömgren E (Hrsg) Psychiatrie der Gegenwart, Bd 2. Springer, Berlin Heidelberg New York Tokyo, S 309
Huber W, Tödt HE (Hrsg) (1988) Menschenrechte, 3. Aufl. Kaiser, München
Pohlmeier H (1987) Welche Leitbilder prägen? Legitimation von Therapiezielen in der Psychotherapie. In: Schlaudraff U (Hrsg) Ethik in der Medizin. Springer, Berlin Heidelberg New York Tokyo, S 150–154
Rad G von (1987) Theologie des Alten Testaments, 9. Aufl, Bd 1. Kaiser, München, S 382 ff
Rawls J (1971) A theory of justice. Harvard Univ Press, Cambridge Oxford (dt 1979: Eine Theorie der Gerechtigkeit. Suhrkamp, Frankfurt am Main)
Ritschl D (1986) Konzepte: Ökumene, Medizin, Ethik. Kaiser, München
Ritschl D (1989a) Ethik und psychosomatische Grundversorgung. In: Bergmann G (Hrsg) Psychosomatische Grundversorgung. Springer, Berlin Heidelberg New York Tokyo, S 9–14
Ritschl D (1989b) Ethik in der Psychiatrie. In: Eser A, Lutterotti M von, Sporken P et al (Hrsg) Lexikon Medizin, Ethik, Recht. Herder, Freiburg Basel Wien, S 842–846, 852
Steere J (1984) Ethics in clinical psychology. Oxford Univ Press, Oxford

Differentialethik und Psychiatrie

Hans-Martin Sass

Werte wandeln sich im Laufe der Geschichte; sie erscheinen auch in den verschiedenen Kulturkreisen in unterschiedlichem Gewand und unterschiedlicher Zuordnung. Wertbegründungen hängen ab von internen Faktoren der jeweiligen Orientierungssysteme, in denen sie vorkommen. Je stabiler jedoch die Szenarien sind, in denen wertbezogenes Handeln gefordert wird, um so unabhängiger ist der Bedarf an Wertanwendung und Wertintegration in das Szenarium von kulturellen und historischen Veränderungen und von Wertbegründungsstreitereien. Das gilt insbesondere auch für solche Szenarien, die von dem Baseler Philosophen und Psychiater Karl Jaspers als Grenzsituationen beschrieben wurden. Wahnsinn und Irrsinn, aber auch die Grenzfälle auf dem Gebiet zwischen Irrsinn und Genialität, zwischen Gesundheit und Krankheit, neurologischer Normalität und Abnormalität gehören hierher. Von der Schizophrenie bis zum Liebeskummer, von der Depression und der Fremdgefährdung bis zur Autoaggression reicht das Arsenal dessen, mit dem die Psychiatrie zu tun hat. Bei der Diskussion um die Ethik in der Psychiatrie kann es sich also nicht darum handeln, ethische Werte nachträglich in einen ansonsten ethikfreien Handlungsraum zu transportieren. Das Thema ist also nicht moralische Aufrüstung oder Nachrüstung für ein anderweitig vom Experten beherrschtes Gebiet, sondern es geht um etwas so Unsensationelles wie Qualitätskontrolle, ethische Qualitätskontrolle technischer Interventionsexpertise, oder Differentialethik, die ähnlich hohe Differenzierungsleistungen in Analyse, Bewertung, Interventions- und Prognosevorbereitung erbringt, wie wir das von der modernen Differentialdiagnose erwarten. Was die Ethik in der Psychiatrie zu tun hat, ist das Ausmessen ethisch beschreibbarer unterschiedlicher Szenarien der Interaktion zwischen Heilung Suchendem und Helfer oder die konkrete Abwägung von ethischen Risiken, Nutzen und Kosten in einem psychiatrischen Einzelfall.

Dabei unterscheiden sich die Szenarien gewaltig, lassen sich aber auf eine Grundsituation zurückführen, die vielfältig beschrieben worden ist (z. B. Pellegrino u. Thomasma 1981; Rössler 1977). Pellegrino und Thomasma skizzieren z. B. eine Grundsituation der Interaktion zwischen dem Hilfe und Heilung suchenden Kranken und dem Arzt in der Rolle des kompetenten und mitfühlenden Helfers und Heilers (Pellegrino u. Thomasma 1981, S. 216–219). Situationsinterne Faktoren bestimmen das Wertprofil dieses Szenariums; kulturelle und historische Unterschiede modifizieren es, ohne ihm seine Einzigartigkeit nehmen zu können. Die Verwundbarkeit des Menschen als einer sterblichen und verletzlichen Person, psychisch und somatisch auf die Kommunikation mit anderen hin angelegt, kommt nirgendwo so stark und so unbezweifelbar zum Ausdruck wie im Schmerz oder im Versagen der körperlichen oder geistigen Kräfte oder ihrer Verkrüppelung oder Verworrenheit. Der zentrale Akt der Medizin besteht nach Pellegrino und Thomasma in der Integration von technischer und moralischer Interventions- und Urteilskompetenz für diese bestimmten Grenzsituationen des menschlichen Lebens. Diese doppelte Verpflichtung läßt sich in 3 Forderungen an den tugendhaften Arzt zusammenfassen: Pflicht zur technischen Kompetenz, Respekt vor der Würde und Mitmenschlichkeit des Patienten, Verständnis für die Nichtgeneralisierbarkeit der Interaktion zwischen Patient und Arzt. Diesen ärztlichen Tugenden können dann auch Patiententugenden gegenübergestellt werden.

Sofern es sich also in Medizin und Psychiatrie um faktengegründete typische Situationen handelt (Aiken 1962; Fletcher 1990; Hare 1981), besteht die Aufgabe der technischen wie der ethischen Expertise darin, die Situation angemessen zu analysieren und zu bewerten, die richtigen technischen und ethischen Instrumente zu besorgen oder zu produzieren und sie angemessen einzusetzen. Das ist sowohl unsensationell, was die Wertbegründung betrifft, wie auch schwierig und komplex, was die Kunst der Situationsanalyse und der Güterabwägung betrifft.

So wichtig die Analyse und Differenzierung der einzelnen ethischen Prinzipien oder Tugenden sein mag, in konkreten Szenarien oder Einzelfällen kann es sich immer nur um eine Anwendungsmischung von Prinzipien, Maximen und Tugenden handeln, selten gibt es Situationen, die nur die Durchsetzung eines und nur eines ethischen Prinzips verlangen oder die Bewährung einer und nur einer Tugend oder Maxime. Deshalb steht mit Recht das Thema der Güterabwägung auf dem Programm der heutigen Konferenz.

Im folgenden werde ich
1. Formen der Integration ethischer Expertise in berufliche Expertise beschreiben,
2. mögliche Begründungsansätze ethischen Argumentierens bei der Anwendung von Ethik auflisten,
3. die Wichtigkeit der Misch- und Mikroallokation ethischer Prinzipien unterstreichen,
4. ein Modell des Ausmessens von ethischen Szenarien vorstellen und
5. unterschiedliche Checklisten für die Güterabwägung im Einzelfall vorstellen und für ihre Anwendbarkeit in der Psychiatrie einen Vorschlag machen.

Ethische Expertise im beruflichen Handeln

Die ethische Expertise, die im ethischen Management konkreter Szenarien oder Fälle Güterabwägungskompetenz verlangt, kann in 3 unterschiedlichen Formen erfolgen: als Begutachtung, Beratung oder als Integration ethischer Expertise in den Prozeß der Behandlung (s. Übersicht 1). Weit verbreitet ist eigentlich nur das Modell der fachinternen Begutachtung, in der Bundesrepublik Deutschland weitgehend ohne Beteiligung von „Laien", verpflichtend vor Beginn von klinischen Prüfungen und freiwillig und nur ansatzweise vorhanden in der nichtforschenden Patientenbetreuung. Hospital Ethics Committees in den USA sind inzwischen eine Selbstverständlichkeit. Die Begutachtung erfolgt im Einzelfall auf Nachfrage, der Rat ist nicht bindend. Selbstverständlich sind in solchen Kommissionen Nichtmediziner ver-

---

Übersicht 1. **Modelle ethischer Intervention**
1. *Begutachtung* („review")
    1. Fachinterne Ethikkommission
    2. Ethikkommission mit „Laienbeteiligung"
    3. Expertengutachten
2. *Beratung* („consultation")
    1. Ad-hoc-Beratung auf Anfrage
    2. Vorweg festgelegte periodische oder Teilaspektberatung
    3. Koordination zwischen Sponsor, Forscher, Patient, Team
3. *Beteiligung* („integration")
    1. Integration eines Ethikexperten in das klinische Team
    2. Anstellung von Ethikexperten beim Sponsor
    3. Ethische Module oder Metasprachen in Expertensystemen

Ethische Begleitung ist möglich durch Experten oder Kommissionen, hausintern oder hausextern, kostenlos oder gebührenpflichtig.

treten, beispielsweise Ethiker, Theologen oder Pfleger. Aber auch Einzelpersonen werden zur Begutachtung beigezogen.

Im Gegensatz zur Begutachtung findet die Beratung nicht vorweg statt, wie das z. B. bei der Prüfung von Forschungsprotokollen vor Beginn der Versuche passiert, sondern ad hoc oder periodisch, z. B. während der Durchführung der klinischen Versuche, sie begleitend, auch auf Anforderung durch den behandelnden Arzt, das Team oder den Patienten.

Beratung und Begutachtung haben jedoch auch etwas Gemeinsames: sie stehen, wenn auch in unterschiedlichem Maße, neben der eigentlichen Praxis der Patientenbetreuung und biomedizinischen Forschung, sind nicht integriert. Die Integration eines Bioethikers in die Teams der Forschung oder Betreuung sichert demgegenüber eine laufende und routinemäßige Integration bioethischer Expertise in Design, Durchführung und Modifikation von Therapie und Forschung (Rössler 1977).

Garantien und Grenzen von Güterabwägungskonsens

Woher kommen nun die Prinzipien und Werte, die der Ethikexperte in das Team einbringt oder die im Ausmessen der ethischen Dimensionen eines Versuchsprotokolls in der Ethikkommission eine Rolle spielen?

Handlungsbegründungen können aus einer Tugendlehre stammen oder aus einer weltanschaulichen Position abgeleitet werden (Übersicht 2). Die Ableitung von Handlungsnormen aus Weltanschauungen hat in pluralistischen Gesellschaften mit großen Schwierigkeiten zu

---

Übersicht 2. **Begründungen ethischer Argumentation**

1. *Weltanschauung*
   Werte werden durch metaphysische oder metawissenschaftliche Hermeneutik begründet.
2. *Tugendlehre*
   Generelle oder berufsspezifische Tugendlehren formen Maximen, Charakterhaltungen und Rollenmodelle.
3. *Prinzipien*
   Ethisches Handeln wird durch differenzierende Auswahl konsensfähiger Normen geleitet.
4. *Szenario*
   Diskussion alternativer Szenarien begründet Handlungsmodelle und Maximen mit optimaler Güterabwägung.
5. *Kasuistik*
   Einzelfallanalyse bestimmt Mikro- und Mischallokation von Prinzipien, Tugenden und Maximen.

kämpfen und ist nur effektiv in metaphysisch oder metawissenschaftlich geschlossenen Orientierungssystemen. In offenen Gesellschaften führt sie im Gegenteil zu Wertbegründungskonflikten, die vermieden werden können, solange man sich auf die in einer konkreten Situation erforderlichen Maximen, Regeln oder Tugenden einigen kann ohne den Umweg über die jeweils individuellen und unterschiedlichen Begründungen. Auch der Appell an eine traditionelle Tugendlehre ist nur so weit verbindlich, wie tradierte Rollenvorbilder und Charakterprofile als verpflichtend anerkannt werden, sowohl vom Dienstleistungserbringer wie vom Nachfrager; aber das ist auch für die Standesautorität des Mediziners, obwohl sie noch eine der traditionsverhaftetsten ist, nicht mehr ohne weiteres selbstverständlich.

Am effektivsten lassen sich in pluralistischen Kulturen und im Verhältnis von Arzt und Patient, die nicht selbstverständlich eine gemeinsam verpflichtende Weltanschauung haben, Güterabwägungen anhand von weithin anerkannten und im Alltag vorkommenden, auch von Rollenerwartungen und Grundsituationen stabilisierten mittleren Prinzipien ethischen Handelns durchführen. Auch die differenzierende Analyse eines bestimmten ethischen Szenariums oder eines konkreten Einzelfalls erlaubt oft ohne Rückgriff auf generelle ethische Werte schon das Aufstellen von ethisch akzeptablen Optionen der Intervention oder Aktion. Die philosophische Ethik entdeckt hier in gewisser Weise auf dem Umweg über konkrete Herausforderungen der Bioethik die Kasuistik neu, die seit dem Generalisierungsengagement der Aufklärung, der Transzendentalphilosophie und der neueren metawissenschaftlich sich begründenden Ideologien in Vergessenheit geraten war (Hare 1981; Sass 1990). Kasuistische Argumentation ist überall dort in pluralistischen Kulturen möglich, wo die mittleren Prinzipien ethischen Handelns trotz unterschiedlicher weltanschaulicher Begründung von vielen Positionen geteilt werden, ja das verbindende Netz der Kultur und Gesellschaft ausmachen. Nachbarschaftshilfe, Schutz der Umwelt, Fairneß im Beruf und im Straßenverkehr, Schweigepflicht des Arztes, Informationspflicht des Experten, das sind solche mittleren Prinzipien, die unterschiedlich begründet werden können, für deren praktische Relevanz im mitmenschlichen Umgang jedoch nur zählt, ob und wieweit sie anerkannt, nicht wie sie begründet werden können. Die Grenze der kasuistischen Argumentationskraft liegt dort, wo der artikulierte oder schlummernde Konsens einer Gesellschaft aufhört oder wo die Kommunikation zwischen Arzt und Patient versagt, weil beide aneinander vorbeireden. Wo es in der öffentlichen Kultur keinen Konsens gibt, da kann die Medizin ihn auch nicht herstellen; sie kann aber im Einzelfall oder in den meisten ihrer Handlungssituationen zu einem Konsens zwischen Arzt und Patient kommen, auch wenn ein genereller gesellschaftlicher Konsens nicht möglich ist.

Die Konsensfindung zwischen Arzt und Patient in der Psychiatrie ist nun allerdings mit einer besonderen Hypothek belastet, die mit dem biologisch oder kulturell bestimmbaren Krankheits- oder Normabweichungsbild zusammenhängt (Engelhardt 1986; Szasz 1960, 1970). Ersatzweise kann hier statt des Standardmodells der Konsensbildung zwischen Arzt und Patient nach dem Prinzip des „informed consent", der Einwilligung nach Aufklärung, das von Hare (1981, S. 44) vorgeschlagene Modell der Festschreibung fester paternalistischer Regeln, die von gesellschaftlichem Konsens abgestützt sind, in Erwägung gezogen werden. Da allerdings psychiatrische Krankheitsbilder auch Repräsentation kultureller Ausgrenzungsstrategien sein können, bedürfen psychiatrische Krankheitsbilder einer differenzierenden sowohl biomedizinischen wie kulturkritischen Bestätigung und routinemäßigen Überprüfung.

Differentialallokation ethischer Prinzipien

Ethische Prinzipien, Tugenden und Handlungsmaximen sind nicht statisch, ihre Übergänge und Mischungen im konkreten Alltag sind fließend. Sie bedürfen einer Differenzierung sowohl in ihrer Definition als auch in ihrer Anwendung. Wir können bei den ethischen Prinzipien zwischen Rohstoffen, Halbfertigprodukten und Endprodukten für den Einsatz in einer konkreten Situation sprechen (Sass 1990). Zu den Grundstoffen („commodities") gehören allgemeine Werte wie Freiheit, Gleichheit, Gerechtigkeit, Sicherheit; sie sind die Rohstoffe ethischen Argumentierens und Handelns, die nur selten in ihrer ungeschliffenen und undifferenzierten Form in konkreten Situationen Anwendung finden. Im Gegenteil: wie viele Verbrechen sind begangen worden durch eine undifferenzierte Anwendung genereller Prinzipien wie Friede, Solidarität, Gerechtigkeit auf konkrete Situationen.

Generelle Prinzipien bilden aber die Rohstoffe für mittlere ethische Prinzipien, Halbfertigprodukte, die präziser sind und die in eine konkretere Situation übersetzbar sind. Sie sind das Material, mit dem ethische Szenarien differenziert werden können. Zu diesen Halbfertigprodukten gehören solche Prinzipien wie Rechtssicherheit, Schutz des Verbrauchers, Transparenz von Verwaltungsentscheidungen, Sicherheit des Arbeitsplatzes, Schutz der Umwelt, Wohl des

Patienten. Die ethischen Regeln von Berufsständen gehören hierher, ebenso Grundsätze des staatlichen Verordnungswesens, einige Gesetze und juristische Generalklauseln, ungeschriebene oder geschriebene Regeln des Marktes. Einige sind reinere und präzisere Bearbeitungen originaler ethischer Rohstoffe. So differenziert sich beispielsweise das generelle Prinzip der Freiheit oder Autonomie in so unterschiedliche mittlere Prinzipien wie Redefreiheit, Gewerbefreiheit, Schutz von Patienten, Pressefreiheit, Schutz von Kindern vor Pornographie. Andere stellen Verbindungen zwischen zwei oder mehr Grundwerten oder mittleren Prinzipien dar, z. B. die „Einwilligung nach Aufklärung" (berufliche Verantwortung und Expertise plus Autonomie des Patienten), das „beste Interesse des Patienten" (*nil nocere* und *bonum facere* und geäußerte oder vermutete Lebensqualitätskriterien des Patienten); die meisten berufsethischen Kodizes repräsentieren berufsszenarientypische Mischungen solcher mittlerer Prinzipien. Auch mittlere ethische Prinzipien können selten direkt in konkreten Konfliktsituationen angewandt werden, sie geben aber Richtlinien oder Perspektiven an, die für die Konfliktlösung wichtig sind.

Für die Einzelfallentscheidung oder die ethische Bewertung konkreter ethischer Szenarien werden erst die Endprodukte der differentialethischen Präzisierung brauchbar; die Einwilligung der Eltern zur medizinischen Behandlung eines Kindes, die Zustimmung eines Krebspatienten zu einer intensiven Palliativbehandlung und der Verzicht auf tumorspezifische Therapien, das sind Präzisierungen der allgemeinen Pflicht zur Wahrhaftigkeit und des allgemeinen Rechts auf Selbstbestimmung sowie der speziellen Pflicht zur Information des Klienten durch den Dienstleistungsanbieter und des Rechtes des Patienten, zwischen Schmerzbehandlung oder Lebensverlängerung zu wählen, wenn denn eine solche Wahl notwendig sein sollte. Die allgemeinen Prinzipien von Solidarität und Menschenwürde konkretisieren sich in dem mittleren Prinzip der „Nächstenliebe"; dieses wiederum erscheint als „Endprodukt" in der konkreten Hilfe dem Verkehrsopfer auf der Autobahn gegenüber, aber auch in der Aktion „Brot für die Welt" oder in staatlichen Verordnungen zum Mietrecht oder zur Arbeitslosenunterstützung. Mietrecht und Arbeitslosenunterstützung können aber auch als Konkretisierungen des allgemeinen Prinzips von Gerechtigkeit und des speziellen, daraus abgeleiteten Prinzips der sozialen Sicherheit verstanden werden. Von welchem Prinzip man sie ableitet, ist eine Weltanschauungsfrage; daß sie beachtet werden, ist eine Frage der gesellschaftlichen und individuellen differenzierenden Ethik.

In der Medizinethik erscheinen mittlere Prinzipien in konkreten Situationen in unterschiedlichen Fassungen; das Nocere kann z. B. bedeuten Schmerz in unterschiedlichen Formen, Unwohlsein, Formen des Stresses, der Verletzung der Intimsphäre, der Einschränkung von Mobilität oder sozialem Kontakt, zeitweiser oder permanenter Verlust oder Beeinträchtigung von körperlichen oder geistigen oder emotionalen Funktionen, unerwünschte Nebeneffekte, Verkürzung der Lebensspanne, Beeinträchtigung unterschiedlicher subjektiver Werte oder der Lebensqualität. Ähnliche Listen lassen sich für das „beste Interesse des Patienten" aufstellen, für die „Einwilligung" des Patienten usw.

Der in Schulzusammenhängen aufgewachsene akademisch gebildete Philosoph stellt bei Güterabwägungen außerdem fest, daß unterschiedliche Argumentationsmuster in unterschiedlichen Situationen benutzt werden, ohne daß es offensichtlich zu Rechtfertigungskonflikten oder Begründungsnotständen kommt. In Fragen des Tötungsverbots argumentieren wir kategorisch und rigoristisch mit Kant. In Fragen der Interventionsabwägung nach Kriterien der Lebensqualität kalkulieren wir mit Mill und anderen utilitaristisch. Bei Fragen der Allokation im Gesundheitswesen nach dem aristotelischen Prinzip der ausgleichenden Gerechtigkeit (jedem das gleiche!); bei der direkten Interaktion zwischen dem individuellen Arzt und dem individuellen Patienten nach dem aristotelischen Prinzip der zuteilenden Gerechtigkeit (jedem das Seine!). In der Unfallmedizin und bei akuten Krisensituationen gelten vorzugsweise die Regeln des Paternalismus und seines heteronomen Interessebegriffs, in Triagesituationen pragmatische Regeln und ausdrückliche ungleiche Bevorzugung einiger auf Kosten anderer.

Ethische Koordinaten in der Arzt-Patient-Interaktion

Für die medizinische Situation läßt sich ein standardisiertes Normalszenarium beschreiben, das die grundlegenden mittleren Prinzipien der Interaktion zwischen Arzt und Patient umschreibt (Übersicht 3).

Die beiden grundlegenden Prinzipien der medizinischen Ethik, das Schadensverbot – *primum nil nocere* –, und das Gebot des Heilens – *bonum facere* –, im Interesse des Patienten, bedürfen keiner weiteren generellen Erläuterung. Sie gehören berufsgeschichtlich und berufsethisch zum Kern des Ethos des Arztes und der Erwartungen aller Gesellschaften an die Rolle des Arztes. Weil es kaum einen medizinischen Eingriff gibt, der nicht auch ein Risiko oder einen potentiellen

> *Übersicht 3.* **Prinzipien in der Interaktion Arzt – Patient**
> 1. *Grundlegende Prinzipien*
>   Primum nil nocere
>   Bonum facere
>   Patientenautonomie
>   Ärztliche Verantwortung
>   Bündnis Arzt – Patient
> 2. *Weitere mittlere Prinzipien*
>   Einwilligung nach Aufklärung
>   Schweigepflicht
>   Vertrauen
>   Wahrheit am Krankenbett
> 3. *Zusätzliche Prinzipien*
>   Risiken für Dritte
>   Verantwortung für das Gesundheitssystem
>   Fortschritt der Medizin
>   Rechtliche und berufsrechtliche Regelungen

oder tatsächlichen Schaden für den Patienten beinhaltet, gilt es, im Einzelfall differenzierend abzuwägen zwischen diesen beiden Prinzipien, dem Hilfsgebot und dem Schadensverbot bzw. der Frage, inwieweit Risiken oder Schäden in Kauf genommen werden dürfen zur Erreichung des Ziels der Heilung, der Linderung, des Wohlseins oder des Wohlfühlens. Die Differentialethik stellt sich in diesen Risikoabwägungen als doppelte Qualitätskontrolle der Interventionsoption durch den Experten dar: Sicherheit der technischen Prognose angesichts von unbekannten Risiken oder bekannten Unsicherheiten und differenzierende Abwägung angesichts der medizinethischen Befunde aus der Axioskopie und dem Wertbild des Patienten.

Ähnliche Abwägungen sind zwischen den beiden Prinzipien „Autonomie des Patienten" und „Verantwortung des Arztes" erforderlich. Auch diese Abwägungen sind aus zwei Gründen unerläßlich, einmal weil die technischen Möglichkeiten der Medizin es dem Arzt nicht mehr erlauben, stellvertretend paternalistisch für den Patienten zu formulieren was in dessen „bestem Interesse" liegt, und zum anderen, weil es zu den Grundprinzipien der pluralistischen Gesellschaft gehört, daß der einzelne im Rahmen von Gesetzen selbst über die Ziele seines Lebens und den Inhalt dessen, was er oder sie Lebensqualität nennt, soll entscheiden dürfen. Andererseits erlaubt die Tradition des hippokratischen Ethos dem Arzt im Regelfall nicht, sich auf die bloß technischen Funktionen eines Dienstleistungsberufes zurückzuziehen; deshalb darf er das Selbstbestimmungsrecht des Bürgers in der Rolle des Patienten nicht ungefragt akzeptieren.

Diese doppelte Abwägung zwischen dem Schadens- und dem Hilfsprinzip auf der einen und den Prinzipien der Selbstbestimmung des Bürgers auch in der Rolle des Patienten führt zu einer Arzt-Patient-Situation, die in der Literatur als ein „Bündnis" beschrieben wurde, in dem in einem mehr oder weniger unausgesprochenen Vertrag die technische Verantwortung und menschliche Zuwendung von seiten des Arztes sowie die Compliance und das Vertrauen von seiten des Patienten die tragenden Prinzipien sind (Pellegrino u. Thomasma 1981; Veatch 1981). Man hat die Grundlage dieses Bundes als „beneficence in trust" (Fürsorge auf der Basis des Vertrauens) bezeichnet: der Arzt handelt im besten Interesse des Patienten, dieses Handeln muß von gegenseitigem Vertrauen getragen sein (Pellegrino u. Thomasma 1981). Obwohl Arzt und Patient sich im Regelfall in den Rollen des Helfers und des Hilfsbedürftigen entgegentreten, kann es im Einzelfall zu größeren weltanschaulichen Gegensätzen kommen, in der Frage des Schwangerschaftsabbruchs aus generellen weltanschaulichen Gründen, in der Frage der Intervention in der Psychiatrie aus Gründen, die mit dem Krankheitsbild und seinen biomedizinischen sowie kulturellen Komponenten zusammenhängen. Wenn, wie Veatch es fordert, nicht beide Seiten zu einer Art Vertragsverhältnis, das für beide Seiten Rechte wie Pflichten umschreibt, kommen, dann ist eine ethisch vertretbare medizinische Behandlung nicht erlaubt (Veatch 1981). In solchen Fällen kommt es dann nicht zu einer vertrauensgestützten Verantwortung des Arztes für den Patienten, und die Grundlage des ungeschriebenen und oft auch unausgesprochenen Bündnisses ist nicht mehr tragfähig.

Innerhalb des Bundes zwischen Arzt und Patient spielen eine Reihe von mittleren Prinzipien eine Rolle, die mit der Geschichte der ärztlichen Ethik untrennbar verbunden sind und auch immer wieder ausführlich beschrieben wurden, so daß ich sie hier nicht im einzelnen entwickeln muß. Dazu gehören die beiden Prinzipien Vertrauen und Schweigepflicht. Beide gehören zusammen und stützen sich gegenseitig; sie sind fester Bestandteil des Konzeptes eines Bundes oder Bündnisses zwischen Arzt und Patient. Neueren Datums sind die Prinzipien der Einwilligung nach Aufklärung und der Wahrhaftigkeit am Krankenbett. Ihre generelle Anwendung ist nicht unumstritten. In der Psychiatrie bedürfen sie einer szenarienbezogenen Transformation und Differenzierung. Hare (1981) hat den Vorschlag gemacht, dem Prinzip des Paternalismus, verbunden mit einem Regelrigorismus, eine dominierende Rolle in der psychiatrischen Ethik zu geben und auf das Informed-consent-Prinzip zu verzichten:

> In all cases, what we have to do is to find a set of sound principles whose general acceptance and firm implantation will in the habits of thought of psychiatrists lead them to do what is best for their patients and others. In the general run of their professional life, they need not think like utilitarians; they can cleave to principles expressed in terms of rights and duties and may, if they do this, achieve better the aims that an omniscient utilitarian would prescribe than if they themselves did any utilitarian calculations (Hare 1981, S. 44).

Die Expertise der Berufsgruppe würde also Gesetzmäßigkeiten richtiger Intervention festlegen und nicht in jedem Fall utilitaristisch argumentieren müssen. Das ist eine sehr harte Position, die dem Berufsverband eine nicht kontrollierbare Dominanz zuspricht. Andererseits hat gerade die öffentliche Kultur in Wertwandelprozessen gezeigt, wie sehr das allgemeine und das individuelle Verhältnis zum „Behinderten" und zum „Idioten" sich wandelt. Die Beschreibung des politischen Dissidententums als psychiatrisch zu behandelnde Abnormalität durch eine Fachgesellschaft, sowohl sanktioniert wie motiviert durch einen totalitären Staat, zeigt die Zwickmühle, in der sich eine optimale Kontrolle von psychiatrischen Krankheitsbegriffen und Interventionsstrategien befindet. Ich würde im Gegensatz zu Hare den Paternalismus jedoch nicht als ein generelles Güterabwägungsmodell in der Psychiatrie akzeptieren, sondern eher als eine nicht vermeidbare Rückfallposition („default position") bezeichnen, die nicht schon vorweg in der Szenarienanalyse Priorität hat, sondern die erst immer in einem konkreten Fall aktuell wird, wenn die Benutzung anderer Szenarien der Interaktion versagt. Das sind dann auch wohl nur die Fälle bestimmter sehr eng umgrenzter und in der biomedizinischen technischen Diagnose völlig unbestrittener extremer Krankheitsbilder und in konkreten Einzelfällen solche der schwersten Fremdgefährdung und vielleicht auch der Selbstgefährdung. Aber auch in anderen Situationen, bei medizinischen Krisenintervention, bei der Behandlung komatöser Patienten usw., bietet der Paternalismus nicht nur akzeptable, sondern immer auch ethisch gebotene Handlungsmaximen an.

Andere Prinzipien, die auch in die ärztlichen Güterabwägungen in besonderen Fällen einfließen, sind: Risiken für Dritte, Verantwortung für den Fortschritt der Medizin und die Verbesserung der Methoden und des Erfahrungswissens, die Beachtung rechtlicher und berufsrechtlicher Regelungen und schließlich auch eine indirekte Verantwortung für das ökonomische und administrative System solidarischer

Gesundheitsfinanzierung und -pflege, das dem Arzt überhaupt erst die Voraussetzungen liefert, unter denen er derzeit seinen Beruf ausübt. Ihre ausführliche Diskussion unter dem Aspekt ihrer Bedeutung für die psychiatrische Ethik würde hier zu weit führen.

Entwicklung ethischer Szenarien für psychiatrische Intervention

Die Entwicklung und Diskussion unterschiedlicher ethischer Szenarien kann sich formal an der Methode des Technology Assessment oder an den in der Technik und Wirtschaft üblichen Modellen der Risikoanalyse orientieren.

Wie in jeder guten Abwägung von Risiken, Nutzen und Schaden geht auch die ethische Güterabwägung in 4 Schritten vor: Analyse – Bewertung – Überprüfung – Management. Jeder dieser Schritte hat sein eigenes Gewicht; es kann zum Beispiel keine Bewertung geben, bevor nicht die zu bewertenden Sachverhalte klar analysiert und die dabei benutzten Begriffe präzisiert sind. Ohne sorgfältige Prüfung und einen besonderen Schritt der Überprüfung und Erhärtung von Bewertung und Prognose darf nicht von der Theorie in die Praxis übergegangen werden. Wir sehen das genauer in einer detaillierten Aufstellung von 10 Schritten eines optimalen Managements von ethischen Risiken, die in der psychiatrischen Differentialethik benutzt werden kann:

1. detaillierte Analyse einzelner Risiken;
2. Bewertung und Gruppierung von Einzelrisiken;
3. Entwicklung von Reduktions- oder Vermeidungsstrategien;
4. Aufstellung und Diskussion von Handlungsoptionen;
5. Entscheidung für eine der Optionen;
6. Diskussion von Gründen gegen die Entscheidung;
7. Modifikation und Erhärtung der Entscheidung;
8. Risikomanagement;
9. periodische Überprüfung und Beratung;
10. Ad-hoc-Überprüfung und Beratung.

Aiken (1962) beschreibt für die ethische Anwendung 4 Stadien eines moralischen Diskurses: die „emotionale", die „moralische", die „ethische" und schließlich die „postethische" Ebene. Diese Ebenen unterscheiden sich durch den Anteil differenzierender Analyse und Bewertung in bezug auf Handlungsziele und Realisierungschancen. Hare fordert für die Anwendung ethischer Prinzipien in der Handlungspraxis, daß ethisches Urteilen sowohl kritisch als auch intuitiv sein muß:

For these reasons a full account of moral thinking will include an account of the critical as well as of the intuitive level. The critical level ist that at which we select the principles to be used at the intuitive level, and adjudicate between them in cases where they conflict (Hare 1981, S. 36).

Wie sehen nun die besonderen Materialien aus, die innerhalb der medizinischen Grundsituation des Hilfebrauchens und des Helfens und Heilens die Besonderheiten der psychiatrischen Szenarien ausmachen und die sowohl kritisches wie intuitives Argumentieren verlangen (Übersicht 4)?

Übersicht 4. **Sonderaspekte psychiatrischer Intervention**
1. Gesundheitsbegriff, Krankheitsbegriff
2. Kriterien für Lebensqualität
3. Risiken für den Patienten
4. Risiken für Dritte
5. Behandlung gegen oder ohne den Willen des Patienten
6. Vertrauen
7. Suizidprophylaxe
8. Rezidivprophylaxe
9. Symptomsuppression
10. Langzeitbehandlung
11. Modifikation ethischer Prinzipien: Schweigepflicht, Wahrhaftigkeit, Mitgefühl
12. Soziale Gerechtigkeit

Ich habe ein Dutzend solcher psychiatriespezifischer Materialien aus der Fachliteratur (Bloch u. Chodoff 1984; Helmchen 1986; Pöldinger u. Wagner 1989; Szasz 1970) für die ethische Analyse ausgewählt, die in anderen medizinischen Szenarien entweder nicht oder nicht in der hier herrschenden Schärfe und Unvermeidbarkeit vorkommen. Ich weise auf die Diskussion um den Krankheitsbegriff in der Psychiatrie hin, die teils in der psychiatrischen Literatur (Bloch u. Chodoff 1984; Macklin 1973; Pöldinger u. Wagner 1989; Wagner 1989) beschrieben wird, teils von Ethikern geführt wird (Engelhardt 1986; Hare 1981), teils direkt die Debatte betrifft, die seit 1960 von Thomas Szasz initiiert wurde (Morris 1976; Szasz 1960, 1970).

Szasz hat klar und überzeugend belegt, daß es in der Psychiatrie Krankheitsbegriffe gibt, die „psychosoziale und ethische" Erklärungsbegriffe sind, die nicht von einem signifikanten neurologischen Befund gestützt werden:

The statement „X is a mental symptom" involves rendering a judgement that entails a covert comparison between the patient's ideas, concepts, or beliefs and those of the observer and the society in which they live (Szasz 1960, S. 114 f.).

Sein generalisierendes Statement, daß Geisteskrankheit ein Mythos sei (Szasz 1970), ist in der Psychiatrie gerade wegen der Rigorosität seiner Aussage auf nicht geringen Widerstand gestoßen. Das hat zu differenzierenden Bewertungen und Modifikationen in der psychiatrischen Nosologie geführt, Dogmatismen und eingefahrene Rollenbilder von Arzt und Patient verändert und dem Konzept von menschlicher Würde in der Achtung auch vor der ungewöhnlichen und absonderlichen emotionalen Reaktion oder intellektuellen Vorstellung Stärke zurückgegeben (Helmchen 1986). Insgesamt hat die Diskussion, die grundsätzlich nicht abgeschlossen ist – eben wegen der Wandlungen in Gesellschaft und ethischem Diskurs und wegen biomedizinischer und pharmakologischer Fortschritte –, Anlaß gegeben, daß in der Psychiatrie mehr als in anderen Bereichen der Medizin das jeweils benutzte Konzept von Krankheit, Normalität, Gesundheit und Therapieziel in differentialethische Überlegungen einfließt.

Die psychiatriespezifischen Elemente medizinethischer Güterabwägung können nun benutzt werden, den ethisch akzeptablen und den ethisch gebotenen Raum von Interventionsszenarien auszumessen.

Hierfür können wir in 4 Schritten vorgehen nach einem Modell der Analyse, Bewertung, Überprüfung und Modifikation von differentialethischen Szenarien. Übersicht 5 beschreibt die einzelnen Schritte einer solchen ethischen Szenariendiskussion.

Übersicht 5. **Szenarioentwicklung für ethische Bewertung**

1. *Beschreibung der Probleme*
   a) Sammlung technischer Daten
   b) Sammlung ethischer Daten
   c) Analyse der Beziehungen zwischen technischen und ethischen Daten
   d) Bestimmung ethischer Werte innerhalb dieser Beziehungen
2. *Entwicklung von Szenarien*
   a) Auflistung unterschiedlicher Szenarien
   b) Beschreibung ethischer Prinzipien
   c) Beschreibung ethischer Vorzüge und Nachteile
   d) Güterabwägung innerhalb der Szenarien
3. *Diskussion der Szenarien*
   a) Diskussion der Unsicherheiten in der Prognose
   b) Bestimmung technischer Kosten, Nutzen, Risiken
   c) Bestimmung ethischer Kosten, Nutzen, Risiken
   d) Diskussion der unterschiedlichen Risiken der Szenarien
4. *Abwägung und Entscheidung*
   a) Wahl eines oder mehrerer Szenarien
   b) Detaillierte Güterabwägung
   c) Auflistung von Nachteilen des gewählten Szenarios
   d) Vorwegnahme von Einwänden gegen die Entscheidung

Es mag sein, daß es für mentale Abnormalitäten oder Krankheiten ein Grundszenarium gibt, das für einzelne Krankheitsbilder zu modifizieren wäre. Das mag aber dahingestellt bleiben, weil für die konkrete Interventionsbegründung nur ein krankheitsbildspezifisches Szenarium Handlungsmuster anbietet. Insofern liegt die Leistung der Szenarienevaluation in ihrer antizipatorischen und didaktischen Funktion, ohne den Zwang zur Krisenintervention im Einzelfall die Zahl der möglichen Einzelfälle zu differenzieren und grundsätzliche Güterabwägungen ohne direkten Handlungszwang anstellen zu können.

Die Aufstellung und Evaluation von ethischen Szenarien ist jedoch nur eines der Instrumente, die konkrete Einzelfallintervention ethisch vorzubereiten und zu begleiten. Sie kann andere Instrumente nicht ersetzen. Ich nenne 8 weitere Hilfsmittel, die in der ethischen Güterabwägung eine Rolle spielen:
1. Gespräch mit dem Patienten;
2. Fragebögen und Checklisten;
3. Ethikkommissionen;
4. berufsethische Empfehlungen;
5. Richtlinien, Standesrecht;
6. Regelungen des Gesundheitswesens;
7. staatliche Verordnungen;
8. Gesetze.

Von diesen unterschiedlichen Hilfsmitteln hat sicher das Gespräch mit dem Patienten eine besonders herausragende Bedeutung. Wo immer es nicht unmöglich ist, steht es auch methodisch im Vordergrund aller differentialethischen Erhebungen und Entscheidungen. Und wo es nicht geführt wird, muß das jeweils ausführlich begründet werden und diese Begründung überprüfbar sein.

Ethische Diagnose medizinischer und psychiatrischer Fälle

Im folgenden stelle ich einige Modelle von Güterabwägung in der Einzelfallbehandlung vor, die aus der Szenarienevaluation hervorgegangen sind und die als differentialethische Hilfsmittel dienen können. Während es bei der Szenarienevaluation eher um die Klärung von grundsätzlichen Problemen der differentialethischen Güterabwägung geht, muß in jedem konkreten Einzelfall entschieden werden, oft unter Zeitdruck und unter äußeren Umständen, welche die Szenariendiskussion nicht vorweg aufarbeiten kann. Es hat sich bewährt, Checklisten oder Questionnaires für die schnelle differentialethische

Diagnose und Prognose zu benutzen, die sich von Eiden, Richtlinien, Berufsordnungen oder staatlichen Verordnungen dadurch unterscheiden, daß sie zunächst inhaltlich keine oder nur geringe Vorgaben machen, sondern vielmehr die Punkte zusammenstellen, die einer solchen inhaltlichen Abwägung bedürfen. Die Auswahl der Fragen und ihre Reihung ist allerdings dann doch eine teils methodische, teils inhaltliche Vorentscheidung, die auch die Unterschiede ethischer Checklisten ausmacht.

Ein von Edmund Pellegrino aufgestellter Fragebogen geht in 4 Schritten vor (Sass 1988, S. 60): In einem 1. Schritt werden die ethischen und technischen Fakten gemeinsam erhoben und Ethik und Technik integrierende Schaden-Nutzen-Kalkulationen angestellt. Der 2. Schritt setzt sich mit Fragen der Lebensqualität in der Perspektive des Patienten auseinander. Der 3. Schritt versucht angesichts der erhobenen Befunde, die ärztliche Pflicht zu definieren. Ein letzter 4. Schritt hat die Funktion einer Generalprobe zur Erhärtung der Pflichtenbestimmung (Übersicht 6). Pellegrino baut also die traditionelle ärztliche Tugendlehre als Pflichtenbestimmung in den Fragebogen ein.

Übersicht 6. **Checkliste „medizinische Fallanalyse"** (Edmund D. Pellegrino)
1. *Bestimmung der technisch und ethisch relevanten Fakten*
   Wird die Behandlung die Prognose verändern?
   Wird sie dem Patienten nutzen oder schaden?
   Wie sind Schaden und Nutzen gegeneinander abzuwägen?
2. *Was ist im besten Interesse des Patienten?*
   Wie sind die Wertvorstellungen des Patienten?
   Wird die Behandlung diesen Wertvorstellungen entsprechen?
3. *Bestimmung Deiner Pflichten*
   Bestimme Deine Pflichten gegenüber dem Patienten, gegenüber Kollegen und Mitarbeitern, Dritten. Wie willst Du Konflikte zwischen diesen Pflichten lösen?
4. *Bestimmung und Bewertung der ethischen Prinzipien*
   Welche ethischen Prinzipien fließen in die Entscheidung ein?
   Wie werden Prinzipien gegeneinander abgewogen?
   Welche Gründe gibt es für die vorgenommene Abwägung?

Eine Modifikation dieses Modells stellen die von Thomasma benutzten 6 Schritte der klinisch-ethischen Urteilsfindung dar (Drane 1989; Macklin 1973):
1. Beschreibe die medizinischen Fakten.
2. Beschreibe die Werte.
3. Bestimme die prinzipiellen Wertkonflikte.

4. Bestimme die Vorgehensweise, welche möglichst viele Werte schützen kann.
5. Wähle eine der Handlungsoptionen.
6. Verteidige Deine Option.

Die Checkliste von Wright (Übersicht 7) listet zunächst die technischen und ethischen Fakten auf und bestimmt dann in einem zweiten Schritt die ethischen Kosten und Nutzen der einzelnen Optionen, die sich bei einer Intervention ergeben würden (Sass 1988, S. 59). Dabei wird ein besonderes Augenmerk gelegt auf das eventuelle Auftauchen von neuen ethischen Problemen bei der Wahl bestimmter Optionen. Die Entscheidung für eine der Optionen ist ein eigener Schritt, dem dann abermals die Rechtfertigung der Entscheidung folgen muß, unterteilt in 4 leitende Rechtfertigungsfragen.

Übersicht 7. **Checkliste „ethische Situationsanalyse"** (R. A. Wright)

1 Problembeschreibung
  1.1 Auflistung der Fakten
  1.2 Definition signifikanter ethischer Teilaspekte
  1.3 Bestimmung und Beurteilung ethischer Teilaspekte
2 Entwicklung von Handlungsalternativen
  2.1 Auflistung vernünftiger Handlungsoptionen
  2.2 Bestimmung ethischer Prinzipien der einzelnen Optionen
  2.3 Bestimmung ethischer Vorannahmen einzelner Optionen
  2.4 Bestimmung zusätzlicher ethischer Probleme einzelner Optionen
3 Entscheidung für eine der Optionen
4 Rechtfertigung der Entscheidung
  4.1 Begründung des Handelns
  4.2 Ethische Einzelargumentation
  4.3 Einsicht in die Unzulänglichkeiten vollständiger Rechtfertigung
  4.4 Vorwegnahme der Einwände gegen die Entscheidung

Eine sich eng an der Methode des Technolog Assessment orientierende Checkliste ist die von Drane (1989; Übersicht 8). Er unterscheidet 4 Phasen der Urteilsbildung und Entscheidungsfindung. In einer Expositionsphase werden medizinische, ethische und sozioökonomische Informationen gesammelt. Die 2. Phase gilt der rationalen Aufarbeitung der medizinethischen und medizinischen Kategorien, der benutzten Prinzipien und Maximen und der vorkommenden rechtlichen Aspekte des Falles. Die 3. Phase (Ermessensphase) geht den Schritt von den Fakten und der Reflexion zur Entscheidung; in dieser Phase geht Drane noch einmal Optionen und Prinzipien, die für den Fall relevant sind, durch; dabei macht er das Prinzip der ärztlichen

> *Übersicht 8.* **Stufen klinisch-ethischer Urteilsfindung** (James F. Drane)
> *1 Expositionsphase*
>   1.1 Medizinische Faktoren
>   1.2 Ethische Faktoren
>   1.3 Sozioökonomische Faktoren
> *2 Aufarbeitungsphase*
>   2.1 Ethische Kategorien
>   2.2 Prinzipien und Maxime
>   2.3 Recht und Standesregeln
> *3 Ermessens- und Entscheidungsphase*
>   3.1 Rangordnung der Güter
>   3.2 Rangordnung der Prinzipien
>   3.3 Entscheidung
> *4 Öffentliche Phase*
>   4.1 Vorentscheidungen diskutieren
>   4.2 Verhältnis von Gründen und Gefühlen diskutieren
>   4.3 Argumente für die Verteidigung organisieren

Fürsorge für den Patienten zum entscheidungsleitenden Prinzip. Die 4. Phase wird als öffentliche Phase bezeichnet, weil in ihr die Entscheidungen in ihrer objektivierbaren und in ihrer nichtobjektivierbaren Form verständlich und nachvollziehbar mit überzeugenden Argumenten verteidigungsfähig gemacht werden müssen.

Für die klinisch-ethische Konsultation des Patienten, des Teams oder des Arztes wurde die 2 Stufen der Fallanalyse enthaltende Checkliste von Fletcher (1990) entwickelt (Übersicht 9). Sie wird von Fletcher und Mitarbeitern sowohl für formale Konsultationen wie auch für informelle Beratungen benutzt.

> *Übersicht 9.* **Fallanalyse in der klinischen Ethik** (John C. Fletcher)
> *1 Faktenanalyse*
>   1.1 Medizinische Fakten und Indikation
>   1.2 Patientenwünsche
>   1.3 Sonstige Fakten
> *2 Ethische Analyse*
>   2.1 Identifikation der ethischen Probleme
>   2.2 Maximen für Hauptprobleme auswählen
>   2.3 Handlungen und ihre Konsequenzen, ethische Prinzipien

Der Bochumer Arbeitsbogen (Sass 1989, S. 371–375) geht in 3 Schritten vor, denen fallspezifisch ein 4. Schritt folgen kann (Übersicht 10): Er stellt zunächst, anders als z. B. Pellegrino, zu Zwecken der klaren Trennung von ethischen und technischen Fakten die ethische Diagnose (s. Übersicht 10, Pkt. 2) parallel und zunächst unverbunden neben die technische Diagnose (Pkt. 1).

Für die ethische Diagnose wird v. a. die Beachtung folgender Kriterien gefordert: Gesundheit und Wohlbefinden (als eine nicht unbedingt medikalisierbare Befindlichkeit), Selbstbestimmung des Patienten und ärztliche Verantwortung. Von der amerikanischen Position unterscheidet sich der Bochumer Arbeitsbogen dadurch, daß er nicht generell die Autonomie des Bürgers auch in seiner Rolle als Patient voraussetzt, sondern zum Gegenstand medizinethischer Diagnose macht; das hat dem Arbeitsbogen auch Kritik eingetragen mit dem Hinweis, daß er nicht fortschrittlich genug sei.

Beide Diagnosen, die technische und die ethische, werden je separat zusammengefaßt. Die Forderung nach einer kurzen schriftlichen Zusammenfassung zwingt zu sprachlicher und damit argumentativer Präzision (s. Übersicht 10, Pkt. 2).

In einem 3. Schritt werden dann die Behandlungsoptionen unter technischen wie ethischen Aspekten diskutiert; dabei wird den ethischen Aspekten ein letztes Wort eingeräumt. Optimierung der Entscheidungsfindung durch die Hinzuziehung von Beratern, wie sie ja bei technischen Fragestellungen in der Medizin völlig geläufig ist, wird ebenso diskutiert wie die Frage einer Überweisung aus technischen oder ethischen Gründen. Anschließend werden im einzelnen die Pflichten der Beteiligten diskutiert. Weitere Fragen gelten der Überprüfung und Erhärtung der Entscheidung und der Sicherstellung ihrer periodischen Überprüfung. Da ethische wie technische Daten sich im Laufe einer Krankheitsgeschichte ändern, sind auch die ethischen Kriterien periodisch oder ad hoc bei Veränderungen von ethischer Relevanz neu zu überprüfen; das Verfahren der einmaligen Beratung von ethischen Problemen in einer Ethikkommission beispielsweise läßt sich auf die aktuelle Patientenbetreuung kaum anwenden, weil hier eine ständige Integration der ethischen in die laufenden und sich ändernden klinischen Entscheidungen, kein einmaliger Plazet gefordert ist. Auch die abschließende Entscheidung sollte aus den schon erwähnten Gründen schriftlich formulierbar und begründbar sein.

Durchgehend verlangt der Arbeitsbogen die Bestätigung, daß die benutzten Begriffe detailliert, klar und präzise sind – eine Forderung, die in der medizinisch-technischen Differentialdiagnose selbstverständlich ist, deren Erfüllung in der medizinisch-ethischen Diagnose aber oft zu wünschen übrig läßt.

Der Bochumer Arbeitsbogen ist offen für eine weiter differenzierende Güterabwägung und verlangt daher für die meisten Fälle nach einer Szenarien- oder fallspezifischen Erweiterung.

Übersicht 10. **Bochumer Arbeitsbogen zur medizinethischen Praxis**

1 Medizinisch-technische Diagnose
1.1 Allgemein
1.1.1 Wie lauten Diagnose und Prognose?
1.1.2 Welche Behandlung kann angeboten werden?
1.1.3 Wie lautet in diesem Fall die Prognose?
1.2 Speziell
1.2.1 Ist die Behandlung im besten Interesse dieses Patienten?
1.2.2 Wie beeinflußt sie Gesundheit und Wohlbefinden?
1.2.3 Wie sind Nutzen und Schaden gegeneinander abzuwägen?
1.3 Ärztliches Handeln
1.3.1 Liegen adäquate Behandlungsvoraussetzungen vor?
1.3.2 Sind wichtige Fakten unbekannt?
1.3.3 Sind die benutzten Methoden zuverlässig und die Begriffe klar?
1.4 Zusammenfassung

2 Medizinisch-ethische Diagnose
2.1 Gesundheit und Wohlbefinden des Patienten
2.2 Selbstbestimmung des Patienten
2.2.1 Was ist über das Wertsystem des Patienten bekannt?
2.2.2 Welche Einstellung hat der Patient zu intensivmedizinischen, palliativen und reanimierenden Behandlungen?
2.2.3 Ist der Patient über Diagnose, Prognose und Therapie hinreichend informiert?
2.2.4 Wieweit kann der Patient in die Bewertung einbezogen werden?
2.2.5 Wer kann sonst stellvertretend für den Patienten entscheiden?
2.2.6 Stimmt der Patient der Therapie zu?
2.3 Ärztliche Verantwortung
2.3.1 Gibt es Bewertungskonflikte zwischen Arzt, Patient, Pflegeteam, Familie oder anderen?
2.3.2 Kann der Konflikt gemildert oder beseitigt werden?
2.3.3 Wie werden folgende Prinzipien geschützt: Vertrauen, Wahrhaftigkeit, Glaubwürdigkeit, Schweigepflicht?
2.4 Zusammenfassung

3 Behandlung des Falles
3.1 Optionen
3.1.1 Diskussion der Optionen unter technischen und ethischen Aspekten
3.1.2 Welche Optionen sind dem Wertprofil des Patienten am angemessensten?
3.2 Beratung
3.2.1 Wer kann sonst als Berater hinzugezogen werden?
3.2.2 Ist eine Überweisung aus technischen oder ethischen Gründen angezeigt?
3.3 Konkrete Pflichten
3.3.1 Was sind die Pflichten des Arztes?
3.3.2 Was sind die Pflichten des Patienten?

Übersicht 10. (Fortsetzung 1)
3.3.3 Was sind die Pflichten des Pflegeteams, der Familie, des Gesundheitssystems?
3.4 Überprüfung der Entscheidung
3.4.1 Gibt es Argumente gegen die Entscheidung?
3.4.2 Wie ist die Entscheidung ethisch konsensfähig zu machen?
3.4.3 Wer kann der Entscheidung zustimmen?
3.4.4 Stimmt der Patient der Entscheidung zu? Warum?
3.4.5 Wird die Entscheidung periodisch oder ad hoc überprüft?
3.5 Zusammenfassung

4 Zusätzliche Fragestellungen in besonderen Situationen
4.1 Bei chronischen Fällen
4.1.1 Wird die Behandlung routinemäßig überprüft?
4.1.2 Wird der Patient mitverantwortlich bei der Behandlung beteiligt?
4.1.3 Werden technische Möglichkeiten an der vom Patienten definierten Lebensqualität gemessen?
4.2 Bei Fällen von erheblicher sozialer Relevanz
4.2.1 Welche familiären, beruflichen, ökonomischen Folgelasten entstehen?
4.2.2 Können diese Folgelasten akzeptiert oder erleichtert werden?
4.2.3 Werden soziale Integration und Lebensfreude durch die Behandlung gefördert?
4.3 Bei Fällen therapeutischer und nichttherapeutischer Forschung
4.3.1 Ist die Versuchsanordnung optimal angesichts der technischen und ethischen Aspekte?
4.3.2 Ist die Forschung notwendig?
4.3.3 Hat der Patient der Behandlung zugestimmt?
4.3.4 Welche Gründe könnte es geben, daß der Patient nicht freiwillig zugestimmt hat?
4.3.5 Ist dieser Patient gegenüber anderen Patienten benachteiligt oder bevorteilt?
4.3.6 Kann der Patient jederzeit den Versuch abbrechen? Weiß er das? Enthält der Abbruch technische Risiken?
4.4 Bei der Sterbebegleitung
4.4.1 Wünscht der Patient palliative Interventionen auf Kosten der Lebensverlängerung?
4.4.2 Wünscht der Patient eine medikamentöse Behandlung der Symptome des Sterbeprozesses?
4.4.3 Ist der Wunsch des Patienten eindeutig? Wie wird der Wunsch ausgedrückt?
4.4.4 Kann der Arzt es ethisch rechtfertigen, dem Wunsch des Patienten nicht zu entsprechen? Welche Optionen hat er?
4.5 Interventionsbegründung in der Psychiatrie
4.5.1 Ist angesichts des Krankheitsbegriffs und der Risiken eine Intervention angezeigt? Wer entscheidet darüber?
4.5.2 Sind Lebensqualitätskonzepte des Patienten bekannt? Warum werden sie nicht als Kriterien für Intervention eingesetzt?

> *Übersicht 10.* (Fortsetzung 2)
> 4.5.3 Wurde das Persönlichkeitsprofil des Patienten durch Vorbehandlung verändert? Ist es rekonstruierbar und unterstützbar?
> 4.5.4 Was sind Risiken, Nachteile und Vorteile einer Anstaltsunterbringung? Wie kann sie verhindert werden?
> 4.5.5 Ist eine paternalistische Behandlung überhaupt angezeigt? Warum? Wie lange? Wer entscheidet darüber?
> 4.5.6 Benutzen oder entwerfen Sie eine für dieses Krankheitsbild spezifische ethische Checkliste? Prüfen Sie diese am Fall?
> 4.5.7 Wie wird gesichert, daß Interventionsentscheidungen periodisch und ad hoc überprüft werden?

Diese Sonderfragen (s. Übersicht 10, Pkt. 4) spielen für den Normalfall keine besondere Rolle; deshalb sollen sie auch den allgemeinen Fragebogen nicht unnötig vergrößern.

Für noch speziellere Fragestellungen, die Sterbebegleitung beispielsweise oder die Behandlung mit Zytostatika, riskante und in der Prognose unsichere klinische Prüfungen, v. a. in der Phase 1, die Behandlung von schwerstbehinderten Neugeborenen, Entscheidungskonflikte in der pränatalen Diagnose oder der Fertilitätsmedizin, lassen sich weitere, möglichst detaillierte Checklisten aufstellen, die dem Praktiker differentialethische Abwägungen erleichtern.

Einige dieser Checklisten können auch speziell für die Hand des Patienten entwickelt und gemeinsam mit dem Patienten ausgewertet werden.

Ich stelle eine solche noch nicht krankheitsbildbestimmte, sondern eher allgemeine Checkliste für psychiatrische Fälle vor, die weiterer Differenzierung bedarf auf der Grundlage des hier vorgestellten Rasters (s. Übersicht 10, Pkt. 4.5).

Die 7 Fragenkomplexe dieser Checkliste thematisieren die besondere Rolle des Krankheitsbegriffs in der Psychiatrie, Grenzen und Ziele der Manipulation des Persönlichkeitsprofils des Patienten und die Notwendigkeit der Intervention überhaupt. Zur Frage der Anstaltsunterbringung schiebt sie die Beweislast der die Einweisung befürwortenden Güterabwägung zu, wie sie überhaupt die Beweislast für die Intervention und ihre Intensität fordert und als Rückfallposition (default position) die der Nichtintervention hat. Sie fordert die antizipatorische und begleitende Aufstellung und Evaluierung von zusätzlichen fallspezifischen Checklisten und die peinliche Sicherstellung der Überprüfbarkeit und faktischen Überprüfung von Diagnosen und Interventionen.

Ethos der Güterabwägung

Das Ethos der Güterabwägung nach Szenarien und Einzelfällen sowie seine Leistung für die optimale Patientenversorgung läßt sich in 6 Punkten zusammenfassen: Es liegt zunächst
1. in ihrer weltanschaulichen Offenheit, dann aber
2. in ihrer Instrumentalität für eine Optimierung der partnerschaftlichen Entscheidungen gemeinsam mit dem Patienten, wo immer das möglich ist,
3. in ihrer Orientierung am Detail der mikroethischen personen- und situationsbezogenen Fragestellung,
4. in ihrer Nähe zur klinischen Erfahrung,
5. in der von Hare angesprochenen Integration intuitiven und analytischen Urteilens und schließlich
6. in ihrer Konzentration auf den medizinischen Einzelfall unter Hintansetzung von mehr generellen Prinzipien der allgemeinen Gesundheitsversorgung und -erziehung.

Güterabwägung erscheint also im Gewande von Qualitätskontrolle medizinischer Diagnose, Prognose und Intervention, als Integration von Ethik und Expertise, bei der das „Wertbild" des Patienten eine ebenso wichtige Rolle wie das „Blutbild" spielt.

Literatur

Aiken HD (1962) Reason and conduct. Knopf, New York
Bloch S, Chodoff P (eds) (1984) Psychiatric ethics. Oxford Univ Press, Oxford
Dranc JF (1989) Methoden klinischer Ethik. Zentrum für Medizinische Ethik, Bochum (Medizinethische Materialien, Nr 51)
Engelhardt HT (1986) The foundations of bioethics. Oxford, New York
Fletcher JC (1990) Basic clinical ethics. An ethical workup. Univ of Virginia Health Science Center (Ethics Consultation Service), Charlottsville (Publ no GSAS 815)
Hare R (1981) The philosophical basis of psychiatric ethics. In: Bloch S, Chodoff P (eds) Psychiatric ethics. Oxford Univ Press, New York, pp 31–43
Helmchen H (1986) Ethische Fragen in der Psychiatrie. In: Kisker KP, Lauter H, Meyer JE, Müller C, Strömgren E (Hrsg) Psychiatrie der Gegenwart, Bd 2. Springer, Berlin Heidelberg New York Tokyo, S 309 ff
Jonsen AR, Toulmin S (1988) The abuse of casuistry. Univ of California Press, Berkeley
Macklin R (1973) The medical model in psychoanalysis and psychiatry. Compr Psychiatry 14:49–69
Morris H (1976) On guilt and innocence. Univ of California Press, Berkeley/CA
Pellegrino ED, Thomasma DC (1981) A philosophical basis of medical practice. Harvard Univ Press, New York

Pöldinger W, Wagner H (Hrsg) (1989) Aggression, Selbstaggression, Familie und Gesellschaft. Springer, Berlin Heidelberg New York Tokyo
Rössler D (1977) Der Arzt zwischen Technik und Humanität. Piper, München
Sass HM (1988) Bioethik in den USA. Springer, Berlin Heidelberg New York Tokyo
Sass HM (Hrsg) (1989) Medizin und Ethik. Reclam, Stuttgart
Sass HM (1990) Training in differential ethics and quality control. Zentrum für Medizinische Ethik, Bochum (Medizinethische Materialien)
Szasz T (1960) The myth of mental illness. Am Psychol 15:113–118
Szasz T (1970) The manufacture of madness. Harper & Row, New York
Veatch RM (1981) A theory of medical ethics. Basic Books, New York
Wagner W (1989) Ethik, Aggression und Selbstaggression – medizinethische Aspekte pathologisch-destruktiven Verhaltens. In: Pöldinger W, Wagner W (Hrsg) Aggression, Selbstaggression, Familie und Gesellschaft. Springer, Berlin Heidelberg New York Tokyo, S 135–164

Diskussion

Diskutanten: FRANZ-ULRICH BEUTNER, Burgdorf; MORNA BRAACH, Freiburg i. Br.; H. TRISTRAM ENGELHARDT JR., Houston; HANFRIED HELMCHEN, Berlin; KLAUS MÜLLER, Basel; DIETRICH RITSCHL, Heidelberg; DIETRICH RÖSSLER, Tübingen; HANS-MARTIN SASS, Washington/Bochum; EDUARD SEIDLER, Freiburg i. Br.

HELMCHEN:

Wenn das Kriterium für die Legitimation der Wahrnehmung von Fürsorglichkeit und Unschädlichkeit die Expertise ist, dann gehört es doch in einem weiteren Kontext auch zur Verpflichtung, Expertise zu gewinnen. Das Verfahren, Expertise zu gewinnen, ist nun aber das der wissenschaftlichen Untersuchung, u. a. in der Psychiatrie der wissenschaftlich kontrollierten Erfahrungsgewinnung. Daraus resultiert aber, daß bei dem einzelnen Patienten, wenn wir patientenbezogene Forschung machen, noch eine weitere Dimension von Nutzen und Risiko mit hineinkommt, nämlich der Nutzen nicht nur für den einzelnen, sondern der Nutzen für potentielle zukünftige Patienten. Dadurch wird die ganze Begrifflichkeit noch einmal kompliziert. Ich weiß nicht, ob sie uns da eine Lösung anbieten können.

MÜLLER:

Ich sehe ein Dilemma. Ich habe Herrn Rössler am Schluß so verstanden, daß er doch eine Individualethik propagiert, situativ bezogen auf die konkrete Arzt-Patient-Situation. Diese ist mir durchaus sympathisch. Andererseits zeigen Stichworte wie „Gesundheitsreform" und „Kostenexplosion", daß wir heute eine zunehmende „Verpolitisierung" des Arzt-Patienten-Verhältnisses haben. Sie wissen, was in der Bundesrepublik unter dem Begriff „Gesundheitsreform" läuft. Wir bereiten in der Schweiz in verschiedenen Kantonen, so auch hier im Kanton Basel-Stadt, sog. Gesundheitsgesetze vor, weil wir auf der politisch-administrativen Ebene sehen, daß wir aus verschiedenen Gründen nicht darum herumkommen, das Arzt-Patienten-Verhältnis stärker zu reglementieren. Wenn ich die Begriffe „Qualitätssicherung" und „Qualitätskontrolle" nenne, wissen Sie, was ich meine. Oder wenn ich auf die Tatsache verweise, daß wir im Zuge der sog. Ärzteschwemme gezwungen sind, hier gewisse Regeln vorzugeben, um zu verhindern, daß aus ökonomischen Gründen des einzelnen Arztes Dinge gemacht werden, die fachlich nicht notwendig sind. Wir wissen in der Schweiz aufgrund entsprechender Studien, daß das durchaus passiert. Darum meine Frage: wie beurteilen Sie die von Ihnen propagierte individuelle Verantwortung des Arztes, die rein situative Betrachtung des Arzt-Patient-Verhältnisses vor dem von mir skizzierten gesundheitspolitischen bzw. ökonomischen Hintergrund?

RÖSSLER:

Die Frage, die Sie, Herr Helmchen, gestellt haben, verweist auf die Instanz, die ich als dritte genannt habe, nämlich auf die Beteiligung der Öffentlichkeit am Arzt-Patienten-Verhältnis. Das ist ein sehr weites Feld. Ich würde zunächst, was die Wissenschaft betrifft, sagen, nach unserer Auffassung von der Aufgabe des Arztes und der Institution, die er vertritt – Institution ist ja mehr als die Privatsache eines einzelnen, also eine gesellschaftliche Einrichtung, die wir alle wollen und die deshalb da ist – gehört Wissenschaft und Forschung zur Medizin hinzu. Es wäre eine falsche Auffassung von dem, was Ärzte tun, jedenfalls seit dem 19. Jahrhundert bei uns, zu meinen, es gäbe auf der einen Seite die Medizin und auf der anderen Seite die Forschung. Es gäbe dies alles, was wir heute haben, nicht ohne Forschung, und es gäbe das, was wir haben, gar nicht mit dem notwendigen von uns erwarteten Maß an Sicherheit, wenn es die Forschung nicht gäbe. Der Nutzen und das Risiko für die, die danach kommen, liegt sozusagen in der Logik der Aufgabe selbst. Es muß nicht besonders begründet werden. Es versteht sich, wenn es recht verstanden ist, von selbst. Daß Nutzen und Risiko dabei abgewogen werden müssen, auch für diejenigen, die nicht unmittelbar beteiligt sind, ist eine Sache, die mit dem Begriff der Öffentlichkeit in diesem Diskurs hinreichend skizziert sein sollte. Die Frage, inwieweit die Öffentlichkeit in dieses Gespräch direkt eingreift, ist hoch problematisch. Es liegt nahe, zu sagen, die Öffentlichkeit meldet sich dann zu Wort, wenn es nicht von allein funktioniert. Das war mit der ganzen Ethik so – vielleicht. Wir reden erst von der Ethik, seitdem sie zum Problem geworden ist. Man kann die Geschichte leicht zurückverfolgen bis in die Nazizeit. Ob es denn immer, und zu Sauerbruchs Zeiten und bei Billroth, mit der Ethik so großartig bestellt gewesen ist, wollen wir offenlassen. Vielleicht ist es nicht nur eine Verfallserscheinung, daß wir von Ethik reden. Vielleicht hat auch unser Bewußtsein gewonnen, und das drückt sich darin aus. So könnte es auch mit der Beteiligung der Öffentlichkeit sein: daß die öffentliche Sensibilität gewachsen ist, um die eigene Verantwortung der Allgemeinheit für das Besondere deutlicher wahrzunehmen. Es könnte natürlich auch sein, daß die Diagnose, der Arzt tut zunächst alles nur fürs Geld, zutreffender ist und daß dann die Öffentlichkeit durch Limitationen eingreifen muß. Ich will über solche Bewertungen hier nicht leichtfertig daherreden. Vorwürfe zu machen, ist leicht. Es will mir aber scheinen, daß wir hier an eine Aufgabe stoßen, in der die Öffentlichkeit sich noch einmal neu repräsentieren sollte. Ich plädiere nachdrücklich für eine Erneuerung der alten Standesethik. Bevor wir zu Gesetzen kommen, sollten wir hoffen dürfen, daß die ärztliche Profession von sich aus in der Lage ist, Mißstände abzustellen und einen Kurs vorzuschlagen, der nicht erst die Tätigkeit des Gesetzgebers notwendig macht.

ENGELHARDT:

Ich habe die Frage ganz anders verstanden und möchte ein Beispiel aus den Vereinigten Staaten anführen. Wenn man ein Gesundheitssystem etabliert, ist das eine Art Selbstversicherung. Wir sind die Gesellschaft. Wir versichern uns selbst. Jedes Land steht vor dem Problem der Kostendämpfung, und daher wird sowohl in Deutschland als auch in den Vereinigten Staaten oft vorgeschrieben, unter welchen Umständen man teure Medikamente benutzen darf, ob die Versicherung eine kurze oder lange Psychotherapie bezahlt, ob das eine Beschränkung des Verhältnisses zwischen Arzt und Patient ist. Ich sehe das nicht als Beschränkung an. 1984 haben wir in den Vereinigten Staaten 1637 $ pro Person in das Gesundheitswesen investiert, in Deutschland 1070 $, und wir haben eine etwas höhere Lebenserwartung gehabt; in Japan waren es 818 $, und sie haben die längste Lebenserwartung für Männer und Frauen. Jetzt kann man sich vorstellen, daß wir uns versichern und sagen, wir bezahlen keine besonders teuren Medikamente. Es bedeutet keine Einschränkung, wenn der Arzt aus seiner eigenen Tasche das teure für den Patienten kaufen kann oder der Patient das selbst kaufen darf.

SEIDLER:

Noch einmal zu Herrn Rössler. Sie wissen, wir sind sehr kongruent in unseren Überlegungen. Gerade deshalb würde ich Sie gern bitten, daß Sie den Begriff „Standesethik" noch einmal erläutern. Der Begriff ist historisch so besetzt, zumindest in den letzten 150 Jahren in unserem

Kulturraum, daß er im wesentlichen die Etikette des Umgangs der Kollegen miteinander meinte.

Rössler:

Ich will den Versuch einer Erläuterung nicht machen. Ich habe dieses Wort in Kenntnis dieser Umstände benutzt, um es etwas provokativ wirken zu lassen. Selbstverständlich muß man genau die Aufgabe erfüllen, die Sie genannt haben.

Seidler:

Herr Ritschl, Sie haben mehrfach hervorgehoben, daß die besondere Schwierigkeit der psychiatrischen Situation in der Unverwechselbarkeit jeder Patientenbiographie liegt. Gilt das nicht für die gesamte Medizin und ist dieser Unterschied zwischen psychischer und somatischer Medizin nicht eigentlich nur dadurch entstanden, daß wir aus der somatischen Medizin das Subjekt und die Biographie herausgenommen haben? Hier liegt vielleicht das eigentliche ethische Problem.

Herr Sass, zur „Differentialethik": Wenn ich als Arzt eine Differentialdiagnose mache, dann arbeite ich mit den Elementen eines vorgegebenen Systems, die ich miteinander in Beziehung setzen muß. Um Masern von Scharlach zu unterscheiden, liefert mir die medizinische Wissenschaft – die „Firma", die mir die „Fertig- oder Halbfertigprodukte" zur Verfügung stellt – das hierzu notwendige Instrumentarium. Dies führt zu einem komplizierten, auch nicht immer schlüssigen „Wenn-dann-System". Nicht immer kommt übrigens dabei eine Diagnose heraus; viele Diagnosen sind strittig, vielfach muß ich auch, obwohl ich keine Diagnose habe, handeln. Es entsteht immer Handlungsbedarf. Wenn ich jetzt eine Differentialethik wie eine Differentialdiagnose veranstalten soll, welches ist dann das vorgegebene System, welche „Firma" liefert hierzu die „Halbfertigprodukte"? Zweite Frage: Wie vermeiden Sie, daß bei einer Generation, die wir z. B. in der Bundesrepublik seit 20 Jahren durch Ankreuzen von Alternativen heranziehen, eine solche Checkliste nun tatsächlich „abgecheckt" statt durchdacht wird?

Braach:

Wie unterscheiden Sie zwischen Differentialethik und Güterabwägung?

BEUTNER:

Ich möchte einmal ganz provokant fragen: Gibt es überhaupt eine Ethik, die ohne Weltanschauung ist? Ich glaube, jeder schaut die Welt an und jeder schaut seine Welt an.

RITSCHL:

Herr Seidler, ich bin völlig einig mit dem was, was Sie gesagt haben. Wenn man aus der somatischen Medizin nicht den biographischen Aspekt zum Teil ausgeklammert hätte, wären die Differenzen vernachlässigenswert. Das ist ganz sicher so. Zu der anderen, sehr prinzipiellen Frage von Herrn Beutner gäbe es furchtbar viel zu sagen, im positiven Sinn. Wenn Sie aber einfach so fragen, ob es eine Ethik gibt, die unabhängig von einer Weltanschauung ist, muß man wahrscheinlich mit nein antworten. Damit ist aber nicht viel gewonnen, sondern man müßte jetzt inhaltlich positiv eine Menge klären, und v. a. müßte man auch besprechen, was wir unter Weltanschauung verstehen. Sie haben in Ihrem zweiten Satz vorgeschlagen, daß man das Wort ganz wörtlich nimmt, also die Art, wie wir „die Welt anschauen". Das ist eine Möglichkeit, daß man Weltanschauung so versteht – die Perspektive, von der aus wir die Welt sehen und dann ist die Antwort auf Ihre Frage auch ganz klar. Aber es ist unbefriedigend für Sie, was ich jetzt gesagt habe, denn eigentlich hätten Sie wohl eine lange Erörterung auslösen wollen, die wir aber jetzt nicht leisten können.

ENGELHARDT:

In einer offenen Gesellschaft möchte man soweit wie möglich zu einem Schluß kommen, ohne eine konkrete Weltanschauung. Daher, wenn man das Verfahren des „free and informed consent" anwendet, braucht man nur vorauszusetzen, daß man zu einem Schluß kommen möchte, ohne direkte Voraussetzung der Gewalt und nur mit dem Interesse, für den Patienten das Richtige zu tun. Deshalb versucht man zuerst, herauszufinden, wie die Wertvorstellungen des Patienten sind, und dann zu informieren: „Lieber Patient, wenn wir dies tun, hat das folgende Konsequenzen." Und dann muß man versuchen, vom Patienten das Einverständnis für die Behandlung zu gewinnen. Man versucht dies mit sowenig Wertvoraussetzung wie möglich, wenn man die Medizin in einer Gesellschaft mit einer Pluralität von Wertvorstellungen praktizieren muß.

SASS:

Zunächst zu den Fragen von Herrn Seidler: Wo kommen die Werte her, die in einem Szenario benutzt werden? Ich glaube, da kann ich ganz real von dem Begriff der Szene sprechen und vom Theater. Die Möbel, die bei der Szene benutzt werden, muß man nicht neu schreinern – keine Sonderethik – die holt man aus dem Fundus des Theaters. Und glücklicherweise ist der medizinische Beruf in einer besseren Situation als andere; er verfügt über eine über zweitausendjährige Tradition, die in dem Fundus des Theaters eine ganze Menge Möbel angesammelt hat. Direkt können wir es nicht über Rollenvorbilder und Charakterprofile machen, aber ich glaube, es gibt genügend im Fundus der Geschichte der Medizin und der Tradition des medizinischen Berufs, daß man nicht auf dem Umweg über metaphysische Streitereien nun Medizinethik neu begründen muß.

Zur zweiten Frage: Wie verhindert man, daß es ethische Fachidioten gibt, die Checklisten abhaken? Das Problem sehe ich auch. Aber das kurze Abhaken von ethischen Checklisten möchte ich immer noch dem technischen Fachidiotentum vorziehen. Sie wissen, daß beispielsweise bei Lebensqualitätsbeurteilungen der Karnofski-Test, der Spitzer-Test, der Self-Analagous-Evaluation-Test nur Instrumente sind, daß sie aber verwechselt werden mit Handlungsanweisungen. Der Spitzer-Test macht beispielsweise damit Werbung: „Hierzu brauchen Sie, Herr Doktor, nur drei Minuten." Das ist eine Gefahr, aber ich glaube, lieber Karnofski benutzen, lieber einen falsch verstandenen Karnofski, als gar keinen benutzen. Lieber eine ethische Checkliste kurz abhaken als gar keine zu haben und ethisch defensiv zu sein oder in eine aggressive Medizin auszuweichen, die Leute zu intubieren, auf die Intensivstation zu legen oder sie zu sedieren und in der Psychiatrie unterzubringen.

Was ist der Unterschied zwischen Güterabwägung und Differentialethik? Es gibt keinen Unterschied. Ich dachte nur, bei Ärzten sollte ich den Begriff Differentialethik benutzen, weil ich es als Philosoph bewundere, daß sie immer so gute Differentialdiagnosen stellen; und dann wissen sie, wovon ich spreche: höchste Ansprüche an ethische Präzision und Analyse.

Gibt es Ethik ohne Weltanschauung? Nein, die gibt es nicht. Niemand kann ethisch handeln, ohne die Werte für sich zu begründen. Nur meine ich, in normalen Situationen des Alltags brauchen wir nicht jeweils auf unsere Weltanschauung zu rekurrieren, um ethisch handeln zu können. Ob ich einem Verkehrsunfallopfer auf der Autobahn helfe oder nicht, hängt nicht von meiner Weltanschauung ab, sondern davon, ob ich eine habe. Und jeder, der eine hat, sei sie christkatholisch oder atheistisch, sei sie sozialistisch oder anarchistisch, wird halten und dem Opfer helfen.

Wertedurchsetzung

Angewandte Ethik in der Psychiatrie

Ethik der Psychotherapie

CHRISTIAN REIMER

Einleitende Bemerkungen

Gelegentlich höre ich in Supervisionen, wie die vorstellenden Kollegen über Patienten denken bzw. über sie reden, die bereits eine oder mehrere Psychotherapien hinter sich haben. Hier entsteht leicht ein Unmut über die Patienten, die immer noch nicht besser geworden seien. Nicht selten wird ihnen unterstellt, sie seien entweder Therapeutenkiller oder voller Widerstände oder eben zu neurotisch, um sich helfen zu lassen. Aus solchen Einstellungen entwickelt sich häufig ein Klima, das einen neuen Therapieversuch sicherlich nicht begünstigt, sondern erschwert. Interessant ist auch, daß die Kollegen immer nur die Seite des Patienten sehen und ihm seine widerständliche Neurose vorhalten, daß aber kaum je gefragt wird, was denn dem Patienten in seiner psychotherapeutischen Vorbehandlung geschehen sei, ob er sich verstanden gefühlt habe, nach welcher Methode der oder die Vorbehandler vorgegangen seien usw. Also unterstellt der derzeitig behandelnde seinem vorbehandelnden Kollegen, die Psychotherapie mit zureichender Kompetenz, also sozusagen „nach bestem Wissen und Gewissen" (Rauchfleisch 1982) durchgeführt zu haben und im Verlauf einer solchen Therapie letztlich an den Grenzen des Patienten gescheitert zu sein. Natürlich kann das so sein, aber diese offensichtlich bevorzugte Sicht der Dinge ist nicht nur einseitig, sondern auch naiv und ignorant.

Mißbrauch von Abhängigkeit als ethisches Problem in der Psychotherapie: Eine Kasuistik

Was einem Patienten in einer Psychotherapie geschehen kann, schildert das folgende drastische Beispiel: Eine junge Psychologin – sie wird sich in ihrem Buch „Anonyma" nennen – möchte, nachdem sie ihr Diplom gemacht hat, Analytikerin werden. Sie beschreibt sich vor der Analyse als kontaktfreudig und gesellig. Sie geht viel aus und tanzt gern. Nach der Zulassung zur psychoanalytischen Ausbildung sucht sie sich einen Lehranalytiker. Sie genießt die analytischen Flitterwochen, die Nähe und die Intimität in der Analyse und zum Analytiker. Zu dieser Zeit schreibt sie: „Er wurde für mich der wichtigste Mann auf der Welt; mir schien, als wäre er es, ‚der Mann meines Lebens'... Und so war die Analyse zum Mittelpunkt meines Lebens geworden" (Anonyma 1988, S. 32). Einen ersten Einbruch erlebt sie, als sie die Ehefrau des Analytikers sieht. Sie ist verletzt und irritiert, wünscht sich aber weiterhin Nähe und Liebe, auch Triangulierung, indem sie merkt, daß sie zu dritt sein möchte: Sie als Kind mit Vater und Mutter. Der reale Vater hatte die Familie verlassen, als sie ein Jahr alt war.

Eines Tages erzählt sie ihm einen Traum: Sie sieht seinen Wagen auf einem Parkplatz stehen, niemand ist drinnen. Durch die Scheiben sieht sie ein rosa Hemd von ihm, das ihr schon immer gut gefallen hat. Sie nimmt es an sich, vergräbt ihr Gesicht darin, atmet seinen Duft, läuft dann schnell fort, um mit ihrer Beute allein zu sein. Der Analytiker deutet: „Ich weiß, daß Sie sich schon eine ganze Weile mit meinem Penis beschäftigen." Sie erschrickt heftig, dreht sich um, sieht ihn an und schreibt: „Es knistert zwischen uns, eine nur schwer zu ertragende angenehme Spannung" (S. 35f.). Nach jener Stunde verabschieden sich beide eher kühl und distanzierter als sonst.

In der Folgezeit phantasiert sie über eine sexuelle Beziehung mit dem Analytiker, onaniert mit Phantasien über ihn und berichtet darüber in der Analyse. Er reagiert nicht. Sie beschäftigt sich mit seiner Familie, phantasiert, ein kleines Mädchen zu sein, und reist in seinen Heimatort. Gleichzeitig zieht sie sich zunehmend von ihren Bekannten und Freunden zurück. Im dritten Analysejahr, dem „Jahr der Leidenschaft", wie sie es nennt, lauert sie auf Beweise seiner Liebe. Sie entwickelt den Plan, den Raum zwischen ihnen zu überwinden, kriecht schließlich in einer Analysestunde am Boden auf ihn zu, redet über das Näherkommen, berührt ihn kurz und geht auf die Couch zurück. Der Analytiker sagt nichts, sie hat Schuldgefühle, weil sie meint, den analytischen Pakt gebrochen zu haben.

Die darauffolgende Sitzung beginnt wie gewohnt. Sie legt sich hin und versucht, sich an die vergangene Stunde zu erinnern, wird aber durch eine Frage des Analytikers unterbrochen. Er fragt: „Glauben Sie nicht, daß ich dahin kommen kann, wo Sie sind?" Sie antwortet:

„Nein." Er sagt: „Sie glauben das nicht?" Wieder antwortet sie: „Nein." Seine Antwort: „Aber natürlich!" Er steht auf, geht zu ihr auf die Couch, nimmt sie in die Arme, es kommt zum Geschlechtsverkehr, sie ist zunächst erstarrt und erschreckt. Man trennt sich wie immer nach genau 45 Minuten und wie gewohnt: „Au revoir, Madame," „Au revoir, Monsieur." In der folgenden Stunde will sie den Analytiker umarmen, er weist sie aber zurück und schickt sie auf die Couch.

Den Rest dieses Dramas nur in ein paar Sätzen: Die sexuellen Beziehungen gehen weiter, zuerst auf der Couch, später in einem, so glaubt sie, speziell für sie eingerichteten Nebenzimmer. Sie ist zunächst glücklich und phantasiert ein Leben mit ihm. In langen Pausen zwischen den intimen Kontakten geht die Analyse weiter, sie ist darüber verunsichert und verwirrt. Die Beziehung zu ihrem langjährigen Freund außerhalb der Analyse scheitert. Die Analyse gerät schließlich in eine Sackgasse: Sie erlebt zunehmend psychosomatische Dekompensationen, zum Teil mit subjektiv lebensbedrohlichem Charakter. Sie entwickelt einen Medikamentenabusus, trinkt auch vermehrt Alkohol, und so geht die Analyse langsam zu Ende. Sie wartet allerdings auch danach immer noch auf eine reale Beziehung zum Analytiker. Dementsprechend trifft sie ihn auch nach der Analyse immer wieder, wobei aber immer er Zeitpunkt und Ort der Treffen bestimmt. In diesen kurzen Episoden kommt es zu sexuellen Intimitäten, er bleibt jedoch unerreichbar für sie. Aus der ursprünglich lebensfrohen jungen Frau ist eine schwer ängstliche, von Panikattacken und Isolierung gequälte Frau geworden, die später in einer zweiten Therapie mühsam versucht, ihr Analyseschicksal aufzuarbeiten. Dabei hatte sie lange Zeit große Angst vor der Übertragung, und dementsprechend beherrschten Mißtrauen und Ängstlichkeit das Klima in dieser Zweittherapie.

Ich werde dem Mißbrauch von Abhängigkeit in der Psychotherapie als einem m. E. zentralen Problem der Ethik der Psychotherapie im folgenden weiter nachgehen. Diese Problematik werde ich am Beispiel des *sexuellen* und des *narzißtischen* Mißbrauchs verdeutlichen. Schaut man in Lehrbücher oder Vokabularien der Psychotherapie und Psychoanalyse, so findet man schon in den Sachverzeichnissen das Stichwort „Abhängigkeit" in der Regel nicht. Dabei weiß jeder, der mit Patienten arbeitet, daß dem Abhängigkeitserleben, seinem Schicksal und seiner Bearbeitung eine zentrale Rolle im psychotherapeutischen Prozeß zukommt. Die Analyse dieser Thematik setzt allerdings neben dem, was der Patient einbringen und schaffen muß, voraus, daß der Therapeut seinerseits ein konstanter thematischer Begleiter sein kann, der Abhängigkeiten in Übertragung und Gegenübertragung aushalten und konstruktiv nutzen kann. Dies scheint nicht selbstverständlich zu sein, wie auch am Beispiel der Anonyma gezeigt werden konnte.

Sexueller Mißbrauch als ethisches Problem in der Psychotherapie: Ergebnisse empirischer Studien

Über das Problem der erotischen Intimität zwischen Therapeuten und Patienten ist schon in der Frühzeit der Psychoanalyse und später sporadisch immer wieder berichtet worden. Freud hat zum Beispiel die Verstrickung seines Kollegen Breuer bei der Behandlung von dessen Patientin Anna O. miterlebt, später die Übertragungsliebe beschrieben und die Abstinenzregel formuliert, deren Kernsatz lautet: „Die Kur muß in der Abstinenz durchgeführt werden" (Freud 1915, S. 313).

Die ersten Studien, die versuchen, das Problem *quantitativ* zu erfassen, datieren vom Ende der 60er Jahre (Tabelle 1). Aufgeführt sind 6 größere Studien zum Vorkommen sexueller Beziehungen zwischen Behandlern und Patienten. Von den aufgeführten Autoren wurden mit einer Ausnahme psychologische und psychiatrische Behandler befragt. Alle Studien wurden in den USA durchgeführt, zum Teil begrenzt auf einzelne Staaten, zum Teil bezogen auf das gesamte Gebiet der USA. Die Stichproben wurden anonym mit Fragebögen erhoben, die immer auf das Verhalten der Befragten abzielten.

Die wesentliche Information in dieser Tabelle ist,
1. daß männliche Therapeuten sehr viel häufiger als weibliche sexuelle Beziehungen mit eigenen Patienten angegeben haben und
2. daß diese Häufigkeit bei etwa 10 % liegt.

Tabelle 1. Ärzte/Psychologen, die Sexualbeziehungen mit eigenen Paienten angeben [%]

Literatur		♂	♀
Forer (1968)	Psychologen	13,7	0
Kardener et al. (1973)	Ärzte/Psychiater	12,8	–
Holroyd u. Brodsky (1977)	Psychologen	12,1	2,6
Pope et al. (1979)	Psychologen	12,0	3,0
Pope et al. (1986)	Psychologen	9,4	2,5
Gartrell et al. (1986)	Psychiater	7,1	3,1

Tabelle 2. Klagen wegen Sexualkontakt gegen Psychologen beim „State Licensing Board" (USA und Kanada)

Literatur	Jahr	Zahl der Fälle
Sell et al. (1986)	1982	17
	1984	58
Gottlieb et al. (1988)	1985	82

Wenn bereits 10% der Therapeuten Sexualbeziehungen zugegeben haben, dann könnte man sich natürlich über die Dunkelziffer Gedanken machen.

In Tabelle 2 ist dargestellt, wie viele Klagen von Patienten gegenüber ihren behandelnden Psychologen in 3 verschiedenen Jahren bei den State Licensing Boards (das sind die Zulassungsbehörden für Psychologen) eingegangen waren. Es handelt sich um 3 verschiedene Studien, die unterschiedlich viele Antworten der State Licensing Boards erfaßten. Die Zahlen zeigen insgesamt eine seit Beginn der 80er Jahre zunehmende Tendenz von Patientenklagen wegen sexueller Kontakte.

Die 1986 von Gartrell et al. publizierte Studie mit dem Titel „Sexueller Kontakt zwischen Psychiatern und Patienten: Resultate einer nationalen Umfrage" ist eine Prävalenzstudie. Mit Prävalenz ist gemeint, daß die Häufigkeit von sexuellen Kontakten mit Patienten im bisherigen Berufsleben erfaßt wurde. Aus der American-Medical-Association-Liste der Psychiater wurde jeder Fünfte gezogen und mit Fragebogen anonym befragt. Von den Autoren wurde sexueller Kontakt als ein Kontakt definiert, der darauf angelegt war, im Patienten, Therapeuten oder beiden sexuelle Wünsche zu wecken und/oder zu befriedigen. Von 5574 angeschriebenen Psychiatern antworteten lediglich 1442. Auswertbar waren 1316 Fragebögen, also 23,6% (Tabelle 3). Über die geringe Rücklaufquote ließe sich natürlich wieder spekulieren.

Von den 1316 Antworten haben 84 Psychiater sexuelle Kontakte mit Patienten angegeben; das entspricht 6.4% (Tabelle 4). Die männlichen Psychiater überwogen dabei bei weitem. Der Einfachheit halber wird im folgenden daher von Therapeuten und Patientinnen die Rede sein, obwohl es streng genommen nicht ganz zutrifft.

Insgesamt fanden die Autoren (Tabelle 5), daß die Psychiater, die sexuelle Kontakte zugegeben hatten, eher durch männliches Geschlecht, durch umfangreiche Klinikausbildung und durch abge-

Tabelle 3. Die Gartrell-Studie (1986)

	n		[%]
Befragungen (gesamt)	5574	Psychiater/innen	100
Antworten gesamt	1442		26
Antworten verwertbar	1316		23,6
– männlich	1058		
– weiblich	258		

Tabelle 4. Resultate

	n	[%]
Sexualkontakt zugegeben:	84	6,4%
– männliche Psychiater	75	7,1%
– weibliche Psychiater	8	3,1%
– ohne Angabe des Geschlechts	1	

Tabelle 5. Demographische Unterschiede

(„Offenders" – „Non-Offenders")	
– eher männlich	(p < 0,2)
– eher abgeschlossene Kliniktätigkeit	(p < 0,25)
– eher mit persönlicher Therapieerfahrung	(p < 0,001)

schlossene Selbsterfahrung gekennzeichnet waren. In allen übrigen demographischen Variablen ließen sich keine signifikanten Unterschiede feststellen.

In Tabelle 6 sind Zahlen zur Wiederholungstendenz des sexuellen Mißbrauchs von Patienten dargestellt. Zwei Drittel der fehlbaren Psychiater berichteten über eine einmalige entsprechende Erfahrung. Diejenigen, die sexuelle Kontakte mit mehreren Patienten hatten, waren ausschließlich männlichen Geschlechts. Insgesamt waren es noch einmal ein Drittel.

1983 publizierten Bouhoutsos et al. die Ergebnisse einer Befragung zum Thema „Sexuelle Intimität zwischen Psychotherapeuten und Patienten" (Tabelle 7). Diese Studie unterscheidet sich von der Gartrell-Studie dadurch, daß Psychologen/Psychotherapeuten befragt wurden,

Tabelle 6. Sexueller Mißbrauch – einmalig vs. wiederholt

Psychiater(innen) (n = 84)	Patient(inn)en (n = 144)
66 %	– 1 Patient(in)
20 % ⎤	– 2 Patient(inn)en
⎬ alle ♂	
13 % ⎦	– 3/> 3 Patient(inn)en

Tabelle 7. Bouhoutsos-Studie (1983). Umfrage bei 4385 Psychologen

Frage:	Behandeln/Behandelten Sie Patienten, die mit früheren Psychotherapeuten sexuell intim waren?		
	Antworten gesamt:	704	(16 %)
	– Bejahung davon:	318	
	(559 Patienten/innen)		

die Patienten behandelten, die in einer früheren Therapie Sexualkontakte mit ihren Therapeuten gehabt hatten. Die Rücklaufquote war mit 16 % der angeschriebenen Psychologen sehr mager. In Tabelle 7 ist die entscheidende Information, daß von den 704 antwortenden psychologischen Psychotherapeuten 318 insgesamt 559 Patienten behandelt haben, die sexuelle Intimitäten mit früheren Therapeuten berichteten. Aus diesen 559 Fällen ließen sich folgende Charakteristika ableiten (Tabelle 8): Gut 95 % der früheren Therapeuten waren männlich, und die meisten sexuellen Kontakte waren heterosexuell. Die Altersverteilung zeigt, daß das Durchschnittsalter der früheren Therapeuten bei der damaligen sexuellen Intimität 42 Jahre betrug, das der Patientinnen etwa 30 Jahre. Schaut man die Zahlen im einzelnen an, so zeigt sich, daß 50 % der Patientinnen unter 30 Jahre alt waren und 97 % der Psychotherapeuten über 30, mit dem größten Anteil im Alter von 40–50 Jahren.

Die meisten dieser früheren Therapeuten (Tabelle 9) waren in eigener Privatpraxis tätig. Zu sexuellen Intimitäten war es nach den Angaben der Patienten, sofern sich diese auf eine Räumlichkeit bezogen, überwiegend in der Praxis bzw. im Behandlungszimmer gekommen.

Von wem die Initiative zur Intimität ausgegangen war (Tabelle 10), wurde zum Teil nicht angegeben. Da, wo Angaben von den Psycho-

Tabelle 8. Typische Charakteristika

a) Geschlechtsverteilung:

Psychotherapeut	Patient	
	Weiblich	Männlich
Männlich	92 %	3,5 %
Weiblich	1,5 %	2,5 %

b) Altersverteilung:

Alter in Jahren	Psychotherapeuten/innen	Patienten/innen
< 30	3 %	50 %
30–39	29 %	37 %
40–49	48 %	11 %
50–59	17 %	2 %
> 59	3 %	0 %
Durchschnitt	42 Jahre	30 Jahre

Tabelle 9. Professioneller Status der Psychotherapeuten und Ort der sexuellen Intimitäten

a) Professioneller Status:

Privatpraxis	79 %
Klinik	14 %
Anderes	7 %

b) „Tatort":

Sprechzimmer	39 %
Wohnung Therapeut	5 %
Wohnung Patient/in	5 %
Andere	11 %
Unbekannt	43 %

Tabelle 10. Initiator und Art der sexuellen Kontakte

a) Initiator/in:

Psychotherapeut	42 %
Patient/in	6 %
Unklar	52 %

b) Sexuelle Aktivität:

Geschlechtsverkehr	58 %
Oral-Genital-Kontakt	8 %
Küssen, Streicheln etc.	17 %
Andere	14 %
Unbekannt	21 %

logen gemacht werden konnten, bezogen sie sich überwiegend auf Initiativen des Psychotherapeuten. Berichtet wurden von den Therapeuten zu zwei Dritteln Genitalkontakte, überwiegend Geschlechtsverkehr.

Tabelle 11. Sexualkontakt und Therapie

a) Dauer der Therapie bei Beginn der sexuellen Aktivitäten			b) Abbruch der Therapie nach Sex	
< 3 Monate	30%	} 77% im 1. Jahr	Sofort	34%
3– 6 Monate	25%		Nach 1– 3 Monaten	24%
6–12 Monate	22%		Nach 4–12 Monaten	26%
>12 Monate	23%		Nach >12 Monaten	16%

77% der sexuellen Kontakte begannen im ersten Jahr der Therapie, 30% davon innerhalb der ersten 3 Monate (Tabelle 11). Diese Zahlen können darauf hindeuten, daß nicht die langen intensiven Therapien bezüglich der Aufnahme sexueller Intimität gefährdet sind. Was passierte damals mit der weiteren Therapie? 34% brachen sofort ab, weitere 50% innerhalb der folgenden Monate.

Im folgenden soll über einige Arbeiten zu *qualitativen* Aspekten erotischer Intimität in Psychotherapien berichtet werden.

Pope u. Bouhoutsos haben 1986 10 typische Szenarien der sexuellen Ausbeutung durch Therapeuten vorgestellt, die in einer Übersicht aufgezählt sind.

Übersicht 1. **Zehn typische Szenarien der sexuellen Ausbeutung.**
(Nach Pope u. Bouhoutsos 1986)

1. „Verkehrte Welt",
2. „Sextherapie",
3. „Als-ob",
4. „Retter",
5. „Drogen",
6. „Vergewaltigung",
7. „Wahre Liebe",
8. „Ausrutscher",
9. „Time-out",
10. „Halte mich".

Mit „Verkehrte Welt" meinen die Autoren, daß sich die Therapeut-Patienten-Rolle insofern umkehrt, daß die Wünsche und Bedürfnisse des Therapeuten die Behandlungszene dominieren.

Das mit „Sextherapie" bezeichnete Szenario meint, daß der Therapeut sexuelle Intimität als gültige Behandlung für sexuelle und andere Probleme anbietet.

Das folgende Szenario haben die Autoren „Als-ob" genannt. Gemeint ist, daß der Therapeut die positive Übertragung der Patienten behandelt, als ob sie nicht Resultat der therapeutischen Situation wäre, sondern aus einer realen Beziehung stammte.

Der „Retter" – Therapeut stellt eine übertriebene Abhängigkeit des Patienten von ihm her und beutet ihn in dieser Abhängigkeit aus.

Mit „Drogen" als Szenario der sexuellen Ausbeutung meinen die Autoren, daß ein solcher Therapeut Drogen einsetzt, um den Patienten leichter verführen zu können.

Das dann folgende Szenario „Vergewaltigung" stellt vermutlich eine Ausnahmesituation dar. Hier würde der Therapeut körperliche oder verbale Gewalt einsetzen, um den Patienten zu verführen.

Die „wahre Liebe" dürfte etwas häufiger sein. Hier benutzt der Therapeut Rationalisierungen sich selbst gegenüber (z. B.: Es handelt sich nicht um Übertragung, sondern ich liebe die Patientin wirklich!), um die Bedeutung seiner beruflichen Rolle und Verantwortung herunterzuspielen.

Auch das folgende Szenario („Ausrutscher") dürfte nicht so selten sein. Die Verführung wird vom Therapeuten vor sich und vielleicht auch vor dem Patienten als einmaliger Ausrutscher abgetan und rationalisiert, etwa nach dem Motto: Schließlich bin ich doch auch nur ein Mensch, oder: Nichts Menschliches ist mir fremd.

Mit „Time-out" ist gemeint, daß der Therapeut glaubt, daß die Abstinenzverpflichtung nach der Therapiestunde bzw. nach Abschluß der Therapie nicht mehr gültig sei.

Im Szenario „Halte mich" nutzt der Therapeut die Sehnsucht seines Patienten nach Gehaltenwerden, Sicherheit, Wärme und Geborgenheit erotisch aus.

Diese vorgestellten Szenarien sind in einer so reinen Form meist nicht zu finden, sondern kombinieren sich miteinander, aber auch mit anderen wesentlichen psychodynamischen Faktoren in Therapien. Naheliegend ist z. B. die Kombination von „Wahre Liebe" und „Ausrutscher", als wenn der Therapeut vor sich selbst rationalisierend und rechtfertigend sagen würde: „Ich habe mich halt verliebt!" „Halte mich" und „Retter" ist kombiniert ebenfalls gut vorstellbar.

Gemeinsam ist diesen Szenarien ein rationalisierender und/oder verleugnender Umgang des Therapeuten mit bestimmten Aspekten von Übertragung und Abhängigkeit. Dazu zwei Beispiele, nämlich Aussagen von Psychotherapeuten, die mit ihren Patientinnen sexuelle Beziehungen hatten (zit. nach Herman et al. 1987):

Ein 55jähriger, geschiedener Psychotherapeut, seit 24 Jahren in eigener Praxis, gab sexuellen Kontakt mit 3 Patientinnen an. Zur letzten Beziehung sagte er, daß es sich um eine liebende Beziehung zu einem gesunden menschlichen Wesen gehandelt habe; diese Beziehung habe in keiner Weise die „übliche schmutzige Färbung" gehabt.

Ein 49jähriger Psychotherapeut, verheiratet, in eigener Praxis tätig seit 20 Jahren, gab zwei sexuelle Beziehungen zu Patientinnen an und meinte, daß eine große Zahl von Patienten sehr wohl in der Lage sei, ihre Angelegenheiten zu managen, und daher nicht als Kinder behandelt werden sollten, die Schutz benötigten.

Kritisch muß angemerkt werden, daß solchen Typisierungen bzw. Szenarien eine moralisierende Qualität anhaftet, die im Therapeuten den Täter sieht, und zwar im Sinne des bewußt und aus freiem Willen handelnden Verführers. Es ist aber gut vorstellbar, daß auch unbewußte neurotische Mechanismen des Therapeuten eine Mißbrauchssituation begünstigen können.

Butler u. Zelen (1977) interviewten 20 Psychiater und Psychologen, die mit ihren Patientinnen sexuell intim gewesen waren. Das mittlere Alter betrug 51 Jahre, die Praxiserfahrung lag zwischen 5 und 30 Jahren. Die Kollegen waren in psychodynamisch-psychoanalytischen oder humanistisch-psychologischen Verfahren ausgebildet. Über die Hälfte berichteten eine erotische Anziehung, wenn die Patientinnen begannen, sich in der Therapie zu öffnen und über ihre Gefühle zu sprechen, wenn sie also über die Öffnung mehr Nähe zum Therapeuten herstellten. 80% konnten sich nicht daran erinnern, welche Ereignisse direkt zum sexuellen Kontakt geführt hatten. Fast alle Therapeuten berichteten, daß sie sich in der Zeit, in der die sexuelle Intimität passiert war, besonders verletzlich, bedürftig und/oder einsam gefühlt hatten.

Diese Bedürftigkeit stand im Zusammenhang mit unbefriedigenden Ehen bzw. kurz zurückliegenden Trennungen oder Scheidungen. 75% der Therapeuten beschrieben als einen wichtigen Aspekt der Beziehungsdynamik ihre väterliche und/oder dominierende Rolle gegenüber den Patientinnen. Sie selbst hätten Stärke, Unterstützung und Fürsorglichkeit eingebracht, während sich die Patientinnen passiv und unterwürfig verhalten hätten.

Erstaunlich ist auf den ersten Blick, daß 55% dieser Therapeuten gleichzeitig über sich sagen, daß sie sich vor Intimität fürchten. Fast alle von ihnen gaben wegen der Intimität zu den Patientinnen Schuldgefühle an.

Diese kleine Studie ist natürlich nicht repräsentativ, inhaltlich aber interessant: Die befragten Therapeuten waren zur Zeit der sexuellen Intimität mit ihren Patientinnen in einer persönlichen Lebenskrise, in ihrer Erinnerung bezüglich dieser speziellen Interaktion dominiert Abwehr, zum Beispiel durch Vergessen oder Rationalisieren, und sie haben Schuldgefühle. Besonders interessant erscheint die Sexualisierung der Therapeuten zu einem Zeitpunkt in der Therapie, als ihre Patientinnen sich zu öffnen begannen und die Beziehung intensiver wurde.

Was wird aus den Patientinnen?

Schoener et al. haben 1984 typische emotionale Reaktionen von Patientinnen auf sexuellen Kontakt mit ihren Therapeuten beschrieben und sich dabei auf 250 Beratungen entsprechender Patientinnen gestützt. In der folgenden Übersicht sind 7 Reaktionen beschrieben, die bei diesen Beratungen differenziert werden konnten.

Übersicht 2. **Typische emotionale Reaktionen von Patienten auf sexuellen Kontakt mit Therapeuten.**
(Nach Schoener et al. 1984; gestützt auf 250 Beratungen)
1. Schuld und Scham,
2. Trauer,
3. Wut,
4. Depression und Selbstentwertung,
5. Ambivalenz und Konfusion,
6. Furcht,
7. Mißtrauen.

Schuld und Scham: Die meisten Patientinnen gerieten in eine Situation, die für Opfer typisch ist: Sie klagten sich selbst an. Schuldgefühle tauchten auf, und zwar selbst schuld an der Verführung zu sein und damit Leben und Karriere des Therapeuten ruiniert zu haben.

Trauerreaktionen über den Verlust einer bedeutsamen Liebesbeziehung waren relativ häufig. Die Trauer war um so stärker, je länger die intime Beziehung gedauert hatte.

Wut und Ärger konnten sich auf verschiedene Punkte beziehen: Die Verletzung des Vertrauens, Ausbeutung, um eine dringend nötige Therapie betrogen worden zu sein, schlechterer Zustand am Ende der Therapie gegenüber dem Beginn. Auch Wut darüber, daß der Therapeut die Regeln aufstellt und die Patientinnen ihm darüber ausgeliefert waren.

Wegen *Depression und Verlust an Selbstwertgefühl* kommen Patienten ja häufig in Psychotherapie. Die sexuelle Ausbeutung durch den Therapeuten vestärkt diese Probleme. Auch noch nach Abschluß der Therapie entwerten sich manche Patientinnen dadurch, daß sie nicht fähig gewesen seien, die Liebe des Therapeuten anzunehmen. Umgekehrt machten sich manche Selbstvorwürfe wegen ihrer Vertrauensseligkeit und der daraus resultierenden Hingabe. Patienten, die eine Therapie aufsuchen, sind sich in der Regel über ihre wahren Gefühle nicht ganz im klaren. Die sexuelle Beziehung mit dem Therapeuten kann diese *Konfusion* verstärken, ebenso auch *ambivalente Einstel-*

lungen und Gefühle. Eine Patientin kann sich z. B. fragen: Nutzt er mich nur aus, oder bin ich wirklich so einzigartig für ihn?

Ähnlich wie bei Opfern von Vergewaltigung oder Inzest *fürchten* viele Patientinnen nach sexuellem Kontakt mit ihrem Therapeuten Ablehnung durch ihre Partner, ihre Familie und ihr gesamtes Umfeld, weil sie in eine illegitime sexuelle Beziehung involviert waren. Viele haben Angst, ihren Ärger auszudrücken, da sie erwarten müssen, als „kastrierend", rachsüchtig oder unglaubwürdig bezeichnet zu werden. Nicht wenige Patientinnen fürchten zudem, die Karriere ihres Therapeuten zu ruinieren, oder haben Angst vor seiner Reaktion auf ihre Meldung des Mißbrauchs. Dahinter kann der unbewußte Wunsch stehen, sich ein Stück des Bildes des idealisierten Therapeuten aufrecht zu erhalten. An der Haltung von Sabina Spielrein in der Affäre mit C. G. Jung läßt sich dieser Aspekt zeigen, worauf Carotenuto (1986) hingewiesen hat: „Ihr feines Gespür sagte ihr, daß sie das wunderbare Bild in sich nicht zerstören darf, den warmen Kern dessen, der einmal der geliebte Analytiker gewesen war" (S. 305).

Viele Patientinnen sehen nach Sexualkontakt mit ihrem Therapeuten ihr *Mißtrauen* gegenüber Männern bestätigt. Das Mißtrauen kann auf Freunde oder die Familie ausgedehnt werden. Es ist wichtig, dieses Mißtrauen zu erkennen, zu identifizieren und anzunehmen sowie seine Grenzen abzustecken und es als Leistung des Selbstschutzes zu kennzeichnen. In der Bouhoutsos-Studie wurden auch die Auswirkungen sexueller Intimität in Therapien auf die Patienten untersucht. Bei allen methodischen Mängeln dieser Untersuchung lassen sich folgende Ergebnisse zusammenfassen: Ein negativer Effekt im Sinne erhöhter Depressivität, Motivationsverlust, beeinträchtigter sozialer Anpassung, verschiedener emotionaler Störungen, suizidalen Erlebens oder Verhaltens und erhöhter Drogen- oder Alkoholgebrauch ließen sich bei gut einem Drittel der Patienten feststellen. Negative Folgen in irgendeiner Form fanden Bouhoutsos und Mitarbeiter bei über 90 %.

Ein direkterer Zugang zum Erleben und den Auswirkungen sexueller Intimität in Psychotherapien wird von Sonne et al. (1985) beschrieben. Sie stellen Erfahrungen aus einer Gruppenpsychotherapie mit 8 Frauen vor, die mit einem früheren Psychotherapeuten sexuelle Intimität erlebt hatten. Die Autoren schildern ihre Erfahrungen unter 3 Gesichtspunkten: Vertrauen vs. Mißtrauen, Selbstkonzept und Aggressivität. Mißtrauen manifestierte sich in allgemeiner Weise, nämlich als generelles Mißtrauen gegen die Therapie, den Therapeuten und andere Gruppenmitglieder. Die Patientinnen erlebten sich als sehr selbstunsicher und abhängig, äußerten aber gleichzeitig den Wunsch, etwas Besonderes sein zu wollen. Dieser Wunsch traf auf die idealisierenden Tendenzen der früheren Therapeuten, die den Patientinnen vermittelt hatten, daß sie die gescheitesten, intelligentesten, einsichtsvollsten oder attraktivsten Frauen seien, die sie bisher in Therapie gehabt hätten. Offenbar ist es in diesem Prozeß einer starken gegenseitigen, vielleicht auch persistierenden Idealisierung zu den Intimitäten gekommen.

Bezüglich der Aggressivität schilderten die Autoren eine weitgehende Hemmung: Die Frauen drückten Aggressionen eher nonverbal oder durch passives Verhalten aus. Sie hatten auch Phantasien über die enorme Gefährlichkeit ihrer Aggressionen für den Fall, daß sie sie offen äußern würden. Dazu passen Phantasien auch anderer in Therapien sexuell mißbrauchter Frauen, daß sie ihren Therapeuten ruinieren oder zerstören würden, wenn sie ihre Empörung über sein Verhalten veröffentlicht hätten. Die Autoren weisen darauf hin, daß die in ihrer speziellen Gruppe beobachteten Persönlichkeitszüge wie z.B. Mißtrauen, Selbstunsicherheit und Aggressionshemmung in ähnlicher Weise in Gruppen mit Frauen beobachtet worden sind, die anderen Mißbrauchssituationen ausgesetzt waren, z.B. Inzest oder Vergewaltigung.

Am Beispiel des sexuellen Mißbrauchs als einer Form des Mißbrauchs von Abhängigkeit in Psychotherapien läßt sich in drastischer Weise zeigen, zu welchen Verletzungen ethischer Prinzipien es im Bereich der „sprechenden" Medizin kommen kann. Am Beispiel der Anonyma war zu sehen, daß das Prinzip des *primum non nocere* mehrfach durchbrochen wurde: Der Patientin wurde Schaden zugefügt, ihre Autonomie wurde nicht gefördert, sondern beschädigt, und auch die Beziehung zu Dritten außerhalb der Analyse wurde schwer gestört.

Narzißtischer Mißbrauch als ethisches Problem in der Psychotherapie

Zu diesen sozusagen lauten, lärmenden Verstößen gegen verbindliche Richtlinien therapeutischen Handelns gesellen sich „leisere", unmerklichere Verstöße, die sicher häufiger sind als die ersteren und mindestens genau den gleichen Schaden anrichten können. Damit komme ich zur Problematik des *narzißtischen Mißbrauchs* in Psychotherapien. Ich versuche zunächst eine Definition: Unter narzißtischem Mißbrauch in der Psychotherapie würde ich alle Interaktionen und Beziehungskonstellationen zwischen Therapeut und Patient verstehen, die primär dem Wunsch des Therapeuten nach narzißtischer Gratifikation dienen und die die Entfaltung des „wahren Selbst" des Patienten verhindern oder zumindest erschweren. Ein kurzes Beipsiel dazu: Nicht selten kann die Nichtbeachtung der eigenen Grenzen des Therapeuten zu einem fragwürdigen Vorgehen im Umgang mit Patienten führen. So unternahm eine 36jährige Patientin mit einer schwer ausgeprägten depressiven Symptomatik einen Suizidversuch und wurde im Anschluß daran von mir konsiliarisch gesehen. Der behandelnde Psychotherapeut, mit dem ich dann telefonierte, war offensichtlich zutiefst davon überzeugt, daß er die Symptomatik seiner Patientin ausschließlich mit seinen Mitteln – in diesem Fall einer tiefenpsychologisch fundierten Einzelpsychotherapie – würde bessern können. Als ich vorsichtig anfragte, ob nicht ggf. eine vorübergehende Mitbehandlung durch einen Psychiater und die Applikation von Antidepressiva indiziert seien, wies er dies empört zurück und meinte, ich als Analytiker müsse doch wissen, zu welchem Agieren neurotisch-depressive Patienten in der Lage seien. Er sehe die Gefahr, daß ich hier mitagiere. Ich habe das anders gesehen und die Einleitung einer antidepressiven Therapie veranlaßt. Auch Heigl-Evers u. Heigl (1989) haben darauf hingewiesen, daß Psychotherapeuten aus einer Neigung zur Selbstüberschätzung gravierende Fehler machen können.

Meine eigenen Erfahrungen und diejenigen meiner Kollegen aus Zweittherapien mit Patienten und Therapeuten haben gezeigt, daß der narzißtische Mißbrauch durch Therapeuten ein höchst brisantes Problem ist. In allererster Linie habe ich erfahren, daß die Herstellung und Aufrechterhaltung von Ruhe und Frieden in solchen Therapien ein wichtiges Prinzip zu sein scheint. Man lächelt sich bei der Begrüßung an und tut es auch beim Abschied. Man ist eben nett miteinander, mag und schätzt sich. Was vor der Tür bleibt, sind Angriffe, Wut und ähnliches. Die Patienten bleiben auf ihrem Haß oft in der gleichen Weise sitzen, wie sie es schon aus ihrer Kindheit kennen. Anstatt also das empanzipatorische Potential der therapeutischen Beziehung auch für die Integration von Auseinandersetzungen zu nutzen, rekonstruiert sich ein falsches Selbst zum zweiten Mal.

Ein weiteres Kennzeichen einer narzißtischen Kollusion zum Schaden des Patienten kann sein, daß Therapien fast unendlich laufen und man sich nicht trennen kann. Separation ist also unerwünscht. Eine mir bekannte Kollegin mußte mehrjährige, zum Teil lebensgefährliche Anstrengungen unternehmen, um sich nach 14 Jahren Analyse endlich lösen zu können. Die ledige, kinderlose Analytikerin bombardierte sie auch nach dem Weggang etwa noch ein Jahr lang mit Briefen, die mir bekannt sind und in denen sie sie ultimativ aufforderte, in die Analyse zurückzukommen, da noch Wesentliches unbearbeitet sei.

In Supervisionen werde ich auf die narzißtischen Kollusionen immer dann aufmerksam, wenn die vorgestellte Therapie sozusagen wie geschmiert läuft. Der die Therapie führende Kollege berichtet eine gute, fast problemlose Beziehung und präsentiert die Entwicklung in der Therapie als für beide Teile befriedigend und stetig fortschreitend. Fallstricke, tiefe Konflikte, Mißverständnisse, Abgrenzungen scheint es nicht zu geben. Sollten doch einmal sog. negative Gefühle auftreten, einigt man sich rasch, und die Wogen sind wieder geglättet. Die undistanzierte Art und Weise, in der manche Therapeuten ihre Empathie anbieten, fördert symbiotische Abhängigkeitswünsche von Patienten. So wird, wie Haug (1990) es ausgedrückt hat, „gegenseitiges Verstehen zum süßen Gift der symbiotischen Sprachlosigkeit".

Erklärungsmöglichkeiten

Ich möchte für diese gravierenden ethischen Probleme in der Psychotherapie einige Erklärungsmöglichkeiten anbieten. Dabei werde ich v. a. bestimmte Problembereiche von fehlbaren Psychotherapeuten ansprechen, die mit einem gestörten Erleben von Nähe bzw. Distanz und Macht bzw. Ohnmacht zu tun haben.

Der Nähe-Angst-Aspekt: In der Studie von Bouhoutsos et al. (1983) wurde deutlich, daß sexuelle Aktivitäten zwischen Therapeuten und Patienten überwiegend am Beginn von Therapien auftraten. Diese Ereignisse häufen sich also zu einer Zeit, in der sowohl die Idealisierung des Therapeuten eine große Rolle spielt, aber der Patient auch allmählich beginnt, sich zu öffnen und Nähe herzustellen, oft mit starken symbiotischen Tendenzen. Es ist vorstellbar, daß manche Therapeuten ihren Beruf auch gewählt haben, weil sie die Distanz des therapeutischen Prozesses im Sinne eines Kompromisses zwischen Nähe und Distanz brauchen. Der Nähewunsch des Patienten kann also stark irritierend wirken und dazu führen, daß der Therapeut ihn mit Aktionen zerstören muß, die auf den ersten Blick wie mehr Nähe aussehen können. Wie aber schon an dem Schicksal der Therapie nach sexuellen Kontakten gezeigt werden konnte, enden die meisten Therapien recht rasch danach. Das könnte man so sehen, daß die bedrohliche Nähe abgewehrt werden mußte. In diesem Sinne ist die sexuelle Nähe zumindest in ihrer Konsequenz dann ein destruktiver Akt.

Der Aspekt von Nähewunsch und narzißtischer Bedürftigkeit: Die Sexualisierung einer therapeutischen Beziehung kann auch dadurch gefördert werden, daß der Therapeut aus Gründen seiner Lebensgeschichte und/oder seiner derzeitigen Lebenssituation ein großes Bedürfnis hat, rasch Nähe zur Patientin herzustellen. Die Patientin soll ihn nähren, lieben, schätzen, ihm Geborgenheit und Gebrauchtwerden vermitteln. In diesem Sinne ist die Patientin Plombe einer narzißtischen Lücke. Auch hier läßt sich eine Rollenumkehr zeigen. Die Patientin soll mütterlich-tröstende und nährende Funktionen für ihren Therapeuten erfüllen. In der sexuellen Beziehung hat der narzißtische Aspekt ein sehr großes Gewicht: Die Patientin verschafft dem Therapeuten Lust, Bestätigung, Bewunderung, Aufwertung. Diese narzißtischen Aspekte dominieren, der narzißtisch mißbrauchende Therapeut läßt die Realität seiner Patientin außer acht und braucht sie primär zur Stabilisierung seines Selbstgefühls. Wenn man die Hypothese hat, daß die Wahl eines therapeutischen Berufes auch Symptomcharakter haben kann, dann ist die pervertierte therapeutische Beziehung im Sinne einer Sexualbeziehung Ausdruck einer Dekompensation des ursprünglich gewählten Lösungsversuches. Ein männlicher Therapeut kann zum Beispiel unbewußt aus dem Therapeutenberuf einen Kompromiß erhoffen zwischen Machterfüllung im Rahmen einer männlichen Identität und dem Wunsch nach Versorgtwerden in einer kontrollierten Form von Nähe. Die Dekompensation offenbart die narzißtischen und destruktiven Anteile eines solchen Lösungsversuches.

Der wichtigste Punkt unter den Erklärungsmöglichkeiten ist für mich *die Bedeutung der Lebensunzufriedenheit*. Es ist bekannt, daß Frustrationen, Gefühle der inneren Leere und Minderwertigkeitsgefühle durch sexuelle Erlebnisse kompensiert werden können. Was den mißbrauchenden Therapeuten angeht, können 2 Quellen von Lebensunzufriedenheit eine große Rolle spielen, nämlich eine frühe biographische und/oder eine aktuelle lebenssituationsbezogene. Über die frühen biographischen Aspekte wissen wir aus den Studien nichts, wohl aber etwas über die aktuellen: Die betreffenden Therapeuten befanden sich häufig in einer Situation, in der Lebensunzufriedenheit dominierte, und zwar durch fehlende oder gerade getrennte Partnerschaften – also in einem Stadium erhöhter Verletzbarkeit und mangelnder realer Befriedigungsmöglichkeiten. In dieser Lebenssituation kann dann der sexuelle Kontakt zum Patienten als Versuch dienen, das bedrohte Selbstgefühl zu stabilisieren. Es ist bisher meines Wissens nicht differenziert untersucht worden, inwieweit nicht schon die Wahl eines therapeutischen Berufes primär zur Stabilisierung eines bedrohten labilen Selbst erfolgen kann und in diesem Sinne einen Reparationsversuch darstellt.

Zur Gewichtung und Bedeutung der Lebenszufriedenheit des Psychotherapeuten ist zu bedenken, daß es einen erheblichen Unterschied macht, ob der Therapeut außerhalb der therapeutischen Beziehung eine befriedigende Liebesbeziehung hat, oder ob er den Wunsch hat, sich zu verlieben bzw. Liebe zu finden. Wie Carotenuto (1986, S. 298) treffend bemerkt, „geschehen nämlich die wichtigsten Dinge außerhalb der Analyse". Wenn also Liebe momentan nicht zum Außenleben des Therapeuten gehört, steigt die Gefahr, daß er sie in der Therapie sucht.

Schließlich könnte man überlegen, ob nicht die unbewußte Neigung des Therapeuten zum Mißbrauch seiner Patientin auch *Ausdruck einer perversen Symptombildung* sein könnte. Dabei ginge es vor allem
1. um die Umkehr von Macht und Ohnmacht,
2. um Aspekte einer gestörten Geschlechtsidentität und
3. um Wünsche nach und Ängste vor Symbiose.

Das Spezifische einer solchen perversen Symptombildung wäre, daß etwas Destruktives sexualisiert wird: „die erotische Form von Haß", wie Stoller (1979) es formuliert hat. Denkt man diesen Gedanken weiter, so würde man hypothetisch annehmen können, daß ein sexuell mißbrauchender Therapeut, der seine Patientin als Opfer sieht und benutzt, in seiner Kindheit Ohnmacht und schwere Demütigungen in Abhängigkeitsbeziehungen erlebt haben kann. Wir wissen ja, daß solche Erlebnisse starke unbewußte Rachephantasien hervorrufen können. In der Umsetzung solcher Rachebedürfnisse ist für das Verständnis der Satisfaktion entscheidend wichtig, daß sich das Täter-Opfer-Verhältnis umkehrt: Das ursprüngliche Opfer wird zum Täter, zum Rächer, zum Sieger, befreit sich aus der kindlichen erstickenden Ohnmacht und triumphiert damit über die erlittene Demütigung und die Person, die diese Demütigung zugefügt hat. Die ursprünglich gefährliche Frau wird jetzt zum Opfer, der erniedrigte kleine Junge subjektiv unter der Illusion des Machtbesitzes zum Mann. Diese unbewußte Feindschaft und Feindseligkeit kann ein Motiv nicht nur für Haß und Destruktion zwischen den Geschlechtern, sondern auch für den sexuellen Mißbrauch einer Patientin darstellen.

Konsequenzen für die psychotherapeutische Praxis

Welche Konsequenzen sollten aus dem Gesagten für die psychotherapeutische Praxis und für Aus- bzw. Weiterbildung gezogen werden? Heigl-Evers u. Heigl (1989) meinen, daß es in der psychologischen

Medizin selbstverständlich sein sollte, „den ‚psychischen Apparat' des Psychotherapeuten instand zu halten und zu pflegen, um dessen therapeutische Kompetenz zu erhalten und zu verbessern" (S. 72). Wie kann man das tun? Ich möchte zunächst darauf hinweisen, daß viele Kollegen eine Tendenz haben, die geschilderten Probleme mit moralischen Mitteln anzugehen und dabei ausschließlich Über-Ich-Aspekte vertreten, die in einer konsequenten Bestrafung des fehlbaren Therapeuten gipfeln. Bei allem Respekt vor dem Über-Ich: Ich glaube, daß man mit einer solchen Verfolgung letztlich nicht weiterkommt. Was erfolgen sollte, ist eine wirksame Auseinandersetzung des Therapeuten mit Selbstaspekten, die er möglicherweise nicht mag, vielleicht nicht einmal genau kennt, weil sie in seiner Selbsterfahrung unterdrückt wurden – von ihm, dem Lehrtherapeuten oder beiden. Um welche Themen könnte es sich dabei handeln? Zum Beispiel um Haß, um das Schicksal der eigenen Sexualität und vor allem um ungelöste Abhängigkeiten, die eine eindeutige Distanz zum Patienten erschweren können. Das Wissen um entsprechend belastete Kollegen sollte also m. E. dazu führen, sie anzusprechen und ihnen nahezulegen, ein Stück Selbsterfahrung nachzuholen. Mir ist klar, was für ein Angang das sein kann, denn die Einsicht in die Notwendigkeit weiterer Supervision oder gar Selbsterfahrung scheint für manche Therapeuten mit abgeschlossener Ausbildung eine narzißtische Kränkung darzustellen, so als würde man ihre Mündigkeit und Kompetenz bezweifeln. Abgewehrt wird dann gern mit Zeit- und Kostenargumenten. Nimmt man aber Freuds Postulat einer unendlichen Analyse ernst, wäre doch zu überlegen, ob nicht in einem so sensiblen und auch belastenden Bereich wie dem der psychotherapeutischen Tätigkeit schon aus Gründen der eigenen Psychohygiene zumindest in Intervallen immer wieder Supervision bzw. Intervision gesucht werden sollte, um die eigenen blinden Flecken fallbezogen wieder korrigieren zu können.

Was läßt sich weiter tun, um dem Mißbrauch von Abhängigkeiten in Psychotherapien vorzubeugen? Mir scheint vorrangig zu sein, daß Therapeuten sich bewußt machen, wie wichtig ein befriedigendes Privatleben für therapeutisches Funktionieren ist. Natürlich wäre es naiv zu fordern, daß Therapeuten damit keine Probleme haben könnten, zumal sie ja nicht zu den unkompliziertesten Menschen gehören. Verlangt werden kann aber, daß ein Therapeut sich Rechenschaft darüber ablegt, inwieweit seine Lebenssituation in die Therapie hineinspielen kann. Für Therapeuten, die in Institutionen arbeiten, kommt ein weiteres Problem dazu, nämlich das der therapeutischen Kultur, das aus dem Umgang mit der eigenen und anderen Berufsgruppen resultiert. Ich meine damit vor allem das Rivalisieren von Therapeuten innerhalb einer Institution um die Gunst der Patienten, aber auch der Mitarbeiter. Dieses Rivalisieren kann Mißbrauchscharakter haben und auch spezielle Mißbrauchstendenzen begünstigen.

Ich denke, daß eigene Selbsterfahrung und eine gute, fundierte psychotherapeutische Ausbildung zu einer Kompetenz führen sollten, die vor massiveren Fehlern schützt. Die Realität zeigt aber, daß dem nicht so ist. Die ernüchternde Erkenntnis, daß auch in dem Dickicht komplizierter Subjektivität, in dem wir uns im psychotherapeutischen Prozeß bewegen, Regeln eingehalten werden müssen, muß während der Weiterbildung erfahren und vermittelt werden. Aus den von mir zitierten Studien geht aber zumindest indirekt hervor, daß die fehlbaren Therapeuten häufiger über eine abgeschlossene Selbsterfahrung, qualitativ breitere Weiterbildung und längere Berufserfahrung verfügten. Wie ist dieser Widerspruch zu erklären? Könnte es nicht sein, daß in psychotherapeutischen Weiterbildungen der Akzent mehr auf die Möglichkeiten und Chancen von Psychotherapie als auf die Regeln gesetzt wird? Und daß daraus eine Verschärfung der Risiken resultiert und auch die Gefahr, die eigenen Fähigkeiten zu überschätzen?

Zur Prävention sollte ein Stück *Öffentlichkeitsarbeit* geleistet werden, und zwar dahingehend, daß auch darüber informiert wird, was Psychotherapie ist und unter welchen Rahmenbedingungen und Regeln sie abläuft. In einem solchen Kontext kann man dann auch auf die Gefahr von Regelverletzungen hinweisen.

Darüber hinaus sollten die *Standesorganisationen* einen ethischen Kode formulieren, in dem klare, verbindliche Richtlinien festgelegt werden. Die Fachgesellschaften sollten überlegen, ob sie ihren Mitgliedern Hilfen in Therapiekrisen anbieten, ohne daß Strafen bzw. sonstige unangenehme schädigende Konsequenzen befürchtet werden müssen.

Das erscheint mir als die größte Gefahr: sich nach Abschluß der Ausbildung in eine einsame Situation zu begeben, in der man meint, Probleme mit Patienten souverän meistern zu können. In leichter Abwandlung eines bekannten Freud-Satzes (1910, S. 108) könnte man sagen: „Jeder Psychotherapeut kommt nur so weit, als seine eigenen Komplexe und Widerstände es gestatten."

Literatur

Anonyma (1988) Verführung auf der Couch. Kore, Freiburg im Breisgau
Bouhoutsos J, Holroyd J, Lerman H, Forer BR, Greenberg M (1983) Sexual intimacy between psychotherapists and patients. Prof Psychol Res Pract 14/2:185–196

Butler S, Zelen SL (1977) Sexual intimacies between therapists and patients. Psychother Theory Res Pract 14/2:139–145
Carotenuto A (1986) Tagebuch einer heimlichen Symmetrie. Kore, Freiburg im Breisgau
Forer B (1968) The therapeutic relationship. (Paper presented at the annual meeting of the California State Psychological Association. Pasadena, California, February 1980)
Freud S (1910) Die zukünftigen Chancen der psychoanalytischen Therapie. (Gesammelte Werke, Bd 8. Fischer, Frankfurt am Main, 1966ff, S 103–115)
Freud S (1915) Bemerkungen über die Übertragungsliebe. GW Bd 10, S 305–321
Gartrell N, Herman J, Olarte S, Feldstein M, Localio R (1986) Psychiatrist – patient sexual contact: Results of a national survey, I: Prevalence. Am J Psychiatry 143/9:1126–1131
Gottlieb MC, Sell JM, Schoenfeld LS (1988) Social/romantic relationships with present and former clients: State licensing board actions. Prof Psychol Res Pract 19/4:459–462
Haug H (1990) Über den narzißtischen Mißbrauch in der Therapie. (Unveröff. Manuskript, Basel)
Heigl-Evers A, Heigl F (1989) Ethik in der Psychotherapie. Psychother Med Psychol 39:68–74
Herman JL, Gartrell N, Olarte S, Feldstein M, Localio R (1987) Psychiatrist-patient sexual contact: Results of a national survey, II. Psychiatrists' attitudes. Am J Psychiatry 114/2:164–169
Holroyd JC, Brodsky AM (1977) Psychologists' attitudes and practices regarding erotic and non-erotic physical contact with patients. Am Psychol 32:843–849
Kardener SH, Fuller M, Mensh JN (1973) A survey of physicians' attitudes and practices regarding erotic and non-erotic contact with patients. Am J Psychiatry 130:1077–1081
Pope K, Bouhoutsos J (1986) Sexual intimacy between therapists and patients. Praeger, New York
Pope K, Levenson H, Schover LR (1979) Sexual intimacy in psychology training: Results and implications of a national survey. Am Psychol 34:682–689
Pope K, Keith-Spiegel PC, Tabachnick BG (1986) Sexual attraction to clients. Am Psychol 41:147–158
Rauchfleisch U (1982) Nach bestem Wissen und Gewissen. Vandenhoeck & Ruprecht, Göttingen
Schoener G, Milgrom JH, Gonsiorek J (1984) Sexual exploitation of clients by therapists. Women 3/3–4:63–69
Sell JM, Gottlieb M, Schoenfeld LS (1986) Ethical consideration of social/romantic relationships with present and former clients. Prof Psychol Res Pract 17:504–508
Sonne J, Meyer CB, Borys D, Marshall V (1985) Clients' reactions to sexual intimacy in therapy. Am J Orthopsychiatry 55/2:183–189
Stoller RJ (1979) Perversion – Die erotische Form von Haß. Rowohlt, Reinbek

Ethik der Verhaltens- und Familientherapie. Warum – Woher – Wofür?

STELLA REITER-THEIL

Extreme und subtile Probleme der Ethik

In Diskussionen mit psychotherapeutisch Tätigen aus verschiedenen Richtungen und Anwendungsgebieten stellte ich immer wieder fest, daß die Auseinandersetzung mit ethischen Fragen hauptsächlich in 2 Richtungen gesucht wird,
1. in Richtung auf *Probleme extremer Ausprägung,* etwa im Zusammenhang mit Gewalt, Sexualität oder anderen Tabuthemen;
2. in Richtung auf *Probleme von großer Subtilität,* so z. B. die mögliche verdeckte Beeinflussung des Patienten durch Therapeuten in bezug auf Therapie- und Lebensziele.

Probleme und Fragen der ersten Gruppe haben zweifellos einen starken Aufforderungscharakter, scheinen die Auseinandersetzung mit Moral und Ethik, ja in vielen Fällen auch mit Jurisprudenz, geradezu zu verlangen. Dies trifft ganz sicher zu auf den Komplex des sexuellen bzw. narzißtischen Mißbrauchs von Patienten durch Therapeuten, wie er von Ch. Reimer in diesem Band analysiert wird. In ähnlicher Weise fordern aber auch die Grenzüberschreitungen auf Seiten der Patienten und Klienten selbst in ihrem Alltag und Familienleben Therapeuten dazu auf, moralische Urteile zu reflektieren und mit ihnen in therapeutisch und ethisch bewußter und vertretbarer Weise umzugehen (Reiter-Theil 1989). So werden im vorliegenden Beitrag u. a. auch Fragen der Gewalt und des Mißbrauchs in der Familie thematisiert, um die Dilemmasituation des mehrparteilichen (Familien-)Therapeuten zu veranschaulichen.

Demgegenüber soll jedoch die Sensibilisierung für die subtilen Aspekte der ethischen Dimension therapeutischen Handelns nicht zu kurz kommen, der Therapeuten und Patienten auch im Kontext gültiger Regeln von informierter Zustimmung, Neutralität, Mehrparteilichkeit, Abstinenz usw. nicht entgehen können. Im Anschluß an die Behandlung der Fragen des „Warum" und „Woher" soll daher eine Systematisierung in unterschiedliche Reflexions- und Handlungsperspektiven, nach der sich die eigene Sensibilisierung für ethische Implikationen therapeutischen Handelns strukturieren läßt, die Frage des „Wohin" beantworten helfen.

Grundlinien in Verhaltens- und Familientherapie

„Verhaltenstherapie" bezeichnet eine Gruppe von psychologischen Interventionsmethoden, die sowohl beim einzelnen Klienten als auch im Gruppensetting, bei Paaren und Familien oder bei familienähnlichen Lebensgemeinschaften angewandt werden können. „Familientherapie" hingegen charakterisiert jede Form der psychotherapeutischen Arbeit mit Familien, Teilfamilien oder familienähnlichen Lebensgemeinschaften, so verschieden diese Arbeitsformen methodisch und in bezug auf ihren theoretischen, ideologischen oder auch ethischen Hintergrund sein mögen. Entsprechend gibt es also – methodisch gesehen – verhaltenstherapeutische *Familientherapie* bzw. *Verhaltenstherapie* bei Familien ebenso, wie es psychoanalytische, gestalttherapeutische, systemische oder andere Arten von Familientherapie gibt (vgl. Levant 1984). Im Gegensatz zur frühen Verhaltenstherapie, wie sie an psychologischen Universitätsinstituten in den 70er Jahren gelehrt wurde, haben wir es bei der Verhaltenstherapie heute mit einer sich stark ausdifferenzierenden und an technischer Erweiterung orientierenden Schule zu tun, in der unter dem gemeinsamen Nenner „Verhaltenstherapie" nicht mehr nur das beobachtbare Verhalten behandelt wird, sondern auch kognitive und affektive Prozesse, zwischenmenschliche Probleme, physiologische Reaktionen, Schmerzen, die verschiedensten Symptome und Schwierigkeiten von Krankheitswert, aber auch Probleme der sozialen Anpassung und Leistungsfähigkeit (Bellack et al. 1982; Grawe 1980; Schorr 1984).

Demgegenüber haben wir in der Familientherapie eine pluralistische Orientierung vor uns, welche – das läßt sich ohne Übertreibung behaupten – ihrerseits methodisch und theoretisch annähernd die gesamte Vielfalt psychotherapeutischen Denkens und Vorgehens repräsentiert. Ein einigendes Moment liegt in der Abgrenzung gegenüber individuumzentrierten Therapieformen, in der konsequenten Ausrichtung auf die Familie oder das betreffende Beziehungssystem als Ganzes und im mehr oder weniger expliziten Bezug auf systemtheoretische Konzepte (vgl. Levant 1984). Daneben finden sich in der Familientherapie entsprechend, sowohl auf theoretischer als auch auf technischer Ebene, ethisch relevante Unterschiede in der Beurteilung der Fragen, welche Arten von Problemen der jeweiligen familientherapeutischen Herangehensweise zugänglich seien, worin therapeutische Fortschritte, Erfolge oder Fehlschläge bestünden, welche Familienmitglieder (z. B. Kinder gegenüber Erwachsenen) mit welchen spezifischen Leiden unter Umständen Priorität in einem sonst eher egalitär ausgerichteten Behandlungskonzept haben sollten, oder welche „Kosten" – das heißt: Mühe und Leid – der Betroffenen für welche Ziele der Therapie vertretbar bzw. notwendig erschienen, oder generell, mit welchem Aufwand an Zeit, Kraft und Personen eine Familientherapie durchzuführen sei (vgl. Hansen u. L'Abate 1982).

Eher als hier scheint es in der Verhaltenstherapie möglich zu sein, zumindest bezüglich des Kosten-Nutzen-Aspektes, der Definition von Erfolg und Mißerfolg der Therapie oder über die Frage, wodurch eine „gute" bzw. eine „schlechte" Behandlung zu kennzeichnen sei, zu konsensfähigen Urteilen zu kommen. Die auch historisch bedingte strikte Abgrenzung der Verhaltenstherapie von der psychoanalytischen Langzeittherapie über mehrere Jahre mit hoher Stundenfrequenz bestimmt bis heute ihre konsequente Orientierung an einem günstigen Verhältnis zwischen zeitlichem sowie finanziellem Aufwand und therapeutischem Resultat in Begriffen der Zieldefinition aus der Perspektive des Klienten. Mit zunehmender Öffnung gegenüber anderen als den ursprünglich rein behavioralen Therapiezielen, die auf klassisch verhaltenstherapeutischen – also verstärkungstheoretisch begründeten – Wegen zustandegebracht werden sollen, erfahren indessen auch die Verhaltenstherapeuten, wie schwer sich der Zeitfaktor bei komplexen Veränderungen in der Praxis kontrollieren oder manipulieren läßt.

Ein weiterer Aspekt, unter dem psychotherapeutische Schulen und Richtungen zu differenzieren sind, und der m. E. eine erhebliche Bedeutung für das jeweilige Verständnis von den ethischen Grundlagen therapeutischer Tätigkeit hat, betrifft das *Wissenschaftsverständnis* einer psychotherapeutischen Schule und ihr wissenschaftliches Selbstverständnis. In ihrer Abgrenzung zur Psychoanalyse betonte die Verhaltenstherapie von Beginn an ihren experimentell-wissenschaftlichen Anspruch an sich selbst, an die Kontrollierbarkeit und Replizierbarkeit ihrer Wirkungen sowie an die objektive Gültigkeit der zugrundeliegenden lerntheoretischen Gesetzmäßigkeiten. In der Ausbildung und Anerkennung des Nachwuchses wurde stets großer Wert auf dessen wissenschaftliche Selbstverpflichtung gelegt. Dies soll sich nicht nur in der redlichen Dokumentation der therapeutischen Schritte beweisen, sondern auch in der Handhabung der therapeutischen Beziehung selbst, die wesentlich durch die *Transparenz*, d. h. die Aufklärung des Klienten über die angewandten lerntheoretischen Voraussetzungen und Methoden gekennzeichnet sein soll. Dieses Prinzip, daß der Klient durch Einsicht in die Zusammenhänge kompetent, mündig und zu späterer Selbsthilfe befähigt werden solle, hängt eng mit dem zugrundeliegenden Selbstverständnis von der Erklärbarkeit, Kontrollierbarkeit und Wiederholbarkeit verhaltenstherapeutischer Ursache-Wirkungs-Beziehungen zusammen.

Entsprechend dem ins Unübersichtliche gehenden Steigen der Komplexität mit dem Anwachsen der Zahl der zu behandelnden Familienmitglieder – das gelegentlich als Argument gegen den Anspruch wissenschaftlicher Untersuchungen in der Familientherapie verwendet wird –, finden sich in der Familientherapie Vertreter einer Auffassung, der Therapieprozeß ließe sich grundsätzlich weder vorhersagen noch im Detail planen, nicht kontrollieren oder gar in anderen Fällen replizieren. Diese Auffassung scheint relativ unabhängig von der methodischen Orientierung des einzelnen Familientherapeuten zu sein und spiegelt wohl die als weitgehend unkontrollierbar erlebte familientherapeutische Realität im Behandlungszimmer wider. – Nicht zufällig arbeiten familientherapeutische Institutionen nach Möglichkeit mit Kotherapeuten, Behandlungsteams und Supervision, um durch die Einbeziehung vielfältiger interpersoneller Wahrnehmungen den subjektiven Faktor und die Gefahr der Verstrickung des Therapeuten in das Geschehen auszugleichen. – Abweichungen von dieser eher wissenschaftskritischen Haltung finden sich bei Familientherapeuten explizit verhaltenstheoretischer Provenienz oder (seltener) bei symptom- bzw. problemorientiert arbeitenden Familientherapeuten. Neben diesen zuletzt genannten Richtungen der Familientherapie – verhaltenstherapeutische, symptom- oder problemorientierte – die teilweise als tendenziell oder offen manipulativ kritisiert werden (Buchholz u. Huth 1983), stehen die psychodynamisch und die humanistisch orientierte Variante mit ihrer weitgehenden (wenn auch nicht durchgängigen) Absage an quantitativ-experimentelle Forschungsmethoden im Bereich der Familientherapie, deren wissenschaftliches Selbstverständnis weniger nomothetisch als idiographisch ist und die sich eher zu hermeneutischen oder phänomenologischen Methoden bekennen (Buchholz 1990). Eine weitere wichtige familientherapeutische Richtung ist die systemische Familientherapie (auch „systemische Therapie"). In ihrer dynamischen Entwicklung hat sich diese Orientierung von rein symptom- und problemzentrierter Therapie, von paradoxen Verschreibungen anscheinend hoher Effizienz wegbewegt. Gegenwärtig bemühen sich Vertreter der systemischen Familientherapie um eine zunehmende wissenschaftliche Absicherung ihrer Hypothesen und Techniken (Wynne 1988), wobei die Diskussion um die

Angemessenheit nomothetischer vs. idiographischer Forschungsmethoden intensiv geführt wird (Steiner u. Reiter 1988). Unter ethischen Gesichtspunkten interessant ist die Tendenz, frühe Formen manipulativer, expertendominierter und letztlich auch paternalistischer Vorgehensweisen in der Therapie zu überwinden und diese durch ein partnerschaftliches, am Respekt vor der Autonomie des Klienten *vorrangig* ausgerichtetes Beziehungsmuster zu ersetzen (vgl. Reiter et al. 1988; Reiter-Theil u. Reiter 1990).

Es wäre ein Versäumnis, an dieser Stelle nicht darauf hinzuweisen, daß gerade in der Familientherapie Praktiker häufig keine wissenschaftliche Identität entwickeln, sei es, weil sie hierauf in ihrer Weiterbildung nicht vorbereitet werden, sei es, weil sie kein positives Vorverständnis und Bekenntnis zur Wissenschaft mitbringen. Die Bereitschaft zu bewußter Auseinandersetzung mit ethischen Implikationen des eigenen therapeutischen Tuns braucht bei Familientherapeuten jedoch auch durch eine wissenschaftsskeptische Einstellung nicht beeinträchtigt zu werden. Und so finden wir in der Familientherapie – quer zu den verschiedenen Formen eines *wissenschaftlichen Ethos* und seinen Auswirkungen auf die therapeutische Arbeit – eine pluralistische Vielfalt ethischer Überzeugungen, die sich in relevanter Weise mit den Behandlungskonzepten, mit den Idealen der therapeutischen Beziehung, der „guten" Therapie, eines gelingenden Zusammenlebens (oder auch Auseinanderlebens) in der Familie verbinden (Reiter-Theil 1986, 1988 a).

Warum?

Zu der Frage, ob die Verhaltens- und die Familientherapie überhaupt eine, und wenn ja, welche Ethik brauchen, gibt es nach meiner Einschätzung keine allgemeine konsensfähige Antwort der praktisch tätigen Therapeuten. Das Spektrum der Positionen reicht hier – unabhängig von der Schulenzugehörigkeit – vom rigorosen Technizismus: „Wer technisch gute Therapie macht, hat keine ethischen Probleme, braucht keine eigene Ethik", bis hin zu einem undifferenzierten Moralismus oder Ethizismus, der jedwede therapeutische Frage, Maßnahme oder Wirkung auf implizite moralische Wertungen untersucht oder auf ethisch begründete Maßstäbe beziehen will, ja, dieses sogar als allgemeine Praxis fordert (Reiter-Theil 1988b; Buchholz u. Huth 1983).

Neben diesen beiden Extremvarianten, deren Vertreter die Notwendigkeit, sich mit der Ethik der Verhaltens- oder Familientherapie zu befassen, entweder gänzlich verwerfen oder als vorrangige Aufgabe behandeln, läßt sich auch die Auffassung vertreten, daß es in elaborierten therapeutischen Systemen, die auf beträchtlicher Erfahrung aufbauen, weite Bereiche gibt, in denen Therapeuten tätig werden können, ohne sich mit ethischen Problemen konfrontiert zu sehen. In diesen Bereichen kann allem Anschein nach die gute Technik auf der Basis zumindest ad hoc hinreichender Theorie – sozusagen ohne *explizite* „Ethik" – solide Therapie gewährleisten. Wesentliche Merkmale dieser – unter ethischen Gesichtspunkten – *„konfliktarmen Sphäre" der Therapie* sehe ich darin, daß die betreffende Methode nach klaren Kriterien streng indiziert werden kann, daß die Therapeuten zweifelsfrei qualifiziert und die Klienten oder Patienten eindeutig motiviert sind. Darüber hinaus muß auch das Behandlungssetting, sei es in der freien Praxis oder in einer Institution, den Vorstellungen aller Beteiligten gerecht werden; die Kostenfrage muß zu allseitiger Zufriedenheit geregelt sein usw. – kurz: die besten und angenehmsten Arbeits- und Therapiebedingungen, die man sich vorstellen kann, müssen vorliegen. Besonders aber im Falle von Therapieverfahren, deren Anwendungsbreite stetig erweitert wird, deren Indikationsbereich und deren technische Möglichkeiten im Wachsen sind, geraten Therapeuten notwendigerweise häufig an die Grenzen ihrer Kunst, ihrer Erfahrung, aber auch ihrer wissenschaftlich gestützten Handlungsgrundlage. Hier – spätestens – beginnt der vielen Praktikern vertraute Bereich der Entscheidungsunsicherheit und der Handlungsdilemmata, an denen ethische Fragen nach grundsätzlicher Beantwortung drängen.

Übersicht 1. **Notwendige Bedingungen einer ethisch „konfliktarmen Sphäre der Therapie" sind:**
– strenge Indikation einer therapeutischen Vorgehensweise nach klaren Kriterien,
– zweifelsfreie Qualifikation des Therapeuten,
– eindeutige Motivation des Klienten (Patienten) für die Therapie,
– Behandlungssetting, das den Vorstellungen aller Beteiligten gerecht wird,
– zur Zufriedenheit aller Beteiligten geregelte Kostenfrage,
– keine Berührung von Tabuthemen in der Therapie,
– keine Unverträglichkeit in den moralischen Grundüberzeugungen zwischen Therapeut und Klient (Patient)
– usw.

Auch an dieser Stelle kann aber noch immer der Eindruck aufrechterhalten werden, als könne „gute Technik" ethische Fragen hintanhalten oder gar eliminieren. Sobald wir uns aber bewußt machen, daß wir mit therapeutischen Zielsetzungen – ob diese nun von Klientenseite, vom Therapeuten oder von dritten Interessenten (wie zuweisenden Stellen) stammen – in vielen Fällen eine moralisch relevante Position in einer pluralistischen Umgebung beziehen, müssen wir doch konzedieren, daß der technizistische Standpunkt, eine Ethik der Therapie – gleich welcher Richtung – könne gleichsam „eingespart" werden, reduktionistisch und also nicht stichhaltig ist (Reiter-Theil 1988b).

Das Beispiel der Verhaltenstherapie bei Homosexualität

Besonders deutlich zeigt sich dies an den Paradigmen therapeutisch-ethischer Auseinandersetzung, in denen es um die Handhabung und Behandlung von sozial unerwünschtem oder für Betroffene hochgradig schädlichem Verhalten des Klienten geht. In der Verhaltenstherapie entzündete sich eine ethische Debatte um die Modifikation homosexuellen Verhaltens in heterosexuelles (Davison 1977; Kitchener 1980a, b). Unabhängig von den im einzelnen verwandten Techniken der Verhaltensmodifikation wurde das Therapieziel als ethisch problematisch kritisiert, als eine die Persönlichkeit des Homosexuellen verletzende, schiere Anpassung an moralische Normen von zweifelhafter Gültigkeit. Darüber hinaus heizte sich der Streit an der in diesem und anderen Bereichen eingesetzten aversiven Methode der Verhaltenstherapie auf (Bergin 1980). Die Bestrafung mit spezifischen, für die betreffende Person äußerst unangenehmen Konsequenzen wurde als solche für einen moralisch denkenden Therapeuten als unzumutbar und ethisch nicht vertretbar zurückgewiesen und auch tatsächlich zurückgedrängt. Aber wie steht es mit der Frage, ob nicht im Dienst der Gesundheitserziehung und der Prävention doch massive und vielleicht auch manipulatorische Eingriffe erlaubt oder sogar geboten sein sollen? Denken wir an die verbreitete Selbstschädigung durch Genußgifte, starkes Übergewicht oder Risikoverhalten. Patzig stellt in diesem Zusammenhang die Frage, ob es eine „Gesundheitspflicht" gebe (Patzig 1989). Der wichtigste Schlüssel zur Rechtfertigung verhaltenstherapeutischer Interventionen ist und bleibt der Wille, die Zustimmung des Klienten angesichts der ihm zur Verfügung stehenden besseren oder schlechteren Einsicht in die Zusammenhänge. Dies sollte für alle Anwendungen verhaltenstherapeutischer Erkenntnisse und Techniken in Bereiche der Medizin, aber auch in der Organisations- und Arbeitspsychologie gelten. Daß es dennoch Veränderungswünsche von Klienten gibt, die von Therapeuten aus moralischen Gründen nicht akzeptiert und unterstützt werden, deutet darauf hin, daß der

Rekurs auf den Schlüsselbegriff der Autonomie des Klienten, auf den mündigen Klienten, der seine Ziele selbst setzt und verantwortet, keine Patentlösung zum völligen Ausschluß ethischer Probleme aus der verhaltenstherapeutischen Praxis liefert.

Das Beispiel der Familientherapie bei Gewalt und Mißbrauch

Die Behandlung sozial unerwünschter oder hochgradig schädlicher Verhaltensweisen ist ein Tätigkeitsfeld der Familientherapeuten, das stark an Bedeutung gewonnen hat. Neben der Auseinandersetzung mit der ethischen Begründbarkeit der jeweiligen Therapieziele – z. B. das Aufhören oder Nachlassen des unerwünschten Verhaltens – werden hier charakteristischerweise vor allem die Interdependenzen zwischen den betroffenen Familienmitgliedern analysiert und berücksichtigt. Darüber hinaus entwickeln Familientherapeuten eine wachsende Aufmerksamkeit für die institutionellen Verflechtungen ihrer Tätigkeit und reflektieren zunehmend die Bedeutung ihres Tuns im Hinblick auf den sozialen Kontext. Ein aktuelles Thema sind Behandlungen, in denen es um die Gewalt in der Familie, um Mißhandlung oder sexuellen Mißbrauch von Kindern, Jugendlichen oder Frauen – selten Männern – in der Familie geht (Willbach 1989). Hier sehen Familientherapeuten moralische Dilemmata und suchen nach ethisch begründbaren therapeutischen Konsequenzen. Die im Ansatz der Familientherapie enthaltene Verpflichtung, sich am Wohl aller an der Therapie Beteiligten, wenn nicht aller Betroffenen zu orientieren und dieses nach Möglichkeit mit therapeutischen Mitteln zu fördern, bringt es mit sich, daß es zur „guten Technik" des Familientherapeuten gehört, systematische Perspektivenwechsel in der Empathie, Zuwendung und Parteinahme für die einzelnen Familienmitglieder vorzunehmen (Boszormenyi-Nagy u. Spark 1981; Stierlin et al. 1982). Diese gezielte Mehrparteilichkeit soll gewährleisten, daß kein Mitglied übergangen oder vernachlässigt wird. Und diese ethische Grundvoraussetzung samt ihrer technischen Übersetzung ist es auch, die für die Therapie von Familien mit Gewalt- und Mißbrauchsproblematik besondere Herausforderungen mit sich bringt, weil Empathie, Zuwendung und Parteilichkeit auch dem definierten Gewalttäter zustehen sollen, zumindest dann, wenn er an der Therapie teilnimmt. An dieser Stelle treten Auseinandersetzungen um die Interpretation ethischer Prinzipien in voller Schärfe auf. Befürworter einer Abstinenz von Schuldzuschreibungen, die den interpersonellen Kontext, die systemische Vernetzung und Bedingtheit des Handelns vor die individuelle

Verantwortlichkeit stellen, stehen jenen gegenüber, die angesichts als massiv erachteter Grenzüberschreitungen durch physische oder psychische Gewalt an einer Opfer-Täter-Dichotomie festhalten. Daran anknüpfend werden Konsequenzen wie Kontrollen und Sanktionen für notwendig gehalten, auch, um als Therapeut nicht in eine „Mittäterschaft" zu geraten. Bei diesem Problemkomplex der Gewalt lassen sich die Wirkungen moralischer Urteile nicht nur an den Therapiezielen ablesen, sondern bereits auf der diagnostischen Ebene und an den mehr oder weniger klaren ätiologischen Konzepten, die zur Erklärung, etwa der gewalttätigen Handlungen, herangezogen werden.

Weitere Beispiele aus der Familientherapie

Es sind jedoch nicht nur diese aus der Sicht des Außenstehenden als eher selten und extrem erscheinenden Fälle der Gewalt, die die Auseinandersetzung mit ethischen Fragen in der Familientherapie stimulieren. Wichtige Problemkonstellationen von paradigmatischer Bedeutung resultieren aus der Tatsache, daß in der Familientherapie häufig Kinder und Jugendliche beteiligt sind, deren Zustimmung als weniger informiert und autonom angesehen werden muß als die der erwachsenen Familienmitglieder. Dieses ist ein medizinethisches Problem von genereller Bedeutung. Wir finden es in veränderter Form auch in der Kinderheilkunde oder Kinderpsychiatrie. Offenkundig ist aus der Sicht der Familientherapie, daß Gesundheit und Wohlbefinden ebenso wie Schmerz, Krankheit und Leiden keine individuellen Angelegenheiten sind, wodurch eine moralische Beeinflussung des Klienten, für das Wohl des anderen Sorge zu tragen, zustande kommt; diese kann auch in eine moralische Verpflichtung, an der Therapie teilzunehmen, übergehen.

Noch schärfer stellt sich das Problem einer unter Umständen nicht gleichmäßig verteilten Therapiemotivation der Beteiligten unter dem Aspekt dar, daß auch Familientherapie unerwünschte Nebenwirkungen oder Schäden hervorrufen kann (Hare-Mustin 1980). Sobald es um Familienmitglieder geht, die im Zuge der Behandlung eine Verschlechterung ihrer Situation oder ihres Befindens erfahren, haben wir ein ethisches Problem vor uns: Wie kann im Einzelfall befürwortet und begründet werden, daß ein Familienmitglied für die sichere oder auch unsichere Besserung eines anderen Familienmitgliedes oder der Gesamtsituation in der Familie selbst zusätzliche Belastungen auf sich nimmt (O'Shea u. Jessee 1982). In welcher Weise kann und soll zu

Beginn einer Familientherapie beurteilt und geklärt werden, was an Leiden auf die einzelnen im gemeinsamen Therapieprozeß zukommt? Wie pauschal dürfen Aufklärung und informierte Zustimmung bleiben, um die Durststrecken einer Familientherapie ethisch vertretbar erscheinen zu lassen? Diese Fragen betreffen wesentlich die Interpretation und Anwendung der Regel des „informed consent" auf dem Gebiet der Familientherapie, ein Thema, dem bisher nicht genügend Aufmerksamkeit gewidmet worden ist (Culver u. Gert 1982).

Ein weiteres Beispiel für die aktuelle ethische Diskussion in der Familientherapie eignet sich in besonderer Weise zur Veranschaulichung der Zusammenhänge zwischen ethischen und technischen Fragen: das „Familiengeheimnis" und seine Handhabung in der Therapie (O'Shea u. Jessee 1982). Ein Familiengeheimnis, das nicht allen Familienmitgliedern bekannt ist und dem Therapeuten, beispielsweise in einem Telefongespräch, mit der Bitte um Geheimhaltung eröffnet wird, versetzt den Therapeuten häufig in eine schwierige Situation. Aus dieser Erfahrung heraus handhaben es zahlreiche Familientherapeuten so, daß sie von vornherein grundsätzlich solche Geheimhaltung ausschließen. Diese „technische" Lösung des Dilemmas zwischen der Schweigepflicht auf der einen Seite, der Aufrichtigkeit und Wahrhaftigkeit auf der anderen Seite, basiert auf der Entscheidung, offene „Geheimnisse" vorzuziehen und zu befürworten gegenüber solchen, die zwischen einzelnen Familienmitgliedern und dem Therapeuten „in der Schwebe" sind. Letztere Konstellation bringt vor allem das Problem einseitiger Bündnisse mit den Geheimnisträgern mit sich, wodurch eine Verletzung der allen Familienmitgliedern zustehenden Empathie, Zuwendung und Parteilichkeit gegeben wäre. Ob allerdings *in jedem Fall* die – auch angekündigte – Offenlegung eines Familiengeheimnisses eine verallgemeinerbare ethisch vertretbare Lösung darstellt, muß bezweifelt werden. Zusammenfassend läßt sich die Frage, warum wir uns mit einer Ethik der Verhaltenstherapie und der Familientherapie auseinandersetzen sollen, so beantworten: Die idealen Bedingungen einer ethisch „konfliktfreien Sphäre der Therapie" – klare Indikation, zweifelsfreie Qualifikation des Therapeuten, eindeutige Motivation bei Klienten oder Patienten, angemessenes Behandlungssetting, befriedigende Kostenregelung usw. – können nicht generell vorausgesetzt werden. Jede Abweichung von dieser idealen Konstellation läßt Probleme sichtbar werden, die in ihrer ethischen Dimension zu reflektieren und zu handhaben sind. Die Beispiele für die Auseinandersetzung um ethisch vertretbare Positionen in der Therapie sozial unerwünschten oder schädlichen Verhaltens zeigen, wie stark die Wahl und Begründung von Therapiezielen, hierfür einzusetzenden Ressourcen und die Bewertung der Therapieergebnisse mit moralischen Grundüberzeugungen der Beteiligten verbunden sind und vom gesellschaftlichen Kontext abhängen. Wichtig ist es aber zu erkennen, daß dies für Therapieziele, -mittel und -ergebnisse *ganz generell* gilt, auch wenn uns dies nicht bewußt wird, solange wir uns auf dem Boden allgemeinen Konsenses bewegen.

Woher?

Ausgangspunkt dieser Überlegungen ist die Auffassung, daß sowohl die Verhaltenstherapie als auch die Familientherapie einen „Ethik-Bedarf" hat, der nicht nur von außen, sondern auch von innen festgestellt und anerkannt wird. Des weiteren wird behauptet, daß beide therapeutischen Schulen bereits eine sich zunehmend differenzierende ethische Diskussion über ihre Grundlagen und Anwendungen aufweisen, die allerdings nicht gleichzusetzen ist mit dem Vorhandensein einer systematisierten ethischen Theorie. Wir müssen vielmehr davon ausgehen, daß in diesen beiden Bereichen weniger explizite als implizite ethische Regeln zur Anwendung kommen, die hauptsächlich bei Auftreten von Schwierigkeiten oder Konflikten grundsätzlich reflektiert werden. Woher kann und soll also eine Ethik der Verhaltenstherapie, der Familientherapie kommen, wenn sie als notwendig erachtet wird?

These 1:

Eine Ethik der Verhaltens- oder Familientherapie muß aus der ethischen Theorie selbst stammen, wie sie von Philosophen, Theologen oder anderen Vertretern normativen Denkens bearbeitet wird; dies entspricht dem Modell einer *Ethik für die Therapie* – gleich welcher Schule – von Ethikexperten für Praktiker.

These 2:

Therapeuten, gleich welcher Provenienz, sind selbst am kompetentesten, die ethischen Grundlagen ihres Handelns zu reflektieren und zu begründen. Es muß daher eine *Ethik aus der Praxis* sein.
    Eine Extremvariante dieser These: Praktiker haben ihre Ethik immer schon selbst entwickelt; dies gilt auch oder sogar besonders für

den Bereich der Psychotherapie, einschließlich unterschiedlicher Schulen; die Art und das Ausmaß, in dem ethische Fragen von Praktikern untersucht werden, ist ausreichend.

These 3:

Die ethische Reflexion therapeutischen Denkens und Handelns ist von Grund auf ein interdisziplinäres Unternehmen. Daraus folgt, daß ein ethisches System zur Grundlegung oder Überprüfung von Therapie weder allein aus der ethischen Theorie noch ausschließlich aus der therapeutischen Praxis heraus entwickelt werden sollte. Vielmehr ist zu fordern, daß Formen der Zusammenarbeit und der gegenseitigen Durchdringung zwischen Theoretikern und Praktikern realisiert werden, um eine interdisziplinäre Ethik der Praxis zu entwickeln.

Eine Ergänzung dieser These: Fragen therapeutischer Ethik sollen insbesondere von solchen Wissenschaftlern bearbeitet werden, die in beide Richtungen kompetent und erfahren sind, die also das Prinzip der Interdisziplinarität in sich selbst vereinigen.

Pro und Kontra zu den 3 Thesen

Für die erste These läßt sich das Argument anführen, daß professionell mit ethischer Theorie befaßte Wissenschaftler besser in der Lage sein könnten, ein konsistentes und schlüssiges System ethischer Regeln für beliebige Anwendungsbereiche zu erstellen als die Praktiker selbst. Es werden sich auch Befürworter dieses Modells finden, die meinen, daß nur Außenstehende – in diesem Fall ethische Experten – genügend kritische Distanz zu dem betreffenden Praxisbereich realisieren könnten und dem normativen Anspruch gerecht würden. Dagegen spricht die wiederkehrende Erfahrung, daß die Sachkenntnis in dem betreffenden *Anwendungsgebiet* von entscheidender Bedeutung ist und daß diese von Berufsethikern nicht generell erwartet werden kann. Neben diesem Kompetenz-Argument für die Beteiligung der Praktiker müssen auch wissenschaftspsychologische und -soziologische Aspekte eines solchen Modells der „Versorgung der Praktiker mit ethischer Theorie durch entsprechende Experten" angeführt werden. Nach meinem Einblick in die Psychotherapie„szene" im besonderen und in den Wissenschaftsbetrieb im allgemeinen dürften normative Konzepte, seien sie wissenschaftstheoretischer oder ethischer Art, dann geringere Aussichten auf Resonanz und Umsetzung haben, wenn sie von den adressierten Handlungsträgern nicht als dem Gebiet naheliegende eigene, sondern als fremde Konstruktionen angesehen werden. Was allgemein für die Schwierigkeiten der Umsetzung von Theorie in Praxis gesagt werden kann, gilt m. E. in besonders hohem Maße für die Beziehung zwischen ethischer Theorie und therapeutischer Praxis. Hier kann die Gefahr des heteronomen Bestimmtwerdens sogar in moralische Belehrung und Bevormundung – zumindest in der Wahrnehmung derjenigen, deren sog. *Ethikdefizit* verbessert werden soll – übergehen.

Für das zweite, entgegengesetzte Modell einer „Selbstversorgung der Praktiker mit ethischer Theorie" läßt sich anführen, daß auf diese Weise die sonst zu befürchtende Praxisferne der ethischen Diskussion und Begründung durch hohe praktische Sachkompetenz ersetzt würde. Im Bereich von Verhaltens- und Familientherapie Tätige seien selbst in der Lage – oder über ihre Aus- und Fortbildung in die Lage zu versetzen – die ethischen Implikationen ihrer Tätigkeit eigenständig zu bearbeiten; es entspreche auch ihrer Tradition und ihrem aktuellen Selbstverständnis, diese Funktion und Leistung nicht an andere Disziplinen zu delegieren. Über diese Position hinausgehend, finden sich bei Vertretern verschiedener Therapieschulen auch andere Einwände gegen eine mögliche Notwendigkeit, von ethischer Expertise profitieren zu sollen. So kann man sich, insbesondere aus den spezifischen Blickwinkeln einzelner Therapieschulen heraus, auf den Standpunkt stellen, die jeweilige therapeutische Praxis sei in sich bereits moralisch so gut und wertvoll, daß ihre kunstgerechte Anwendung keiner weiteren ethischen Begründung oder Überprüfung bedürfe, schon gar nicht durch außenstehende Ethikexperten. Anders läßt sich für dieses Modell so argumentieren, daß man aus einer positiven Einschätzung der eigenen Berufsgruppe heraus geltend macht, diese sei sensibel für Mißstände, Unrecht und Leiden aller Art und laufe daher keine Gefahr, ihre ethische Selbstreflexion zu vernachlässigen, weswegen eben auch keine externen Ratgeber benötigt würden. Auch wenn dergleichen Positionen immer wieder in Gesprächen anklingen, können und möchten wir davon ausgehen, daß sie in dieser Allgemeinheit kaum aufrechterhalten werden und daß Vertreter der Verhaltens- und der Familientherapie in der Lage sind, die Voraussetzung einer solchen Auffassung als übertriebene und kritikwürdige Idealisierung der eigenen Möglichkeiten zu erkennen.

Aus dem bisher Gesagten folgt meine Befürwortung des dritten Modells, der gegenseitigen Durchdringung von Theorie und Praxis, von Ethik und therapeutischem Denken und Handeln. Ethik der Verhaltenstherapie, der Familientherapie oder eines anderen Anwendungsbereiches soll weder als Fremdkörper, als exotische Importware oder als Fremdbestimmung von außen herangetragen werden, noch soll sie ohne die Herausforderungen unvoreingenommener Kritik von Außenstehenden und Unabhängigen bleiben. Als Formen der Praxis, in denen stets Helfende und Hilfsbedürftige, in ihrer Rolle Geschützte und in ihrem Leiden Ungeschützte miteinander umgehen, sollen sich Verhaltenstherapie, Familientherapie und all die anderen Verfahren der Kritik von außen bewußt stellen und ihr zu begegnen versuchen. Gerade die Verhaltenstherapie mit ihrer spezifischen Betonung der Transparenz und der wissenschaftlichen Redlichkeit, mit der ihre eigene Evaluation betrieben wird, kann hier beanspruchen, ein Vorbild auch für andere Schulen gegeben zu haben. In der Familientherapie finden wir ein besonderes Beispiel dafür, wie Transparenz unter Kollegen und gegenüber Lernenden praktiziert wird. Hier werden durch die Einwegscheibe oder über Videobänder erfolgreiche, schwierige und auch mißlungene Therapieverläufe gezeigt und diskutiert; jeder kann miterleben, was es bedeutet, wenn kompetente Personen einem bei der Arbeit zusehen und daß Irrtümer und Fehler, ebenso wie Erfolge, auch bei anderen vorkommen. Transparenz ist eine zentrale Vorbedingung einer fruchtbaren interdisziplinären Zusammenarbeit zwischen Therapeuten und Ethikern. In gemeinsamen Fallbesprechungen, aber auch Lehrveranstaltungen oder Forschungsprojekten würde die notwendige Durchdringung zwischen therapeutischen und ethischen Gesichtspunkten angeregt und verwirklicht. Auf dieser Basis könnte der Dialog zum Nutzen der Beteiligten – und letztlich auch der Klienten und Patienten – die Theoretiker mit praktischen Fragen und Anschauungsmaterial, die Praktiker mit theoretischen Herausforderungen und Hilfestellungen versorgen.

Wofür?

Für welche Ziele und Ideale, um welcher Prinzipien willen sollen wir an der Ethik der Verhaltens- und Familientherapie arbeiten? Zum Wohl der Klienten und Patienten, für gute oder bessere Therapie, zur Vermeidung von Schaden – diese Ziele verstehen sich fast von selbst. Aber was bedeuten sie im Detail? Ich möchte diese Frage mit Hilfe der Unterscheidung verschiedener Perspektiven beantworten, die aus meiner Sicht *alle zusammen* den Gegenstand einer Ethik therapeutischen Handelns ausmachen.

> *Übersicht 2.* **Perspektiven ethischer Reflexion**
> 1. Klient/Patient (Einzelsetting),
>   Klientensystem (Mehrpersonensetting);
> 2. Angehörige, außenstehende Betroffene (Einzel- und Mehrpersonensetting);
> 3. therapeutische Beziehung
>   – Therapeut und Klient/Patient,
>   – Therapeuten(team) und Klientensystem;
> 4. institutioneller und gesellschaftlicher Kontext der Therapie;
> 5. Person des Therapeuten.

Zu 1: Klient/Patient, Klientensystem

Vom *einzelnen Klienten oder Patienten* her gesehen muß sich die Arbeit an einer Ethik der Therapie – gleich welcher Richtung – den Prinzipien verpflichten, die *Autonomie* der Person zu achten, und, wo nötig und möglich, zu fördern. Therapieziele, Therapiemethoden, Interventionen und deren Auswirkungen müssen unter dem Aspekt reflektiert werden, ob und inwieweit diese dem *Wohl* des Betreffenden dienen, dabei *nicht schaden* und seine *Zustimmung* finden.

Auch im einzeltherapeutischen Setting der Verhaltenstherapie sind begründbare Entscheidungen zu treffen, wie voraussehbare und unter Umständen auch nachteilige Auswirkungen der Therapie auf *Angehörige* des Klienten zu handhaben sind. Für diesen Gesichtspunkt sensibilisiert gerade die Perspektive der systemischen Familientherapie in besonderer Weise. Hier sollen – dem Anspruch nach – von vornherein die Interessen der in einer Lebensgemeinschaft verbundenen oder eine Familie zugehörigen Personen berücksichtigt, entsprechende negative Folgen für Angehörige zu vermeiden oder zu begrenzen versucht werden. In der Familientherapie treffen die zu Beginn für das einzeltherapeutische Setting genannten Forderungen unvermindert zu, wobei konsequenterweise stets die Interessen aller an der Therapie Beteiligten zu berücksichtigen sind. Hier wird man oft, ohne vorzeitig auf normative Ansprüche der Gerechtigkeit – technisch gesprochen, der „Mehrparteilichkeit" des Therapeuten – gegenüber allen Familienmitgliedern zu verzichten, mit einem unauflösbaren Rest an Gegensätzen arbeiten und leben müssen, die sich nicht harmonisieren lassen.

Zu 2: Angehörige, außenstehende Betroffene

Noch über die Familienangehörigen des Klienten und über den Kreis der an einer Therapie teilnehmenden Familienmitglieder hinaus sind *andere Bezugspersonen* samt ihren Interessen aus ethischen Überlegungen heraus in der Therapie dann mitzuberücksichtigen, wenn es sich um eine drohende Gefährdung in Zusammenhang mit in der Therapie bekanntwerdenden oder auch aus der Therapie resultierenden Vorgängen handelt. Nicht nur der angekündigte vorsätzliche Mord als klassisches Lehrbuchbeispiel für psychiatrisch-ethische Dilemmata, sondern auch eine beabsichtigte Trennung von einer Bezugsperson kann hier Anlaß ethisch gebotener präventiver Überlegungen und Maßnahmen sein. Viel häufiger aber als die spektakulären Lehrbuchfälle vorsätzlicher Gewaltanwendung gegen Dritte, die Patienten dem Therapeuten mitteilen, sind die regelmäßig auftretenden Schmerzen und Leiden, die sich für Bezugspersonen von Klienten und Patienten dann einstellen, wenn diese sich aus eigenem Wunsch oder auf Grund spontaner Dynamik verändern, wenn diese im sozialen Umgang stärker und durchsetzungsfähiger werden, mitunter auch weniger bereit sind, geübte Rücksichten weiter aufrechtzuerhalten oder erstmals in die Lage kommen, gehegte Aggressionen zu artikulieren oder zu agieren. Dieses, vielen *Laien* als negatives Vorurteil oder aus leidvoller Erfahrung bekannte Phänomen hat m. E. in Therapeutenkreisen bisher zu wenig Aufmerksamkeit erhalten. Die vielfach angebotene Lösung, als Therapeut vorwiegend oder ausschließlich für das Geschehen *in der Therapie selbst* verantwortlich zu sein, nur das Wohl und Interesse des *jeweiligen* Klienten oder Patienten bzw. der betreffenden Familie im Auge haben zu können, mag einen wichtigen Schutz des Therapeuten vor Überforderung darstellen, befriedigt aber nicht in ethischer Hinsicht.

Zu 3: Therapeutische Beziehung

Neben diesem eher zur Kontroverse provozierenden letztgenannten Gesichtspunkt ist die klassische Ebene der *Beziehung* zwischen Therapeut und Klient oder Patient einschließlich der therapeutischen Beziehungen in der Mehrpersonentherapie anzuführen, deren ethisch zu begründende Gestaltung ein ebenso traditionsreiches wie unendliches Thema ist. Auf diesem Gebiet hat die Verhaltenstherapie erst in jüngerer Zeit größere Sensibilität und Anstrengung entfaltet, wenn man von der kurz angesprochenen Leitlinie der Aufklärung, Transparenz und Orientierung am Willen des Klienten absieht (Seiderer-Hartig 1980). In der Familientherapie brachten die Pioniere die ihrer therapeutischen Herkunft entsprechende Auffassung von der Handhabung der Beziehung zu Klienten oder Patienten mit aus der Psychoanalyse, der psychoanalytischen Psychotherapie, der tiefenpsychologischen Beratung, der Sozialarbeit, der Kinderpsychotherapie, der klinischen Psychiatrie und anderen Bereichen, aus denen sich die ersten Generationen der Familientherapeuten zusammensetzten. Wir finden heute annähernd das gesamte Spektrum psychotherapeutischer Techniken – und auch der Auffassungen von der therapeutischen Beziehung – im Bereich der Familientherapie wieder. Spezifisches Merkmal der meisten familientherapeutischen Orientierungen aber ist die sich jedem Therapeuten, der mit mehreren Angehörigen in gleichwertiger Zielsetzung arbeiten will, *praktisch* aufdrängende Forderung nach einer gerechten Verteilung der Zuwendung, des Interesses und des Mitgefühls für alle Beteiligten.

Zu 4: Institutioneller und gesellschaftlicher Kontext der Therapie

Eine weitere Perspektive, die das Gelingen von Therapien nachhaltig beeinflußt und in der ethischen Reflexion therapeutischen Denkens und Handelns ihren Platz beansprucht, betrifft den *institutionellen Kontext*, die Arbeitsbedingungen und die soziale Umgebung, die in der Therapie stattfindet. Beziehungen am Arbeitsplatz, Kollegialität, die Anerkennung der therapeutischen Maßnahmen durch wichtige Stellen – Krankenkassen, Arbeitgeber – und die Bedeutung, die einer Therapie in der Öffentlichkeit, durch Bezugspersonen beigemessen wird, sind Variablen, die sowohl die Therapeuten, als auch die Klienten und die gemeinsame Arbeit fördern oder beeinträchtigen können. Daran schließt sich die Reflexion der Frage an, welchen *sozialen Sinn* eine Therapie ggf. hat, wie ihre gesellschaftliche Bewertung zu sehen ist. Hier ist das „Interesse" der Gesellschaft an bestimmten Zielen und Formen von Therapie angesprochen, von dem die einzelnen Behandlungsverträge und -bedingungen mitbeeinflußt werden.

Zu 5: Person des Therapeuten

Schließlich soll der systematische Perspektivenwechsel auf der Suche nach relevanten Dimensionen einer Ethik therapeutischer Schulen die *Person des Therapeuten* bewußt einschließen. Angesichts der – gerade aus der Sicht ethischer Auseinandersetzung folgenden – Herausforderungen und Überforderungen, denen sich der Therapeut immer wieder in schwierigen Phasen seiner Arbeit gegenübersieht, ist es wichtig zu bedenken, wie und wodurch die Arbeitsfähigkeit in ihrer Komplexität und Differenziertheit aufrechterhalten werden kann und soll. Die auch zu diesem Zweck etablierte Supervision während der

Weiterbildung, aber auch in den Jahren der praktischen Tätigkeit erscheint geradezu als eine notwendige, wenn auch in manchen Therapieeinrichtungen nur freiwillige Voraussetzung dafür, dem Therapeuten zumutbare und fruchtbare Arbeitsbedingungen zu ermöglichen. Nicht garantieren oder gar ersetzen kann die Supervision aber die für diese Tätigkeit als notwendig erlebte Befriedigung in der Arbeit, das Gefühl, etwas Sinnvolles zu tun, Therapie im Einklang mit den eigenen ethischen Grundüberzeugungen ausüben zu können. Wo diese Voraussetzungen fehlen, bedroht oder zerstört werden, werden auch gute Technik und hohe ethische Maßstäbe keine gute Therapie gewährleisten können.

Ausblick

Die ethische Diskussion auf dem Gebiet unterschiedlicher psychotherapeutischer Schulen weiterzuentwickeln, ist ein Projekt der kommenden Jahre. Dabei halte ich auf der Ebene der psychotherapeutischen Schulen eine vergleichende und integrative Orientierung, gerade in bezug auf die ethischen Voraussetzungen, für wichtig und aussichtsreich. Diese könnte dazu beitragen, partikularistische Tendenzen zugunsten einer universalistischen ethischen Orientierung zu überwinden. Partikularistische Tendenzen der Psychotherapie„szene" haben ihre therapeutischen und methodischen Bedingungen und Notwendigkeiten, für die *ethische* Dimension der Therapie muß dies m. E. bezweifelt werden.

In der Auseinandersetzung mit der Ethik therapeutischer Schulen plädiere ich für eine interdisziplinäre Zusammenarbeit von Praktikern und Ethikern. Nach meiner Einschätzung haben Bemühungen um eine Erweiterung und Differenzierung der Reflexion und Berücksichtigung ethischer Gesichtspunkte durch Therapeuten nur dann eine Chance, wenn die Autonomie der praktisch Tätigen und ihre persönliche moralische Kompetenz nicht in Zweifel gezogen werden, bzw. wenn gar nicht erst ein solcher Anschein entsteht. Aus eigenem Interesse und entlang praktisch relevanter Fragestellungen lassen sich Therapeuten unterschiedlicher Richtungen auf ethische Fragen ein – eher als durch Druck von außen oder durch die Lektüre hochkonzentrierter ethischer Theorie. Dies gilt es zu berücksichtigen, wenn von einer „Durchsetzung" der Werte, die als begründet angesehen werden, die Rede sein soll.

Die zu fördernde ethische Diskussion auf dem Gebiet der psychotherapeutischen Schulen sollte weiter Gestalt annehmen in Lehrveranstaltungen der Hochschulausbildung, in der Fort- und Weiterbildung von psychosozialen Beratern und Therapeuten. Nicht nur auf „Ethik" spezialisierte Veranstaltungen, sondern auch Supervisionsgespräche, alltägliche Teambesprechungen und Falldiskussionen in therapeutischen Einrichtungen können und sollen die ethische Dimension therapeutischer Tätigkeit – unter vielen anderen Themen – ganz selbstverständlich berühren. In der Vermittlung praktisch relevanter Aspekte von Ethik für Therapeuten müssen neue Erfahrungen gezielt erprobt, evaluiert und überprüft werden.

Stärker als bisher sollte sich die empirische Psychotherapieforschung auch ethischen Fragen zuwenden, um die Kenntnisse über die für Therapeuten charakteristischen Werthaltungen zu aktualisieren. Insbesondere wären Zusammenhänge zwischen therapeutisch-ethischen Überzeugungen, therapeutisch-technischen Konsequenzen und Therapieergebnissen im Detail zu untersuchen; diese könnten sowohl für die Lehre als auch für die Therapie direkt von Nutzen sein.

Literatur

Bellack AS, Hersen M, Kazdin AE (eds) (1982) International handbook of behavior modification and therapy. Plenum, New York London
Bergin AE (1980) Behavior therapy and ethical relativism: Time for clarity. J Consult Clin Psychol 48:11–13
Boszormenyi-Nagy I, Spark G (1981) Unsichtbare Bindungen. Die Dynamik familiärer Systeme. Klett, Stuttgart
Buchholz MB (1990) Hermeneutik und/oder Systemtheorie? Syst Fam 3:23–36
Buchholz MB, Huth W (1983) Zur Kritik systemischer Familientherapie: Eine historisch-methodologische Betrachtung. Psychoanalyse 2/3:187–215
Culver CM, Gert B (1982) Philosophy in medicine. Conceptual and ethical issues in medicine and psychiatry. Oxford Univ Press, New York Oxford
Davison GC (1977) Homosexuality, the ethical challenge. J Homosex 2:195–204
Goldfried MR, Davison GC (1979) Klinische Verhaltenstherapie. Springer, Berlin Heidelberg New York
Grawe K (Hrsg) (1980) Verhaltenstherapie in Gruppen. Urban & Schwarzenberg, München Wien Baltimore
Hansen JC, L'Abate L (eds) (1982) Values, ethics, legalities, and the family therapist. Aspen, Rockville/MD
Hare-Mustin RT (1980) Family therapy may be dangerous for your health. Prof Psychol 11:935–938
Kitchener RF (1980a) Ethical relativism and behavior therapy. J Consult Clin Psychol 48:1–7
Kitchener RF (1980b) Ethical relativism, ethical naturalism, and behavior therapy. J Consult Clin Psychol 48:14–16
Levant RF (1984) Family therapy, a comprehensive overview. Prentice Hall, Englewood Cliffs/NJ

O'Shea M, Jessee E (1982) Value and professional conflicts in systems therapy. In: Hansen JC, L'Abate L (eds) Values, ethics, legalities, and the family therapist. Aspen, Rockviel/MD, pp 1–21

Patzig G (1989) Gibt es eine Gesundheitspflicht? Ethik Med 1:3–12

Reiter-Theil S (1986) Ethische Fragen in der Familientherapie. Systematik und Analyse. In: Reiter L (Hrsg) Theorie und Praxis der systematischen Familientherapie. Facultas Litteras, Wien, S 29–38

Reiter-Theil S (1988a) Autonomie und Gerechtigkeit. Das Beispiel der Familientherapie für eine therapeutische Ethik. Springer, Berlin Heidelberg New York Tokyo

Reiter-Theil S (1988b) Zwischen Moralismus und Technizismus. Auf dem Weg zu einer vernünftigen Ethik der Familientherapie. Syst Fam 1:181–190

Reiter-Theil S (1988c) Therapie und Ethik in systemischer Perspektive. Zur Entwicklung eines allgemeinen Orientierungsrahmens. In: Reiter L, Brunner EJ, Reiter-Theil S (Hrsg) Von der Familientherapie zur systemischen Perspektive. Springer, Berlin Heidelberg New York Tokyo, S 21–40

Reiter-Theil S (1989) Therapeutische Neutralität in der Paar- und Sexualtherapie. Ethik Med 1:99–107

Reiter-Theil S, Reiter L (1990) „Und sie bewegt sich doch!" Veränderungen der Therapeutenpersönlichkeit im Wandel der Paradigmen. In: Brunner EJ, Greitemeyer D (Hrsg) Die Therapeutenpersönlichkeit. Zweites Weinheimer Symposion 1989. Bögner-Kaufmann, Wildberg, S 183–193

Reiter L, Brunner EJ, Reiter-Theil S (Hrsg) (1988) Von der Familientherapie zur systemischen Perspektive. Springer, Berlin Heidelberg New York Tokyo

Schorr A (1984) Die Verhaltenstherapie. Ihre Geschichte von den Anfängen bis zur Gegenwart. Beltz, Weinheim Basel

Seiderer-Hartig M (1980) Beziehung und Interaktion in der Verhaltenstherapie. Theorie – Praxis – Fallbeispiele. Pfeiffer, München

Steiner E, Reiter L (1988) Der Beitrag der Theorie selbstreferentieller Systeme zur Präzisierung von Forschungsfragen in der systemischen Therapie. Syst Fam 1:115–123

Stierlin H, Rücker-Embden-Jonasch I, Wetzel N, Wirsching M (Hrsg) (1982) Das erste Familiengespräch. Klett, Stuttgart

Willbach D (1989) Ethics and family therapy: the case management of family violence. J Marit Fam Ther 15:43–52

Wynne LC (1988) Zum Stand der Forschung in der Familientherapie: Probleme und Trends. Syst Fam 1:4–22

Erfahrungen aus Ethikfallseminaren

EDUARD SEIDLER

Beim nachfolgenden Beitrag handelt es sich – im Gegensatz zu den bisherigen theoretischen Erörterungen – um einen Bericht über den praktischen Versuch, Studenten, Ärzte und Psychotherapeuten durch Fallseminare für die ethische Dimension ihres Handelns und Verhaltens zu sensibilisieren. Ich benutze bewußt diesen Terminus, da es sich – wiederum im Gegensatz zu einer anderen Art ethischer Fallstudien – nicht um das Erlernen von Bewältigungsstrategien anhand vorgegebener Theorien und Beispiele handelte, sondern um die Auseinandersetzung mit eigenen Beziehungserfahrungen, wie sie etwa Michael Balint in die psychotherapeutische Arbeit eingeführt hat. Es sollte die Aufgabe der jeweiligen Gruppe sein, anhand eigener erinnerter Grenz- und Dilemmasituationen deren ethische Konflikträchtigkeit zu erkennen; die Gruppenarbeit ihrerseits sollte – wie üblich – den Aufbau der Beziehungsstrukturen zwischen den Beteiligten herausarbeiten. Das Konzept, durch diesen Arbeitsansatz den Kranken, seine Krankheit und den Arzt im noch „unorganisierten" Zustand der Primärsituation rational und emotional miteinander in Beziehung zu setzen, gewinnt im Falle ethischer Probleme eine verschärfte Relevanz, da die unausweichliche Notwendigkeit ihrer Reflexion aus dem eigenen Betroffensein entwickelt werden kann. Wir sehen darin ein brauchbares Instrument für die Grundlegung eines eigenen Erfahrungsstiles des Arztes, mit dem er dann auch sicherer in den Dialog mit den theoretischen Ethikwissenschaften treten kann.

Es ist kein Zweifel, daß die klinische und darin eingeschlossen die ethische Entscheidung nicht nur auf die kognitive, sondern auch auf die affektive Fähigkeit des Arztes angewiesen ist; er muß daher auch dort abgeholt werden, wo er selber emotional betroffen ist. Auch die Probleme des Patienten, die dieser in die ethische Entscheidung einbringt, sind nicht nur rationaler Natur und können daher auch nicht nur von der Ratio des Arztes beantwortet werden.

Für den eigenen methodischen Ausgangspunkt sei hinzugefügt, daß wir seit längerem in der Ausbildung versuchen, die ethische Kompetenz des Arztes aus der Quelle der eigenen Erfahrung zu entwickeln. Wenn man versucht – so lehren wir bereits die Studenten –, die Elemente des primären ethischen Betroffenseins zu analysieren, denen ein Arzt ausgesetzt ist, wenn ein anderer Mensch in Not, Leid, Schmerz und Krise zu ihm kommt, dann zeigen sich einige Konstanten, die konstitutiv in der Situation liegen, die durch die Begegnung eines kundigen Helfers mit einem in Not geratenen, hilflosen und meist unwissenden anderen entsteht. Sie wird im Falle des Arztes durch die Überantwortung der hohen individuellen Güter Leben und Gesundheit vertieft. Diese Situation erfordert, daß das System Heilkunde, dem sich der Kranke anvertraut,
– um den Schutz und die Erhaltung seines Lebens besorgt ist,
– sein Wohl voranstellt und seinen Willen respektiert,
– ihm mit den zu treffenden Maßnahmen mehr nützt als schadet,
– seine persönliche Würde achtet und
– die Vertrauensvorgabe durch eigene Vertrauenswürdigkeit rechtfertigt.

Dies sind Elemente einer Herausforderungssituation, die bereits die unausweichliche Notwendigkeit zur ethischen Reflexion beinhalten, indem sie die Kategorien Leben, Selbstbestimmung, Menschenwürde und Vertrauen beinhalten.

Bei den hieraus entwickelten Fallseminaren soll daher erreicht werden, daß der Teilnehmer durch eine angemessene Sensibilisierung seiner eigenen Wahrnehmungs- und Erlebnisfähigkeit Beziehungen auch zur ethischen Dimension des konkreten Falles gewinnt.

Wir verfügen über erste einschlägige Erfahrungen mit dieser Methode in der eigenen Institution, auf den Lindauer Psychotherapiewochen, bei den Internationalen Balinttagungen in Ascona und bei der psychosomatischen sog. Brückentagung in Heidelberg. Selbstverständlich handelt es sich dabei im Grunde genommen um überhaupt nichts Neues; jeder, der beziehungsorientierte Gruppenarbeit macht, hat die gleichen Erfahrungen. Im Falle des von mir erbetenen Berichtes handelt es sich lediglich um die Fokussierung dieser Methode auf Probleme der Ethik in der Psychotherapie. Ich verzichte aus Zeitgründen auf die Schilderung von Einzelkasuistiken und von gruppendynamischen Prozessen während der Arbeit, möchte aber besonders hervorheben, wie schnell und eindeutig – und v. a. ohne Vorgaben – über ethisch relevante, für die psychotherapeutische Situation offenbar typische Fälle berichtet wurde. Ich fasse diese im folgenden thesen-

artig zusammen, wie sie sich aus den Äußerungen der Teilnehmer bzw. in der Nacharbeit ergeben haben.
1. Für die psychotherapeutische Situation gilt zunächst wie für jede Therapie, daß seitens des Helfers ganz bestimmte ethische *Grenzwerte* erkannt und gewahrt werden, worauf der Patient vertrauen muß, weil er sich sonst nicht (psychisch, physisch und sozial) preisgeben kann. Solche Fundamentalkriterien sind – ich wiederhole dies bewußt – der Schutz des Lebens, die Achtung des Willens, des Wohles und der Würde des Patienten, die Verpflichtung, nicht zu schaden, und der Erweis der eigenen Vertrauenswürdigkeit des Therapeuten.
2. Diese übergeordneten Kategorien erhalten im psychotherapeutischen Prozeß besondere Akzente, da im verbalen therapeutischen Bereich eher Konzepte und Werte im Vordergrund stehen als technische Strategien des Eingreifens. Da jede Psychotherapie ein Eingriff in die Lebensgeschichte des Menschen ist, können dessen Folgen schwerwiegender sein als die internistischer oder chirurgischer Interventionen. Ethik in der Psychotherapie bedeutet daher vor allem die Notwendigkeit der *Legitimation von Therapiezielen*.
3. Als beispielhaft für ethisch relevante Konflikte in der Psychotherapie haben sich aus der Gruppenarbeit ergeben die Bereiche der Indikationsstellung zu einer Behandlung, das Problem des Herantragens einer Theorie an den Patienten, die Zielvorstellungen einer Psychotherapie, die Bestimmung des Wohles der Patienten und schließlich der Aufbau der Vertrauensbeziehung zwischen Patient und Therapeut.

Ethische Probleme bei der Indikationsstellung:

Die Möglichkeiten, seelische Störungen zu diagnostizieren und zu beschreiben, reichen über das Vermögen, sie wirksam zu behandeln, weit hinaus. Ein ethisches Problem wird darin gesehen, daß in die Indikationsstellung zu einer Behandlung nicht nur die objektiven Patientenvariablen eingehen, sondern immer auch die persönliche Entscheidung des behandelnden Therapeuten, mit dem in Frage stehenden Patienten eine Therapie zu beginnen oder nicht. Die Entscheidung, sich z. B. in der analytischen Psychotherapie mit diesem oder jenem Patienten auf einen langen oder mühevollen Weg einzulassen, setzt nicht nur ein bestimmtes Maß an psychotherapeutisch-technischer Kompetenz voraus, sondern beinhaltet immer auch unwägbare Wertvorstellungen des Therapeuten. Hervorgehoben wurde, daß ein solches Entscheidungsmuster auch das ethische Problem der Selektion beinhaltet und daß damit auch die grundsätzliche Hilfeleistungspflicht des Arztes zur Debatte steht.

Das Herantragen einer Theorie an den Patienten:

Daß ein Therapeut eine Behandlungsmethode, meist mit einer dahinterstehenden theoretischen Vorgabe, an den Patienten heranträgt, ist natürlich nicht grundsätzlich psychotherapiespezifisch. Das Problem wird hier aber verschärft durch die Tatsache, daß viele psychotherapeutische Techniken in sich eine Art Normenkodex darstellen und im Hinblick auf das dahinterstehende Menschenbild Wertüberzeugungen enthalten, die vielfach ein Teil der Haltung des Therapeuten sind. Hierbei wurde wiederum das Problem als ethisch relevant apostrophiert, daß im Rahmen bestimmter psychotherapeutischer Techniken nur Patienten angenommen werden, die vorgegebenen theorieorientierten Kriterien entsprechen.

Die Zielvorstellungen einer Psychotherapie:

In sie gehen ein nicht nur die individuellen Bedürfnisse des Kranken und die therapeutischen Ideale der Behandlung, sondern auch gesellschaftliche Normsetzungen im Hinblick etwa auf eine erwünschte soziale Anpassung. Im Kontext gültiger sozialer Normen steht damit auch eine Psychotherapie im wachsenden gesellschaftlichen Anspruch auf Konfliktbewältigung, auf Überwindung von Streß, Krise und Krankheit. Ein Eingriff in die soziale Situation des Patienten ist unvermeidlich und auch mit einer hohen ethischen Verantwortung belastet. Grundregel und Arbeitsbündnis genügen als Ausgangspunkt dabei nicht, weil der Psychotherapeut bewußt oder unbewußt immer Entscheidungen mitfällt. Die immer wieder geforderte Offenheit einer psychotherapeutischen, v. a. einer psychoanalytischen Behandlung in bezug auf die Behandlungsziele wurde als Wertkonflikt angesprochen, da sie – nach einer Formulierung von Strotzka – eine Verleugnung der privaten Therapeutenideologie voraussetzt.

Die Bestimmung des Wohles der Patienten:

Wenn die Therapie mit psychischen Mitteln versucht, dem Kranken einen größeren Freiraum für seine eingeengten psychischen Möglichkeiten zu eröffnen, dann bedeutet dies, daß der Therapeut mitstrukturiert, was für den Patienten von Nutzen sei, was ihm dienlich sei, was sein Wohl und sein Interesse sei. Zweifelsohne fließen auch hier nicht nur die individuellen Kriterien des Kranken ein, sondern wiederum Normsetzungen von sozialer Anpassung und von Zielvorstellungen der Gesellschaft, die aber häufig von Therapeuten nicht reflektiert werden. Es kann, so wurde formuliert, ein grundsätzlicher ethischer Konflikt darin liegen, daß die Interessen des Patienten nicht in solchen sozial erwünschten therapeutischen Zielen liegen, sondern daß das therapeutisch Angemessene den sozialen Erwartungen entgegensteht.

In diesem Zusammenhang wurde an einem bestimmten Fall der ethische Konflikt bis in den Bereich des Lebensschutzes vorangetrieben. Ein Therapeut will sich nach den Erstgesprächen entscheiden, sich mit einem bestimmten Patienten nicht in den therapeutischen Prozeß zu begeben. Er hat aber den Eindruck, daß der Patient möglicherweise suizidgefährdet ist, wenn er ihn ohne Behandlung wegschickt. Dies kann man natürlich unter technischen Aspekten diskutieren, gleichwohl wurde in dieser Situation eine eminente ethische Herausforderung erkannt.

Die Beziehungsstrukturen zwischen Patient und Therapeut:

Als ethisch konfliktträchtig wurden bestimmte Elemente des psychotherapeutischen Prozesses erkannt, wenn für längere Zeit im Rahmen der Übertragung die Abhängigkeit des Patienten zum Medium der Therapie wird bzw. wenn persönliche Konflikte, Interessen oder eigene Moralprinzipien des Therapeuten durch die Gegenübertragung in die Beziehung eingehen.

Der Charakter z. B. der klassischen analytischen Therapie gibt technisch vor, sich von äußeren Beeinflussungen durch Ratschläge, Verhaltensvorschriften, körperliche Maßnahmen zu enthalten. Dies auszuhalten, lernt der Therapeut durch seine strenge Ausbildung; ethische Probleme kommen jedoch da in Spiel, wo im Rahmen des therapeutischen Prozesses Wertkonflikte erkannt und ertragen werden müssen.

Für die Beziehungsstrukturen zwischen Patient und Therapeut kann weiterhin ethisch problematisch sein, wo der Therapeut „unter Auftrag" steht, etwa eigenen inneren Moralprinzipien oder Institutionen, wenn er z. B. ein Sozialrechtsgutachten in einer Klinik machen muß.

Als wichtigstes Element im Aufbau der therapeutischen Beziehung geht schließlich der Erweis der eigenen Vertrauenswürdigkeit des Therapeuten, wie sie sich v. a. im Bereich der Aufklärung des Patienten darstellt. Der Patient muß die Kompetenz des Therapeuten erkennen können. Hierin steckt das große, auch ethische Problem der Ausbildung, die Frage der Professionalisierung von Psychotherapie überhaupt, letztlich eigentlich die Grundfrage, was Psychotherapie ist und wer sie wie ausübt. Wir erleben heute eine zunehmende Divergenz zwischen den Begriffen und Inhalten Arzt und Therapeut. Bei ersterem ist der Mediziner gemeint, bei letzterem der mit psychotherapeutischer und pädagogischer Kompetenz ausgestattete Menschenkenner, der nicht Arzt sein muß, aber darf.

In jedem Falle muß aber der Patient erkennen können, daß der Therapeut fähig ist, selbst den Anforderungen und Belastungen eines therapeutischen Prozesses gewachsen zu sein, d. h. die Risiken der Auswirkungen seiner Therapie auf den Patient und seine Angehörigen auf sich zu nehmen. Diese Fähigkeit gründet in einer sachlichen und sittlichen Kompetenz als Basis der Vertrauensbildung. Die sachliche Kompetenz meint dabei den überprüften und überprüfbaren Standard der Ausbildung des Psychotherapeuten, die sittliche Kompetenz bedeutet die Fähigkeit, für die ethischen Herausforderungen, die im therapeutischen Prozeß liegen, sensibel zu sein, sie reflektieren und wieder in den Prozeß einbringen zu können.

Dieses Problem wird insbesondere im Bereich der Patientenaufklärung, des „informed consent" relevant, dem – wie vielfach in der Gruppenarbeit betont wurde – während des psychotherapeutischen Prozesses eine begleitende Funktion zukommen muß. Der Patient muß darüber aufgeklärt werden, was die ihm vorgeschlagene Psychotherapie ist und bedeutet, welche Erfahrungen damit vorliegen, zu was sie in seinem Falle führen soll, und welche Konfliktspannungen sowohl während der Therapie als auch danach auftreten können. Der Patient muß weiterhin darüber aufgeklärt sein, daß der Therapeut nicht versuchen wird, ihn zu dominieren, einzuschüchtern, zu zwingen, zu tadeln oder zu beschämen, sondern daß auch der Psychotherapeut der ethischen Verpflichtung unterliegt, ihm nicht zu schaden, ihn sorgfältig und würdig zu behandeln und mit ihm das Beste für ihn und diejenigen zu versuchen, die um ihn sind.

Dies alles mag nach dem, was wir bisher hier gehört haben, für den Insider eher banal und selbstverständlich erscheinen. Im Grunde genommen hat sich in dieser Arbeit das gleiche ergeben, was uns die theoretischen Überlegungen zu diesem Problem ebenfalls vorgeben. So deckten sich die Befunde etwa mit den Ergebnissen von Martin Lakin in seiner Studie *Ethical issues in the Psychotherapy* (1988), die er aus Interviews mit 100 praktizierenden Psychotherapeuten der verschiedensten Schulen gewann. Erarbeitet werden sollten auch dort „common dilemmas", also immer wiederkehrende Konfliktpunkte von ethischer Relevanz in der praktischen Arbeit. Bei ihm standen an vorderster Stelle die Angemessenheit der Therapie, die Kompetenz des Therapeuten, die Gefahren von Überredung, Konfrontation, Zwang und Einschüchterung, der Einfluß sozialer und moralischer Wertvorstellungen des Therapeuten in der Übertragung, das Eindringen persönlicher Interessen und Konflikte sowie sexueller Involvierung in der Gegenübertragung und schließlich das Erinnern eigenen ethischen Mißverhaltens oder eigener Kränkungen beim Therapeuten während des therapeutischen Prozesses. Lakin sah die ethische Problematik bei Gruppentherapeuten insofern verschärft, als dort die Grenzen der Vertraulichkeit gegenüber involvierten Dritten in Frage stehen, und insofern, als sich das Problem von Übertragung und Gegenübertragung in der familien- und gruppentherapeutischen Situation als besonders schwierig erweist.

Wenn sich diese grundsätzlichen ethischen Herausforderungen auch in der einfachen, beziehungsorientierten Gruppenarbeit dartun, dann zeigt dies, daß die Sensibilisierung für ethische Probleme in der Psychotherapie nicht nur auf kognitivem, sondern auch auf affektivem Wege grundgelegt werden kann. Wir stehen z. Z. in der immer noch grundsätzlichen Auseinandersetzung, welchen Beitrag die beteiligten Disziplinen bei der Erarbeitung ethischer Kompetenz des Helfers jeweils leisten können; noch ist der Ethikdiskurs unübersehbar theorielastig. Wir kennen die Neigung bestimmter Philosophien, Regelwerke für die klinische Entscheidung aufzustellen; wir wissen andererseits um die Schwierigkeit vieler Kliniker, philosophisch, theologisch oder juristisch begründete, normative Argumente in die klinische Entscheidungsfigur zu übernehmen. Wenn Ethik in der Medizin ein unverzichtbares Element der Kunst bedeutet – auch dieses wiederhole ich bewußt –, den Kranken, seine Krankheit und den Arzt rational und emotional miteinander in Beziehung zu setzen, dann müssen alle Kundigen dazu beitragen, die Beteiligten für die neuen Dringlichkeiten erfahrungsfähig, gewissens- und dialogfähig zu machen; keiner hat den Primat. Es war der Sinn meines Berichtes zu zeigen, daß es auch die Pflicht der Ethikwissenschaften ist, auf die Signale der Betroffenheit, die konstitutiv in der Situation liegen, ihrerseits sensibel zu reagieren. Die Gruppenarbeit in der beschriebenen Weise erweist sich als außerordentlich hilfreiches und wichtiges Instrument für die Entfaltung der Fähigkeit, ethische Wert- oder Zielkonflikte als Herausforderung wahrzunehmen.

Ethische Grundlagen und Probleme der klinischen Psychopharmakologie*

WOLFGANG WAGNER

Die Bedeutung der klinischen Psychopharmakologie

Die klinische Psychopharmakologie ist eine junge wissenschaftliche Disziplin, die sich im Laufe ihrer kurzen Geschichte von knapp 4 Jahrzehnten fulminant entwickelt hat. Mit der Einführung der Neuroleptika, Antidepressiva und Tranquilizer veränderten sich die psychiatrischen Behandlungsmöglichkeiten durchgreifend. Wirksame Präparate für die Akutpsychiatrie, für die Rückfallprophylaxe bei phasenhaft verlaufenden Erkrankungen sowie für die Kompensationstherapie chronischer Verlaufsformen haben ermöglicht, das Prinzip des Verwahrens von Patienten mehr und mehr in den Hintergrund zu drängen. Die Psychopharmakologie leistete damit einen wesentlichen Beitrag beim Übergang von einer isolierenden „Anstaltspsychiatrie" zu einer resozialisierenden gemeindenahen Psychiatrie.

Über ihre Bedeutung für die praktische Therapie hinaus ist die klinische Psychopharmakologie zu einem der wichtigsten Instrumente der psychiatrischen Grundlagenforschung geworden. Durch die Erforschung der Wirkmechanismen der Psychopharmaka mit pharmakologischen, neurophysiologischen und biochemischen Methoden konnten Ansatzpunkte für die neurobiologischen Grundlagen der behandelten Krankheiten gewonnen werden (Hippius 1990). Die Forschungsstrategien der letzten Jahre waren von dem Bemühen getragen, immer spezifischer und selektiver auf gewisse Neurotransmittersysteme wirkende Substanzen zu entwickeln. Diese Strategien nähern sich, wie das Beispiel der modernen Antidepressiva lehrt, einem Wendepunkt (Holsboer 1990). Ein Beispiel aus unserer Forschung: 1984 führten wir den ersten selektiven Serotonin-Wiederaufnahmehemmer Fluvoxamin

---

* Für wertvolle Hinweise danke ich meinem Mitarbeiter, dem Psychiater Robert Halla, Hannover. Karin Schütt-Mizirakci und Trauthild Vogel gilt mein Dank für die Literaturrecherchen und dokumentarischen Arbeiten, Freya M. Kern für die Redaktion und Betreuung des Manuskripts.

in die antidepressive Therapie ein. Durch seine hohe Selektivität konnte das Sicherheitsprofil des Wirkstoffs, etwa bei Überdosierung in suizidaler Absicht, im Vergleich zu klassischen Antidepressiva zwar entscheidend verbessert werden, die Hoffnungen auf eine stärkere Wirksamkeit und einen früheren Wirkeintritt erfüllten sich jedoch nicht im erhofften Maße. Mittlerweile belegen neuere Studien, daß über die depressive Stimmungsstörung hinaus weitere psychopathologische Störungen, wie Zwangsphänomene, Angststörungen und Panikattacken, chronischer Schmerz sowie verschiedene Formen der Impulskontrollstörung wie Autoaggressivität, psychogene Eßstörungen (Bulimie) oder das psychische Suchtverlangen („craving") offenbar mit der Serotonin-Dysregulation korrelieren. Diese Befunde eröffnen neue Perspektiven für eine Präzisierung und Ergänzung der klassischen Nosologie im Sinne einer funktionellen Psychopathologie (Pöldinger 1989; van Praag 1988), die durch gezieltere Therapiemöglichkeiten und höhere Ansprechquoten letztlich dem Patienten zugute kommen wird.

Ein weiteres Beispiel aus unserer Forschung ist der partielle Serotonin-1a-1b-Agonist Eltoprazin, der sich als erster Vertreter einer neuen Wirkstoffklasse spezifischer nichtsedierender Antiaggressiva derzeit in den ersten Phasen der klinischen Entwicklung befindet. Diese Substanzgruppe, von unseren Wisschenschaftlern als Serenika („serenics") bezeichnet (Olivier et al. 1986; Übersicht bei Müller-Oerlinghausen 1989), eröffnet die Hoffnung auf eine würdige Therapiemöglichkeit pathologisch-destruktiven Verhaltens, ohne physischen Zwang und bei erhaltenen sozialen Fähigkeiten. Diese Beispiele lassen die Herausforderungen erahnen, denen sich die biologische Psychiatrie gegenübersieht, sie verdeutlichen aber auch, daß die klinische Psychopharmakologie einer engen Zusammenarbeit mit den Grundlagenwissenschaften bedarf, um Fortschritte zu erzielen. Richtungsweisende Beiträge sind von der Molekularbiologie und der Neuroendokrinologie zu erwarten sowie von der regionalspezifischen Kernmagnetresonanz (NMR) und der Positronenemissionstomographie (PET), da hierdurch pharmakologische und biochemische Vorgänge durch spektroskopische und bildgebende Verfahren in vivo beobachtet werden können (Holsboer 1990).

Vielleicht wird es auf diese Weise gelingen, nicht nur kurative, sondern auch prophylaktisch wirksame Pharmaka für die psychiatrischen Alterskrankheiten, insbesondere die Demenz vom Alzheimer-Typ, zu entwickeln und deren neurobiologische Grundlagen aufzuklären. Gerade bei chronisch-hirnorganischen Leistungsstörungen im Rahmen demenzieller Prozesse liegen die einzig denkbaren und nur in sehr beschränktem Umfange realisierbaren Therapiealternativen in sozialtherapeutischen Bemühungen und im psychologischen Training kognitiver Teilfunktionen. Diese Verfahren sind sehr personalintensiv und aus verteilungsethischer Sicht sehr viel teurer als jede medikamentöse Behandlung, zudem ist ihre überdauernde Effizienz bislang fraglich (Kanowski 1990).

Methodische Grundlagen und Probleme

Therapeutische Urteilsbildung: experimentelles Design

Die klinische Psychopharmakologie ist definiert als Lehre von der rationalen Urteilsbildung bei der Therapie mit psychotropen Substanzen. Ihre Methode ist die klinisch-experimentelle und angewandte Therapieforschung am gesunden und psychisch kranken Menschen. Da die Intuition, die den Prozeß der Urteilsbildung im ärztlichen Alltag kennzeichnet, dann an ihre Grenzen stößt, wenn das zu beurteilende System aus allzu vielen Variablen besteht, bemüht sich die klinische Psychopharmakologie, intuitives Schließen durch rationale, naturwissenschaftliche Methoden zu ergänzen. Dazu hat sich das vergleichende Experiment in Form der kontrollierten klinischen Prüfung zum anerkannten Paradigma für den Nachweis der Wirksamkeit und Unbedenklichkeit von Psychopharmaka entwickelt (Dettli 1984; Hölzel u. Überla 1984; Kuemmerle 1984).

Die Transformation der therapeutischen Fragestellung des Psychiaters in eine experimentelle Nullhypothese des klinischen Psychopharmakologen ist der entscheidende Schritt von der Intuition zur Wissenschaftlichkeit der Methode. Die Nullhypothese wird durch das Experiment geprüft, wobei der Beweis der Überlegenheit einer Therapie ihre Verwerfung zur Voraussetzung hat. Dieser scheinbar komplizierte Umweg ist dadurch begründet, daß es aus erkenntnistheoretischen Gründen unmöglich ist, die Richtigkeit einer Hypothese im positiven Sinne zu beweisen. Da die für die Studie ausgewählten Patienten eine Stichprobe aus einer Grundgesamtheit darstellen, wird als Arbeitshypothese akzeptiert, daß die Stichprobe repräsentativ für die Gesamtpopulation der Patienten sei. Werden statistisch signifikante Unterschiede gefunden, so wird die Signifikanz, da es sich um einen Wahrscheinlichkeitsbeweis handelt, nie absolut sein, sondern stets ein Irrtumsrisiko enthalten. Dieses ist bei der Studienplanung im voraus festzulegen. Zur Sicherung der Strukturgleichheit, die als faire

Ausgangsbedingung erforderlich ist, sowie zur Gleichverteilung verfälschender Fremdeinflüsse und Störgrößen auf alle Behandlungsgruppen dient die Zufallszuteilung (Randomisierung). Die Unkenntnis des Behandlungsschlüssels (Einfach- oder Doppelblindprinzip) schaltet die subjektive Voreingenommenheit aus und sichert damit die Beobachtungsgleichheit.

Für die Studienplanung steht eine Vielzahl einfacher bis äußerst komplizierter Versuchsanordnungen („experimentelle Designs") zur Verfügung. Ihre Darstellung würde diesen Rahmen sprengen. Jede kontrollierte klinische Prüfung weist jedoch 3 grundlegende Merkmale auf: den *therapeutischen Vergleich*, die *Verringerung von Fremdeinflüssen und Störquellen* und die *Wahrscheinlichkeitsrechnung*. Je nach Entwicklungsphase wird das Prüfarzneimittel (Verum) mit Plazebo oder mit der dem Stand der wissenschaftlichen Erkenntnis entsprechenden Standardsubstanz verglichen:

Phasen der klinischen Prüfung

Phase I (Erstanwendung am Menschen): Pharmakodynamik, Pharmakokinetik, Biotransformation, Verträglichkeit, Reaktionsfähigkeit; gesunde Probanden (Ausnahme: Zytostatika, Antibiotika, Antiarrhythmika); n = 10–50.

Phase II (erste begrenzte klinisch-therapeutische Anwendung): Wirksamkeit, Verträglichkeit in vorläufigen Indikationen; therapeutischer Dosisbereich (Dosis-Wirkungs- und Zeit-Wirkungs-Beziehungen); Patienten; n = 50–300.

Phase III (breite klinische und ambulante Anwendung): Wirksamkeit, Unbedenklichkeit in den endgültigen Indikationen; Langzeitverträglichkeit, seltenere unerwünschte Wirkungen; Interaktionen, Kontraindikationen; Patienten; n = mehrere Tausend.

Phase IV (Langzeitanwendung nach Zulassung): Langzeitverträglichkeit, therapeutischer Nutzen unter Praxisbedingungen, Positionierung im vorhandenen Arzneispektrum; medizinisch-ökonomische Aspekte; Erweiterung der Anwendungsgebiete (Rückgang in Phase II); Patienten; n = viele Tausend.

Schließlich soll aufgrund der in den verschiedenen Phasen gewonnenen Informationen ein vergleichendes Urteil über den *therapeutischen Nutzen* des Prüfarzneimittels gefällt werden. Die Daten zur Wirksamkeit sind hierzu mit den Ergebnissen zur Verträglichkeit und Sicherheit abzuwägen und zusammenschauend zu interpretieren. Subjektive Elemente sind dabei unvermeidbar. Die Übertragung der Ergebnisse auf die Gesamtpopulation ist mit allen Unsicherheitsfaktoren eines induktiven Beweisverfahrens behaftet. Das Urteil kann niemals endgültig sein, sondern allenfalls den derzeitigen Erkenntnisstand widerspiegeln. Die Verantwortung für die endgültige Wertbestimmung eines neuen Psychopharmakons liegt deshalb nicht beim klinischen Psychopharmakologen, sondern beim therapeutisch tätigen Psychiater. Allerdings schafft die klinische Psychopharmakologie durch ihre schrittweise Approximation des therapeutischen Nutzens die wesentliche Voraussetzung für eine rationale Psychopharmakotherapie und damit für die Arzneimittelsicherheit.

Therapeutische Urteilsbildung: Erhebungsinstrumente

Die Forderung der Objektivierung und Quantifizierung psychischer Funktionen als Grundlage für den Wirksamkeitsnachweis kann nur mit validen, reliablen Skalen erfüllt werden. Im Vergleich zu anderen Präparateklassen zeichnet sich die Wirkung von Psychopharmaka auf einer größeren Anzahl von Meßdimensionen ab, ist durch vielfältigere Zusatzfaktoren überlagert und aufgrund der sich ergebenden größeren inter- und intraindividuellen Streuung schlechter reproduzierbar. Aus diesem Grunde ist das Bedürfnis nach Standardisierung und Validierung von Meßverfahren zur Erfassung psychopathologischer Phänomene und ihrer Veränderung sowie die Forderung nach der Anwendung streng kontrollierter Versuchspläne und anspruchsvoller statistischer Auswertungsverfahren in der klinischen Psychopharmakologie stärker entwickelt als in den medizinischen Nachbardisziplinen, denn dort ist der Wirksamkeitsnachweis in der Regel mit gröberen Testverfahren möglich und besser aus den präklinischen Befunden vorhersagbar (Netter 1981). Quantifizierung und Objektivierung psychiatrischer Befunde sind nur auf einem hohen Abstraktionsniveau möglich. Die Erhebungsinstrumente begünstigen dadurch die Reduktion komplexer, multifaktorieller Bedingungszusammenhänge des psychopathologischen Geschehens auf einzelne Zielsymptome. Dies bringt die Gefahr der Ausblendung von Anteilen mit sich, die für den Einzelfall therapeutisch von Bedeutung sein könnten oder für zukünftige wissenschaftliche Fragestellungen entscheidende Gesichtspunkte enthalten.

Der psychometrische Reduktionismus bringt ein weiteres Problem mit sich, das sich anhand einer in den USA verbreiteten Forschungspraxis illustrieren läßt: dort werden in den frühen Phasen der Entwicklung von Psychopharmaka klinische Prüfungen an „symptomatic volunteers" durchgeführt, an Probanden also, die als Träger eines einzigen psychopathologischen Merkmals über Laienpresse und Rundfunk rekrutiert werden. Es liegt auf der Hand, daß eine solche Praxis mit der Gefahr der „Psychiatrisierung" normaler Zustände und Verhaltensweisen sowie der Förderung einer allgemeinen unkritischen „Medikalisierung" einhergeht. Die Frage der Übertragbarkeit derart gewonnener Befunde auf wirklich psychisch erkrankte Patienten sei an dieser Stelle nur in den Raum gestellt. Und die unkritische Massenanwendung von Psychopharmaka als „Glückspillen", „Zauberformel" oder „Gottesgabe" für die Bewältigung von Alltagsbelastungen gibt ohnehin genügend Anlaß zur Sorge.

Auch die Frage, ob es berechtigt ist, eine kontinuierliche Meßdimension anzunehmen, die sich vom Normalen zum Pathologischen ausdehnt und die Voraussetzung für die Verwendung psychometrischer Skalen bildet, ist ungeklärt. Möglicherweise stellen bestimmte psychopathologische Phänomene ab einer gewissen Ausprägung etwas qualitativ anderes dar, das übergangslos daneben existiert. Als Beispiel hierfür kann der Unterschied zwischen normaler und pathologischer Aggression zitiert werden (Wagner 1989a).

Trotz dieser und weiterer Unsicherheiten (Übersicht bei Heimann 1977; Netter 1981) liegt heute eine ganze Reihe wertvoller psychometrischer Skalen vor, deren Gütekriterien als gut gesichert gelten. Ein besonderes Verdienst hat sich das Collegium Internationale Psychiatriae Scalarum erworben: diese Arbeitsgruppe hat seit 1977 über 30 der wichtigsten Erhebungsinstrumente zusammengestellt und mit Angaben zur Reliabilität und Validität veröffentlicht (CIPS 1986). Damit wurde eine wertvolle Grundlage für die Standardisierung und internationale Vergleichbarkeit klinisch-psychopharmakologischer Ergebnisse geschaffen, aber auch die Grundlage für die Vereinheitlichung der Zulassungsverfahren von Psychopharmaka in verschiedenen Ländern und die Basis für ein einheitliches Ausbildungsprogramm im Rahmen des studentischen Pharmakologie- und Psychiatrieunterrichts.

Ethische Grundlagen und Probleme

Die Sorge um den Schutz der Versuchsperson bei der klinischen Prüfung von Psychopharmaka fand ihren Ausdruck in zahlreichen Richtlinien, allen voran der mehrfach revidierten Deklaration von Helsinki, den Guidelines for Clinical Trials of Psychotropic Drugs sowie in den nationalen Arzneimittelgesetzen mit deren Ausführungsbestimmungen. Die darin enthaltenen Regelungen (Nutzen/Risiko-Abwägung, „informed consent", Haftpflichtversicherung) stellen für die klinische Psychopharmakologie einen festen Rahmen dar und werden hier nicht im einzelnen zitiert. Vielmehr wird auf der Grundlage entscheidungsleitender mittlerer Wertprinzipien ein ethisches Modell für das Paradigma der placebokontrollierten Doppelblindprüfung vorgestellt und eine Auswahl wesentlicher Rechte und Verpflichtungen, die sich daraus für alle Beteiligten ergeben, aufgezeigt.

Die placebokontrollierte Doppelblindprüfung eines Psychopharmakons ist als empirische wissenschaftliche Methode aufzufassen, bei der bei einem Teil der Patienten auf der Grundlage einer autonomen Einwilligung und unter Wahrung des Leitprinzips der Unschädlichkeit das ärztliche Fürsorgeprinzip zugunsten des Erkenntnisgewinns zum Nutzen künftiger Patienten partiell eingeschränkt wird (Wagner 1990). Als Bausteine des Modells dienen demnach die Prinzipien der Fürsorge, der Achtung der Selbstbestimmung, der Unschädlichkeit und der Solidarität, die (zumindest in der westlichen Medizin) prima facie als konsensfähig gelten. Dabei wird vorausgesetzt, daß nicht jedes dieser Prinzipien im Sinne idealer Normen gleichzeitig maximal durchsetzbar ist und deshalb die Erreichung praxisrelevanter Normen ethische Güterabwägungen erfordert. Ebenso wird davon ausgegangen, daß die Einschränkung eines Wertprinzips nur unter definierten Bedingungen gerechtfertigt ist.

Die Einschränkung des Fürsorgeprinzips

Der Arzt, der einen Patienten in eine kontrollierte Doppelblindprüfung einbezieht, enthält ihm, wenn er der Placebogruppe zugeteilt wird, eine wirksame, oder besser die wirksamere Pharmakotherapie vor. Zwar ist das Arzneimittel nur *ein* Bestandteil des Gesamtbehandlungsplanes neben den psychotherapeutischen und psychosozialen Komponenten und der Placebopatient somit nicht „unbehandelt"; zwar entfaltet Placebo, wie jedes Arzneimittel, seine unmittelbare Wirksamkeit erst in den Händen des Arztes und mag im Einzelfall durchaus zweckmäßig und ausreichend sein. Dennoch wird das Fürsorgeprinzip partiell eingeschränkt, zumal sich auch das Prüfarzneimittel als unwirksam erweisen kann. Die Einschränkung eines Prinzips ist jedoch nur gerechtfertigt, wenn wenigstens 4 Bedingungen erfüllt sind (Beauchamp u. Childress 1989):
1. *die realistische Aussicht auf Erreichung des Ziels, dessentwegen das Prinzip eingeschränkt werden soll.* Für den Forscher bedeutet dies die Verpflichtung, sorgfältig zu überprüfen, ob die Gesamtheit des präklinischen Erkenntnismaterials eine begründete Wirksamkeitshypothese für das Prüfarzneimittel zuläßt, aber auch, ob die

räumlichen, personellen und apparativen Gegebenheiten die Durchführung der Studie gewährleisten. Die Belastung durch eine Doppelblindstudie wird häufig unterschätzt.
2. *Zur beabsichtigten Einschränkung des Prinzips dürfen keine ethisch vorzuziehenden Alternativen bestehen.* Diese Bedingung verlangt, daß der Wirksamkeitsnachweis bei Verzicht auf Placebokontrolle nicht möglich ist. Placebokontrollen sind dann verzichtbar, wenn valide, objektive Wirkparameter zur Verfügung stehen. Dies dürfte in der Psychiatrie selten der Fall sein.
3. *Die Einschränkung des Prinzips muß, gemessen am Ziel der Handlung, so gering wie möglich sein.* Diese Bedingung fordert, daß die placebokontrollierte Prüfphase nicht länger sein darf, als für einen sicheren Wirksamkeitsnachweis erforderlich ist, und daß nicht mehr Patienten einbezogen werden, als zum Erreichen der Studienziele erforderlich ist.
4. *Der Handelnde muß versuchen, die Auswirkungen der Einschränkung des Prinzips zu minimieren.* Diese Bedingung verlangt, den nicht eingeschränkten Anteilen des Fürsorgeprinzips, wie der Sorgfalt und der Präzision des eigenen Handelns sowie den handlungsleitenden ärztlichen Tugenden besonderes Gewicht zu verleihen. Die ausführliche Anleitung der beteiligten Mitarbeiter und deren sorgsame Führung gehört dazu.

Unter der Voraussetzung, daß sich das Prüfarzneimittel als wirksam erweist, wird das Fürsorgeprinzip bei denjenigen Patienten, die nicht der Placebogruppe zugewiesen werden, durch die Randomisierung (Zufallszuteilung) zu Studienbeginn „*verdeckt restauriert*". Wegen der Doppelblindanordnung erfahren nämlich sowohl Arzt als auch Patient erst nach Abschluß der Prüfung mit Eröffnung des Behandlungsschlüssels, ob ein Patient der Placebogruppe angehörte oder ob er mit Verum behandelt wurde.

Das Unschädlichkeitsprinzip

Das Leitprinzip der Unschädlichkeit verlangt, daß kein Patient im Rahmen der Studie durch den Verzicht auf wirksame Pharmakotherapie einen Schaden erleidet. Der Begriff „Unschädlichkeit" entspricht in der klinischen Psychopharmakologie weniger dem Begriff „Unbedenklichkeit", also der Sicherheit und Verträglichkeit eines Wirkstoffes, als dem Begriff des therapeutischen Nutzens, also dem Verhältnis zwischen erwünschten und unerwünschten Wirkungen, gemessen an der Schwere der zu behandelnden Erkrankung. So wird man etwa trotz schwerwiegender unerwünschter Wirkungen einen therapeutischen Nutzen von AZT bei neurologischen Komplikationen von Aids annehmen. Bei leichten Erkrankungen hingegen wären gravierende „Nebenwirkungen" kaum akzeptabel. Für den Forscher ergeben sich aus dem Unschädlichkeitsprinzip Verpflichtungen zur genauen Beachtung der Abbruchkriterien, zur Aufstellung eines Notfallplans mit Kontaktsequenz und zur engmaschigen Überwachung der Studienteilnehmer.

Die Achtung des Selbstbestimmungsprinzips

Der Informed consent (also die Einwilligung des Patienten nach Aufklärung) hat sich weltweit zur anerkannten und unverzichtbaren Voraussetzung der klinischen Prüfung von Arzneimitteln entwickelt. Die Idee beruht auf dem Konzept der autonomen Handlung. Eine völlig autonome Handlung kann es jedoch nicht geben. Ihre Kriterien werden nur jeweils bis zu einem bestimmten Grad erfüllt sein können und begründen somit unterschiedliche *Standards der Entscheidungskompetenz*. Dabei wird die *Intentionalität*, also die Absicht, an der Studie teilzunehmen, als absolutes Kriterium aufgefaßt, während das *Verstehen*, das *Fehlen beeinflussender Faktoren* und (ggf.) die *Authentizität* der Entscheidung als Kontinuum aufgefaßt werden (Faden 1986). Die entscheidende Frage ist nicht, *ob die Einwilligung autonom ist,* sondern, *wie autonom* sie ist. Das Beurteilen der Entscheidungskompetenz des Patienten wird damit zum zentralen Kriterium. Es ist eine ärztliche Leistung des Forschers und bleibt subjektiv; es kann weder an Nichtärzte delegiert noch durch Formblätter ersetzt werden. Als *Kriterien zur Beurteilung der Validität* einer Einwilligung wurden mentale Fähigkeiten, die in Bezug zum Autonomiekonzept stehen, wie kognitive Leistungen und die Unabhängigkeit des Beurteilungsvermögens vorgeschlagen, aber auch die Rationalität, die Durchführbarkeit, die soziale Annehmbarkeit der Entscheidung sowie gesellschaftsbezogene Altersschwellen. Auch in der *Rechtsprechung* werden unterschiedliche Standards der Kompetenz zugrunde gelegt: die Fähigkeit, auf der Grundlage vernünftiger Gründe eine Entscheidung zu erreichen, die Fähigkeit durch eine Entscheidung ein vernünftiges Ergebnis zu erreichen, oder die Fähigkeit, überhaupt eine Entscheidung zu treffen. Diese Standards können auch zu einem kombinierten Standard zusammengefaßt werden: eine Person ist dann und nur dann kompetent, wenn sie auf der Grundlage rationaler Gründe vernünftige

Entscheidungen treffen kann (Beauchamp u. Childress 1989). Auf die Situation der klinischen Psychopharmakologie angewandt, bedeutet dieser Standard, daß ein kompetenter Patient in der Lage sein muß, eine Therapie oder ein Forschungsverfahren zu verstehen, den Nutzen und die hauptsächlichen Risiken abzuwägen und im Lichte dieser Abwägung eine Entscheidung zu treffen (Appelbaum u. Roth 1982; Appelbaum et al. 1981, 1987).

Auch *Inhalt und Umfang der Aufklärung* kann nach verschiedenen Standards bestimmt werden: dem *Standard der professionellen Praxis,* dem *Standard der vernünftigen Person* und dem *subjektiven* Standard. Die Spannweite erstreckt sich von der Totalaufklärung bis zum völligen Aufklärungsverzicht, der in begründeten Einzelfällen möglich ist („therapeutisches Privileg"). Die Spannungen zwischen der philosophischen, juristischen und praxisorientierten Auslegung des Aufklärungsstandards konnten noch nicht eindeutig gelöst werden. Die Möglichkeit seltener oder unerwarteter Risiken, die auch bei größter Sorgfalt aufgrund der Übertragungsunsicherheit präklinischer Befunde auf den Menschen nicht antizipiert werden können, erschwert die Situation. Solche unerwünschten Wirkungen entziehen sich dem Informed consent. Eine allgemeine „Duldungserklärung" nicht näher bezeichneter potentieller Risiken dürfte zudem – analog der Rechtsprechung bei operativen Eingriffen – juristisch unwirksam sein.

Die einsichtige Einwilligung setzt die Bereitschaft zum einfühlsamen Gespräch voraus. Das dadurch begründete Vertrauen auf die Integrität, Fachkompetenz und das Fürsorgeangebot des Arztes ist der Kernpunkt für die Zustimmung, an einer klinischen Prüfung teilzunehmen. *Art und Ausgestaltung der Beziehung* zwischen Forscher und Versuchsperson werden damit zum entscheidenden Faktor. Für die Situation der klinischen Prüfung sind als Kommunikationsrahmen verschiedene Beziehungsmodelle (Wagner 1989b; Wolff 1989) vorstellbar. Das *hippokratische Modell* kann als reiner Paternalismus mit dem Leitprinzip der Fürsorge charakterisiert werden. Der Grundgedanke des „informed consent" ist mit diesem Modell nicht kompatibel. Bei psychiatrischen Notfällen mit krankheitsbedingter fehlender Einsichtsfähigkeit dürfte es häufig angemessen sein. Beispiele sind die psychopharmakologische Therapie akuter Fremd- oder Selbstgefährdung infolge psychotischer Ausnahmezustände, etwa bei schizophrenen und organischen Psychosen mit paranoiden Zustandsbildern und imperativen Stimmen oder bei agitierten Depressionen mit akuter Suizidalität. Beim *Vertragsmodell* treten Forscher und Versuchsperson im Sinne eines Dienstleistungsabkommens zueinander in Beziehung. Interessen und Pflichten beider Parteien werden in einer Abmachung geregelt, die volle Selbstbestimmung der Veruchsperson ist Vertragsbestandteil. In der Phase-I-Prüfung an gesunden Probanden dürfte dieses Modell häufig vorkommen, besonders dann, wenn die Aufwandsentschädigung den hauptsächlichen Motivationsfaktor zur Teilnahme darstellt. Weitere Beispiele sind labor- oder medizintechnische Dienstleistungen zur diagnostischen Differenzierung und Erhärtung psychiatrischer Zustandsbilder wie neuroendokrinologische, elektroenzephalographische, computertomographische oder kernspintomographische Methoden. Beim *Partnerschaftsmodell* versteht sich der Forscher als fachlich und ethisch kompetenter Berater, die Versuchsperson als aktiver, selbstverantwortlicher Mitarbeiter. Im Mittelpunkt der Beziehung steht die gemeinsame Verantwortung für das Erreichen der Studienziele. Wegen seiner Konsensorientierung und der sich daraus ergebenden Compliance des Patienten stellt das Partnerschaftsmodell eine ideale Beziehungsform für die klinische Psychopharmakologie dar. In der Praxis wird es nur erreichbar sein, wenn die Fähigkeit und der Wille zur intensiven Kommunikation vorhanden sind und die Wertvorstellungen von Arzt und Versuchsperson in Einklang zu bringen sind. Beispiele sind langfristige psychopharmakologische Maßnahmen mit Einnahmenotwendigkeit im beschwerdefreien Intervall, etwa die depotneuroleptische Langzeitbehandlung rezidivierender schizophrener Erkrankungen oder die Phasenprophylaxe bipolarer affektiver Psychosen mit Lithium. Im Rahmen der Bemühung, Fürsorge als zentrales Prinzip einer Ethik für die Heilberufe zu restaurieren, wurde kürzlich das *nachhippokratische Modell* eines „gemäßigten Paternalismus" vorgestellt (Pellegrino u. Thomasma 1988; Thomasma 1984). Das Wohl des Patienten solle ärztliche Handlungsmaxime sein. Fürsorge sei jedoch so zu interpretieren, daß sie die Selbstbestimmung des Patienten nicht ausschließe. Auf die Situation des gesunden Probanden in der Phase I ist dieses Modell nicht anwendbar. Im gesamten Bereich der klinischen Prüfung am Patienten entspricht es jedoch in erstaunlichem Ausmaß der praktischen Wirklichkeit.

Die formale Beratung des Forschungsplans durch *Ethikkommissionen*, wie sie heute weltweit gefordert wird, kann Konflikte antizipatorisch verringern. Eine wirksame Konfliktreduktion findet jedoch letztlich nur auf der Ebene der Arzt-Patient-Beziehung statt, die sich als dynamischer, situationsbezogener Kommunikationsrahmen in ihrer jeweiligen Einmaligkeit entwickelt. Bei placebokontrollierten Langzeitstudien zum Nachweis der präventiven Wirkung von Psychopharmaka („primary" und „secondary prevention trials") stellt sich die Frage nach der Notwendigkeit einer Zwischenaufklärung, wenn Trends erkennbar werden. Wegen methodischer und statistischer

Bedenken scheint dieses Problem noch nicht abschließend geklärt zu sein (Kleinsorge 1986). Eine Begleitung solcher Langzeitstudien durch Ethikkommissionen ist sicher sinnvoll.

Das Solidaritätsprinzip

Die Teilnahme an einer placebokontrollierten Doppelblindprüfung legitimiert sich durch das sozialethische Prinzip der Solidarität mit der Grundgesamtheit künftiger Patienten, denen Psychopharmaka mit einem besseren therapeutischen Nutzen zur Verfügung stehen sollen. Dieser Beitrag dient einer rationalen Pharmakotherapie und damit sowohl der Arzneimittelsicherheit als auch der Gesundheitsökonomie, d. h. der Verminderung von Allokationsproblemen im Gesundheitswesen. Diese abstrakten Ziele sind für den Patienten schwer zu verstehen, er kommt mit einer Erwartungshaltung auf Heilung oder Linderung zum Arzt und erfährt komplizierte Sachverhalte, die mit seinem Leiden in keiner direkten Beziehung stehen. Zudem kann sich der Patient einen Arzt nicht vorstellen, der nicht weiß, was er im Einzelfall verordnet. Anders als beim Solidaritätsprinzip der Krankenversicherung, wo der Gesunde für den Kranken einsteht und die Lastenverteilung nach sozialen Gesichtspunkten erfolgt, soll hier der Kranke für die künftig Erkrankenden einstehen, wobei ein Lastenausgleich nicht vorgesehen ist (die arzneimittelrechtlich vorgeschriebene Haftpflichtversicherung tritt nur im Falle eines Schadens an Leib, Gesundheit oder Leben ein). Zudem möchte der Patient seinen Arzt nicht durch eine Absage enttäuschen.

Für den forschenden Arzt ist es deshalb wichtig, in allen Konfliktfällen dieser Art den individuellen Persönlichkeitsrechten des Patienten den Vorrang vor sozialethischen Erwägungen einzuräumen. Die Möglichkeit einer selektierten Stichprobe mit geringerer Repräsentativität ist in Kauf zu nehmen. Zwar garantiert das Grundgesetz die Freiheit der Wissenschaften; zwar ist der Arzt dem Standesrecht nach sowohl der Gesundheit des einzelnen als auch der des ganzen Volkes verpflichtet; zwar ist die Solidarität ein hohes sittliches Prinzip in einem Gemeinwesen. Alle diese Rechte finden jedoch dann ihre Grenzen, wenn sie mit den verfassungsrechtlich garantierten Persönlichkeitsrechten kollidieren. Die grundgesetzlich gewährleistete Forschungsfreiheit kann nur innerhalb der Menschenwürdegarantie gelten. Weder die Forschungsfreiheit noch das Solidaritätsprinzip begründen für den einzelnen

Patienten die Pflicht, an klinischer Forschung mitzuwirken, genausowenig, wie sich eine Pflicht zur Organspende einklagen läßt. Solidarität bedarf zu ihrer Durchsetzung der freien Einwilligung nach Aufklärung. Eine dadurch verursachte Verlangsamung des Prüfungsverlaufs ist hinzunehmen. Fortschritt ist ein fakultatives und kein unbedingt obligatorisches Ziel und sein Tempo, so zwanghaft es historisch-faktisch geworden ist, hat „nichts Heiliges" an sich (Jonas 1987).

Institutionalisierung und Verantwortung

Die klinische Psychopharmakologie sieht sich einer zunehmenden institutionellen Überformung ausgesetzt. Deklarationen, nationale, EG- und FDA-Richtlinien, Guidelines, Konsensusprotokolle, Bestimmungen der Krankenhausträger, klinikinterne Erlasse sowie eine Vielzahl von Formularen seien als Komponenten genannt. Formalisierung begünstigt jedoch Uniformierung: verfolgt werden Standardprotokolle und Standardstrategien; die Erfindungsfähigkeit, das ontische Element, durch Öffnen des Geistes neue Horizonte zu erschließen, wird zurückgedrängt. Dies behindert den Fortschritt. Von dem Bemühen um formaljuristische Absicherung und dem Vermeiden rechtlicher Sanktionen getragen, sind vereinzelt Stimmen einer „Antiethik" zu hören, die in der Meinung gipfeln, ethische Abwägungen seien überflüssig, da man bei der Befolgung von Rechten und Richtlinien immer auf der sicheren Seite sei. Eine solche Position verkennt die komplexe Einmaligkeit eines jeden einzelnen Falles, den „kontextualen Problemzusammenhang" (Thomasma 1984), dem festgeschriebene Regelungen niemals in voller Breite gerecht werden können.

Sicher sind das Arzneimittelgesetz und ein gewisses Maß an institutionellen Vorschriften wichtig, um zu gewährleisten, daß einheitlich mit einem Mindestmaß an Verantwortung gehandelt wird. Die Einzigartigkeit und Besonderheit der äußeren und inneren Wirklichkeit eines jeden Patienten bringt jedoch gerade in der Psychiatrie einen beachtlichen Anteil ungeregelter und jenseits der Regelungen liegender Komponenten mit sich. Diese zu vernachlässigen, beraubt den Patienten seiner Individualität, macht seine Hoffnung zunichte, der Arzt werde zuallererst im besten Interesse und zum Wohle eines jeden einzelnen Betroffenen handeln, beschädigt die Vertrauensbasis, degradiert den Patienten zu einer Nummer unter anderen im Prüfprotokoll, weist ihm die Rolle einer Figur im Schachspiel der zwangsläufig reduktionistischen Prüfmethoden zu, beschädigt seine Würde, wenngleich seine Persönlichkeitsrechte formal gewahrt sind.

Aus genau diesem Grunde sollten wir nicht zulassen, daß die ständig zunehmende Institutionalisierung das Prinzip der persönlichen ärztlichen Verantwortung im Bereich der klinischen Psychopharmakologie mehr und mehr in den Hintergrund drängt. Ärztliches Handeln entspricht ohnehin in vielen Bereichen längst nicht mehr dem Strukturtyp natürlichen Handelns (Wieland 1989). Und schließlich ist es das Verantwortungsprinzip, das – aufgefaßt als unteilbare fachliche und menschliche Verpflichtung gegenüber dem psychisch Kranken in seiner subjektiven Wirklichkeit und Wertewelt – vom Arzt die integrale Einbringung seiner kognitiven, intuitiven, emotionalen und affektiven Fähigkeiten verlangt und damit die „ärztliche Kunst" begründet. Wenngleich dieser Begriff heute in den Augen vieler etwas Antiquiertes an sich trägt, wenngleich er sich einer operationalen Analyse weit mehr entzieht als die mittleren ethischen Prinzipien und wenngleich wir nicht mit letzter Sicherheit voraussagen können, ob es ausreichen wird, der institutionellen Überformung ein offensives ärztliches Verantwortungsprinzip entgegenzustellen, so sollten wir dennoch niemals aufhören, für dieses traditionsreiche hohe Gut des Arztberufes einzutreten. Nicht nur in der Psychopharmakologie fängt die Kunst dort an, wo Macht und Ohnmacht der Regelwerke enden.

Literatur

Appelbaum PS, Roth L (1982) Competency to consent to research: A psychiatric overview. Arch Gen Psychiatry 39:951–958
Appelbaum PS, Mirkin SA, Bateman AL (1981) Empirical assessment of competency to consent to psychiatric hospitalization. Am J Psychiatry 138:1170–1776
Appelbaum PS, Lidz CW, Meisel A (1987) Informed concent: Legal theory and clinical practice. Oxford Univ Press, New York Oxford, chap 5
Beauchamp TL, Childress JF (1989) Principles of biomedical ethics, 3rd edn. Oxford Univ Press, New York Oxford, chap 3
CIPS-Collegium Internationale Psychiatriae Scalarum (Hrsg) (1986) Internationale Skalen für Psychiatrie. Beltz Test, Weinheim
Dettli L (1984) Therapeutische Urteilsbildung. In: Kuemmerle H-P (Hrsg) Klinische Pharmakologie. Ecomed, Landsberg, II-1.2, S 1–3
Faden RR, Beauchamp TL (1986) A history and theory of informed consent. Oxford Univ Press, New York Oxford, pp 235–273
Heimann H (^{1}1977, 1986) Vorwort zur 1. Auflage. In: CIPS-Collegium Internationale Psychiatriae Scalarum (Hrsg) Internationale Skalen für Psychiatrie. Beltz Test, Weinheim
Hippius H (1990) Psychopharmaka heute. In: Herz A, Hippius H, Spann W (Hrsg) Psychopharmaka heute. Springer, Berlin Heidelberg New York Tokyo, S 13–33

Holsboer F (1990) Psychopharmaka heute. In: Herz A, Hippius H, Spann W (Hrsg) Psychopharmaka heute. Springer, Berlin Heidelberg New York Tokyo, S 13–33

Hölzel D, Überla KK (1984) Grundsätze der Versuchsplanung. In: Kuemmerle H-P (Hrsg) Klinische Pharmakologie. Ecomed, Landsberg, III-1.2.1, S 1–21

Jonas H (1987) Technik, Medizin und Ethik. Zur Praxis des Prinzips Verantwortung, 1. Aufl. Suhrkamp, Frankfurt am Main, S 145

Kanowski S (1990) Psychopharmaka im Alter: Nootropika. In: Herz A, Hippius H, Spann W (Hrsg) Psychopharmaka heute. Springer, Berlin Heidelberg New York Tokyo, S 161–174

Kleinsorge H (Hrsg) (1986) Kontrollierte Arzneimittelstudien und ihre Alternativen. Fischer, Stuttgart New York, S 63–74

Kuemmerle H-P (1984) Einführung in die Grundlagen der klinisch-pharmakologischen und klinisch-therapeutischen Forschung. In: Kuemmerle H-P (Hrsg) Klinische Pharmakologie. Ecomed, Landsberg, III-1.1, S 1–15

Müller-Oerlinghausen B (1989) Pharmakotherapie pathologisch aggressiven und autoaggressiven Verhaltens. In: Pöldinger W, Wagner W (Hrsg) Aggression, Selbstaggression, Familie und Gesellschaft. Springer, Berlin Heidelberg New York Tokyo, S 121–134

Netter P (^{1}1981, 1986) Vorwort zur 2. Auflage. In: CIPS-Collegium Internationale Psychiatriae Scalarum (Hrsg) Internationale Skalen für Psychiatrie. Beltz Test, Weinheim

Olivier B, Vandalen D, Hartog J (1986) A new class of psychoactive drugs, serenics. Drugs Future 11:473–499

Pellegrino ED, Thomasma DC (1988) For the patient's good. The restoration of beneficence in health care. Oxford Univ Press, New York Oxford

Pöldinger W (1989) Die alte Neurasthenie und neue funktionelle Konzepte. TW Neuro Psychiat (Sonderheft Angst, Aggression, Selbstaggression): 4–38

Praag HM van (1988) Serotonin disturbances in psychiatric disorders: Functional versus nosological interpretation. In: Gastpar M, Wakelin JS (eds) Selective 5-HT-reuptake inhibitors: Novel or commonplace agents? Adv Biol Psychiat 17. Karger, Basel, pp 52–57

Thomasma DC (1984) The context as a moral rule in medical ethics. J Bioethics 2:63–78

Wagner W (1989a) Ethik, Aggression und Selbstaggression. Medizinethische Aspekte pathologisch-destruktiven Verhaltens. In: Pöldinger W, Wagner W (Hrsg) Aggression, Selbstaggression, Familie und Gesellschaft. Springer, Berlin Heidelberg New York Tokyo, S 135–164

Wagner W (1989b) Ethische Güterabwägung in der klinischen Pharmakologie. Bochumer Mat Medizinethik 33:12–19

Wagner W (1990) Placebo. Ethische Prinzipien der kontrollierten Doppelblindprüfung. Ethik Med 2:68–78

Wieland W (1989) Strukturtypen ärztlichen Handelns. In: Sass H-M (Hrsg) Medizin und Ethik. Reclam, Stuttgart, S 69–95

Wolff HP (1989) Arzt und Patient. In: Sass H-M (Hrsg) Medizin und Ethik. Reclam, Stuttgart, S 185–211

Ethik der psychiatrischen Krisenintervention*

PETER BUCHHEIM

Einleitung

In der psychiatrischen Krisenintervention sind ethische Fragen von besonderer Aktualität, da hier meist unter Zeitdruck Entscheidungen getroffen werden müssen und Weichenstellungen vorgenommen werden, die für das Lebensschicksal des Patienten und seinen weiteren Krankheitsverlauf von besonderer Tragweite sein können. Zudem umfaßt das Spektrum der psychiatrischen Kriseninterventionen je nach Auslösung und Verlauf der Krise Fragestellungen und klinische Probleme, die von der psychiatrischen Notfallbehandlung, z. B. bei akuter Suizidalität bzw. nach einem Suizidversuch, bis zur psychotherapeutischen Beratung in Lebenskrisen reichen können. Nach der Klärung der Krisensituation und der psychiatrischen Diagnostik sind über die erforderlichen akuten Interventionen hinaus die Aufgaben der Sekundär- bzw. Tertiärprophylaxe zu beachten.

In den nachfolgenden Ausführungen geht es vor allem um ein Verständnis der Krisenintervention als Prozeßgeschehen und um eine Klärung der Interaktion zwischen dem Patienten und den an der Krisenintervention beteiligten Personen und Institutionen.

Ethik aus der Sicht der Psychiatrie

In der Psychiatrie sind nach Helmchen (1986) in den letzten Jahren besonders die ethischen Fragen nach der Autonomie und der Selbstverfügbarkeit des betroffenen Kranken in den Vordergrund gerückt. So haben nach Ansicht von Helmchen (1986) diese ethisch relevanten

---

* Herrn Prof. Dr. H. Hippius zum 65. Geburtstag gewidmet.

Fragen vor allem im psychiatrischen Alltag bei der Beurteilung von Einschränkungen der Selbstverfügbarkeit des Patienten und bei der Aufklärung über die erforderlichen Interventionsmaßnahmen und Einwilligung in die Behandlung immer mehr Bedeutung erlangt. Katschnig u. Konienczna (1986) weisen in ihrer Arbeit über „Notfallpsychiatrie und Krisenintervention" besonders darauf hin, wie wichtig es ist, in der Psychiatrie Zwangsmaßnahmen auf ein Minimum zu reduzieren. Die Autoren machen nicht nur auf die für den Patienten nachteiligen rechtlichen Folgen sowie die Stigmatisierung und einen möglicherweise bahnenden Effekt für weitere Aufnahmen gegen den Willen des Patienten aufmerksam, sondern sie sehen vor allem die Gefahr, daß die Behandlungsmotivation und Kooperationsbereitschaft durch Zwangsmaßnahmen unterminiert werden und es daher notwendig sei, alle anderen Interventionsmöglichkeiten auszuschöpfen, bevor ein Unterbringungsgesetz zur Anwendung komme.

Andererseits ist nach Kreitmann (1986) bei parasuizidalen Handlungen eine vorübergehende stationäre Behandlung von Patienten durchaus zu erwägen, da einige Untersuchungen dafür sprächen, daß die Hospitalisierung nach einer parasuizidalen Handlung die Wahrscheinlichkeit einer Wiederholung senke, zumal die größte Gefährdung im Zeitraum unmittelbar nach dem Ereignis liege. Suizidversuche bzw. parasuizidale Handlungen stellen einen sehr wichtigen Teil der Aufgaben und Probleme in der psychiatrischen Krisenintervention dar.

Erscheinungsformen von Krisen und Konzepte zur Krisenintervention

Das breite Spektrum der verschiedenen Erscheinungsformen von Krisen, mit denen der Psychiater in der Praxis und der Ambulanz konfrontiert wird, reicht von den „psychosozialen Krisen" im Verlauf von Reifungsphasen und Schwellensituationen des Lebens über „pathologische Krisen" bei belastenden Lebensereignissen bis zu den „psychiatrischen Krisen". Häfner (1978) versteht unter „psychiatrischen Krisen" vor allem soziale Krisen bei schweren psychischen Erkrankungen, Suizidversuche und soziale Begleitprobleme bei psychiatrischen Notfällen.

Während die Übergänge zwischen den verschiedenen Krisenformen eher fließend sind, läßt sich der psychiatrische Notfall aufgrund von akut auftretenden psychopathologischen Symptomen und Syndromen relativ gut von einer Krise abgrenzen (Häfner 1978; Häfner u. Helmchen 1978). Allerdings kann durch weitere Zuspitzung einer Krise z. B. in Form eines Suizidversuches eine medizinische und psychiatrische Notfallsituation entstehen.

Die Theorie und Praxis psychiatrischer Notfälle basiert vorwiegend auf einer krankheitszentrierten Betrachtungs- und Handlungsweise, und das diagnostische Vorgehen richtet sich nach der klinischen Syndromatologie und Nosologie. Eine psychotherapeutisch orientierte Krisenintervention basiert auf psychodynamischen Krisenkonzepten und setzt psychotherapeutische Interventionstechniken ein.

Lindemann (1944) stand mit seinem Ansatz, den Partnerverlust als Modellsituation für eine psychosoziale Krise und als Anlaß für eine psychotherapeutische Intervention zu wählen, am Anfang einer Entwicklung psychodynamischer Krisenkonzepte.

Querido (1968) wurde dagegen mit seinem sozial-psychiatrischen mobilen Kriseninterventionsmodell nach Ansicht von Häfner (1974) zum Vorläufer der ersten Generation gemeindenaher psychiatrischer Dienste. Eine Krise, in der Medizin ursprünglich als Höhe- und Wendepunkt eines Krankheitsablaufes beschrieben, ist nach Pörksen (1970), allgemein charakterisiert durch
- ihren aktuen Verlauf,
- deutliche Verhaltensänderungen des Patienten wie sozialen Rückzug,
- Hilflosigkeit – aus dem Gefühl des Verlassenseins heraus,
- Hoffnungslosigkeit,
- starke innere Spannung durch Beklemmung – auch in Form von Protest,
- Erleben von Bedrohung und Gefahr.

Bei einer psychotherapeutischen Krisenintervention, z. B. aufgrund einer durch Partnerverlust ausgelösten Krise in Form einer Trauerreaktion wird es in erster Linie auf eine Beratung, ein Ich-stützendes Gespräch und eine psychotherapeutische Bearbeitung der Trauer ankommen.

Bei einer psychiatrischen Krisenintervention, z. B. im Zusammenhang mit existentieller, materieller oder sozialer Gefährdung eines Menschen, steht neben der aktuellen Unterstützung und Beratung im wesentlichen die Behandlung der psychischen Störung im Vordergrund. Die Therapie kann sowohl medikamentös als auch psychotherapeutisch und sozialtherapeutisch sein und wird häufig aus einer Kombination dieser Behandlungsformen bestehen.

Die verschiedenen Ansätze zur Krisenintervention in der Psychiatrie können sich gut ergänzen, auch wenn sie je nach Ausgangssituation entweder einen mehr klinisch-psychiatrischen oder mehr psychotherapeutischen oder psychosozialen Schwerpunkt haben.

Krisenintervention und Suizidalität

Obwohl die Zahl der Suizide in den letzten Jahren in der BRD nicht zugenommen hat, sind in den letzten 2 Jahrzehnten die Suizidversuche stark angestiegen, und es kann angenommen werden, daß auf einen gelungenen Suizid mindestens 10 Suizidversuche kommen. In seiner Arbeit über „Prävention und Therapie der Suizidalität" geht Reimer (1986) davon aus, daß bei einer Suizidzahl von 13 000 bis 14 000 pro Jahr mit mindestens 150 000 Suizidversuchen zu rechnen ist. Angesichts dieser erschreckenden Zahlen und der damit in Zusammenhang stehenden gesellschaftlichen Probleme und individuellen Notsituationen sind daher alle Möglichkeiten einer Suizidprävention (Reimer 1986) auszuschöpfen, die durch die verschiedensten Initiativen auf dem Gebiet der primären, sekundären und tertiären Prophylaxe der Suizidalität erreicht werden können.

Aufgrund einer Evaluation von Versorgungsprogrammen zur Suizidprophylaxe sind Kurz u. Möller (1982) bezüglich der Ziele und therapeutischen Schwerpunkte dieser Programme zu dem Ergebnis gekommen, daß eine aktiv-nachgehende Vorgehensweise einer passiv-abwartenden vorzuziehen ist, daß die Intensität der Behandlung wichtiger zu sein scheint als deren Dauer und daß die Kontinuität der therapeutischen Beziehung z.B. beim Übergang von der stationären zur ambulanten Behandlung ein entscheidender Faktor der Sekundärprävention ist.

Zunächst sind im Rahmen einer psychiatrischen Differentialdiagnostik psychopathologische und psychobiologische Veränderungen abzuklären, wie sie im Verlauf einer Depression, einer Schizophrenie oder einer psychoorganischen Störung, aber auch sehr häufig bei einer Sucht- und Abhängigkeitserkrankung auftreten können.

Die unzureichende Beachtung von biologischen Grundlagen einer psychischen Störung führt zu einem erhöhten Risiko, wenn z.B. bei Suizidalität im Rahmen einer schweren endogenen oder organischen Depression die entsprechenden therapeutischen, d.h. auch medikamentösen Maßnahmen nicht eingesetzt werden. Bei therapeutischen Interventionen kann das Risiko falsch eingeschätzt werden, wenn die

Summierung von Risikofahren und der Umfang desolater Lebensumstände und daraus resultierender Einengung sowie die Abwehr des Patienten nicht genügend berücksichtigt werden.

Psychodynamik und Arzt-Patient-Interaktion in suizidalen Krisen

Neben der richtigen diagnostischen Einschätzung und klinischen Behandlung einer suizidalen Krise ist jedoch die Gestaltung einer hilfreichen interpersonellen Beziehung mit dem suizidalen Patienten eine der wichtigsten Voraussetzungen für eine gelungene Intervention und eine günstige Sekundärprophylaxe.

Die typischen psychosozialen Voraussetzungen für eine suizidale Reaktion, wie soziale Not, Einsamkeit, Kontaktschwierigkeiten, Selbstwertkrisen und offene oder unbewußte Aggressionsprobleme, die zugleich die Hauptrisiken für eine erneute Suizidalität darstellen, können nur in einer vertrauensvollen Beziehung zwischen Patient und Arzt erschlossen werden.

Reimer (1986) weist auf dem Hintergrund seiner Erfahrungen als Psychiater und Psychoanalytiker im Umgang mit suizidalen Patienten darauf hin, daß sich viele Anleitungen zur Krisenintervention z. B. in den zahlreichen amerikanischen Publikationen auf die Darstellung technisch-organisatorischer Hinweise beschränken und den Wert eines psychodynamischen Verstehens der Krise vernachlässigen. Dabei bilden gerade die von Henseler (1974, 1981) entwickelten Konzepte über die Selbstwertproblematik suizidaler Patienten eine gute Grundlage, in einer psychoanalytisch orientierten Krisenintervention den Zusammenhang zwischen kränkendem Anlaß und unbewußten Grundproblemen zu bearbeiten und die Interaktion mit dem Patienten unter den Aspekten der Übertragung und Gegenübertragung zu reflektieren.

Gegenübertragungsreaktionen können sich z. B. durch ein eigenes unbewußtes Suizid- oder Aggressionspotential beim Arzt besonders dann problematisch für den Umgang mit dem Patienten auswirken, wenn der Therapeut durch entsprechende Abwehr seiner Gefühle in seiner empathischen Einstellung zum Patienten gestört ist.

Empfehlungen für den Umgang mit Patienten in suizidalen Krisen

Im Umgang mit suizidalen Patienten ist in Anlehnung an eine Darstellung von Reimer (1986) die Berücksichtigung folgender psychodynamischer, klinischer und sozialer Gesichtspunkte zu empfehlen:
- Beachtung von unbewußten Konfliktkonstellationen und Suizidmotiven;
- offenes Ansprechen von Suizidphantasien bzw. von Suizidvorbereitungen;
- Reflektieren der Übertragungs- und Gegenübertragungsreaktion unter besonderer Beachtung aggressiver Anteile;
- adäquates Einschätzen von apellativem Verhalten einerseits und von Bagatellisierungstendenzen andererseits;
- aktive Einbeziehung von Angehörigen oder anderen wichtigen Bezugspersonen;
- aktives Bemühen um die Mobilisierung von Hilfsangeboten aus dem sozialen Umfeld des Patienten;
- umfassende psychiatrische Basisdiagnostik und klinische Einschätzung der Suizidalität unter anderem auch mit genauer Abwägung der Indikation zu einer stationären Behandlung – mit Zustimmung des Patienten, also freiwillig, oder auch gegen den Willen des Patienten.

Allgemeine Aspekte psychiatrischer und psychotherapeutischer Ethik

Die Vorgehensweise im Umgang mit suizidalen Patienten sind stets mit den Prinzipien einer psychiatrischen und psychotherapeutischen Ethik abzustimmen.

Eine spezielle Anleitung für die Umsetzung ethischer Prinzipien in die Praxis der Psychotherapie ist erst kürzlich von Thompson (1990) erschienen. Darin wird aus klinisch-psychologischer Sicht auch anhand von Beispielen zu den ethischen Grundfragen Stellung bezogen.

Grundsätzlich sind stets jene ethischen Prinzipien zu beachten, die für jeden Entscheidungs- und Handlungsablauf in der Medizin gelten, wie
- Vertrauen,
- Glaubwürdigkeit,
- Wahrhaftigkeit,
- Selbstbestimmung – Autonomie,

– Benefizienz bzw. *bonum facere* und
– *nihil nocere.*

Nach Ritschl (1989) stellen die ethischen Probleme in der Psychotherapie einen Sonderfall innerhalb der medizinischen Ethik dar, da gerade die psychotherapeutische Arbeit aus mehreren Gründen ethisch nicht neutral sein könne:

– Das zwischenmenschliche Gespräch als entscheidende Ebene der Intervention in der Psychotherapie könne niemals frei von Ethik sein.
– Das Eindringen in die Lebensgeschichte eines Menschen und seiner Familie sei ein ethisch aufregendes und gefährliches Unterfangen, das man nicht mit meßbaren Kriterien abdecken und rechtfertigen kann.
– Die Aufklärung über die Wege und Methoden der Therapie sei schwieriger als in der somatischen Medizin, da die Therapie als solche ein Prozeß der Aufklärung sei, an deren Ende erst die volle Einsichtsfähigkeit des Patienten zu erwarten sei.
– Das Beziehungsgefüge zwischen Arzt bzw. Therapeut und Patient kann aufgrund seiner Komplexität und der Übertragungs- und Gegenübertragungsphänomene nicht ethisch neutral sein.
– Die Therapieziele mit dem Streben nach Selbstverwirklichung und der optimalen Adaptation an die Bedingungen der Umwelt seien strittige Fragen der medizinischen Ethik und insbesondere der Ethik in der Psychotherapie.

So sind angesichts der Komplexität ethischer Probleme in der Psychotherapie einige Empfehlungen von Karasu (1981) hilfreich. Er schlägt dem Psychotherapeuten u. a. vor, mehr Interesse für die philosophischen Grundfragen seines Faches zu entwickeln und bei seinen therapeutischen Entscheidungen auch anderen Meinungen und Standpunkten gegenüber aufgeschlossen zu sein. Weiterhin rät er zur Weiterbildung in den therapeutischen Fähigkeiten, zur Reflektion des eigenen Verhaltens innerhalb und außerhalb therapeutischer Beziehungen und, bei der Gestaltung der therapeutischen Beziehung, zur gemeinsamen Arbeit an den Zielen und zum gemeinsamen Übernehmen von Verantwortung.

Ethische Gesichtspunkte in Krisensituationen

Grundsätzlich sind in der Krisenintervention Vertrauen und Autonomie des Patienten zu wahren, und es ist die Schweigepflicht gegenüber Dritten zu beachten. Zunächst ist daher gerade in Hinblick auf Einschaltung von Begleitpersonen und anderen Helfern die Einstellung des Patienten zu ergründen, ob überhaupt und welche Personen einbezogen werden können und ob er den Arzt ganz oder nur partiell von der Schweigepflicht entbinden möchte.

Hier sind auch die oben genannten Gesichtspunkte bezüglich Exploration, Aufklärung, Arzt-Patient-Beziehung und Formulierung der Therapieziele zu beachten, die von Ritschl (1986) als Besonderheiten einer psychotherapeutischen Ethik herausgestellt wurden und die gerade für das Verhalten in Krisensituationen relevant sein können.

Entscheidend für ein gutes Management einer Krisensituation sind nicht nur die sachbezogene klinische Diagnostik des momentanen Zustandes und die Klärung der prognostischen Situation, sondern v. a. das Wahrnehmen und Reflektieren der Interaktion des Therapeuten mit dem Patienten und seinen Begleitpersonen.

Für die Beurteilung des Verlaufs sind die zu erwartenden Effekte der geplanten therapeutischen Interventionen zu berücksichtigen, die vom Einsatz medikamentöser Behandlung über klärende und stützende Gespräche bis hin zur Einbeziehung von Freunden und Angehörigen des Patienten reichen können.

Probleme der angewandten Ethik ergeben sich vor allem in den psychiatrischen Notfall- und Krisensituationen, wenn die Einsichtsfähigkeit eines Patienten eingeschränkt ist und Gesetze angewandt werden müssen oder eine Entscheidung über die Angemessenheit der Maßnahmen zu treffen ist.

So müssen häufig zum Schutz eines krankheitsuneinsichtigen oder geschäftsunfähigen Patienten juristische Schritte eingeleitet werden, die durch akutes Einschalten des Bereitschaftspolizisten oder des Amtsrichters mit in den Entscheidungsprozeß eingreifen.

In diesem Prozeß sind die Interessen des Patienten stets abzuwägen gegenüber den Sicherheitsbedürfnissen der Gesellschaft, und dieses Abwägen bildet die Grundlage für die Angemessenheit der Maßnahmen. Die Probleme der Intervention bei suizidalen Handlungen wurden von Beauchamp u. Childress (1989) auch vor dem Hintergrund einer „paternalistischen" Einstellung beleuchtet, die Konflikte zwischen den ethischen Prinzipien von Benefizienz und Autonomie impliziert.

Kasuistik einer Krisenintervention nach Suizidversuch

Eine 24jährige, freiberuflich tätige junge Frau wird vom Notarzt in Decken gehüllt in die Notfallambulanz einer psychiatrischen Klinik gebracht. Sie war gegen Mittag an einer flachen Stelle in die Isar gegangen, um sich das Leben zu nehmen.

Passanten hatten die junge Frau von einer Brücke aus beobachtet und die Polizei zu Hilfe gerufen, die dann die unterkühlte, nach wiederholter Aufforderung wieder ans Ufer zurückgekehrte Frau dem Notarzt mit dem Auftrag übergab, sie in der psychiatrischen Klinik unterzubringen.

Der Notarzt, der in Eile war, entfernte sich nach einem kurzen Kontakt mit dem Pflegepersonal und einem jüngeren Arzt wieder. Er hinterließ einen Befundbogen, auf dem der Suizidversuch und die Einschaltung der Polizei sowie die Notwendigkeit der Einlieferung in die psychiatrische Klinik vermerkt sind.

Erste Phase der Krisenintervention

Psychiatrisches Erstgespräch

Im Erstgespräch berichtet die junge hübsche Frau, daß sich ihr Freund vor 2 Monaten von ihr getrennt hat und daß er an diesem Vormittag nochmal bei ihr war, um seine Sachen abzuholen. Bei dieser Begegnung weigerte er sich, einen Schuldschein über eine höhere Geldsumme zu unterschreiben, die sie ihm geliehen hatte.

Durch dieses Verhalten des Freundes, an dem sie auch nach der Trennung noch gehangen hatte, fühlte sie sich endgültig verlassen, existentiell bedroht. Da sie in dieser Situation keinen Ausweg mehr sah, ging sie mit heftigen Gefühlen der Enttäuschung, Wut, aber v. a. Verzweiflung an einer flachen Stelle in die Isar und versuchte, mit dem Leben Schluß zu machen. Das kalte Wasser schreckte sie ab, und als die Polizei und der Notarzt eintrafen, ging sie nach mehrmaliger Aufforderung freiwillig wieder ans Ufer zurück.

Zur sozialen Situation ist zu erfahren, daß die Patientin in den vergangenen 3 Jahren nach dem Abitur zunächst bei einer größeren Finanzierungsgesellschaft angestellt war, in der auch ihr Freund beschäftigt ist und für die sie jetzt freiberuflich als Maklerin tätig ist. Einerseits fühlte sie sich schon seit einiger Zeit besonders finanziell von ihrem Freund ausgenutzt, andererseits liebte sie ihn immer noch, so daß sie mit ihren zwiespältigen Gefühlen in dieser Situation nicht fertigwurde.

Zur Biographie ist zu erfahren, daß sie bereits im Alter von 6 Jahren den Vater durch Tod an Krebs verloren hat und daß seit ca. 1 Jahr der Kontakt zur Mutter abgebrochen ist.

Die Patientin betont im Erstgespräch, noch nie einen Selbstmordversuch unternommen zu haben und sich bisher auch noch nie seelisch krank gefühlt zu haben.

Zur aktuellen Vorgeschichte erfahren wir noch, daß sie sich seit 2 Wochen auch körperlich nicht gut fühlt und erst vor einigen Tagen wegen eines Kreislaufkollapses vom Notarzt in ein Krankenhaus gebracht wurde, das sie ohne auffälligen Befund wieder nach Hause schickte.

Einbeziehung von Begleitpersonen

Zusammen mit der Patientin erscheinen noch 3 weitere Begleitpersonen in der Ambulanz: eine junge Frau, mit der sie seit der Schulzeit befreundet ist, eine Frau im mittleren Alter, die sie seit ca. 2 Jahren kennt, und deren Partner. Alle drei sind sehr besorgt um die Patientin und bieten Unterstützung in den verschiedensten Bereichen an. Während die Freundin vorschlägt, daß die Patientin mit zu ihr nach Hause kommen soll, um die nächsten Tage bei ihr zu bleiben, versprechen die beiden Bekannten, sich um die finanziellen Probleme zu kümmern.

Unter dem Eindruck dieser Hilfsangebote stabilisiert sich der psychische Zustand der Patientin recht schnell. Sie berichtet differenziert und zunehmend distanziert von den sozialen und zwischenmenschlichen Konflikten, die zu dem – auch aus ihrer Sicht – mehr appellativen Suizidversuch geführt haben. Es hat sich ein guter interpersoneller Kontakt zum untersuchenden und beratenden Psychiater der Ambulanz entwickelt, und es besteht kein Zweifel an der Einsichtsfähigkeit und Glaubwürdigkeit der Patientin. Weder aktuell noch anamnestisch finden sich psychopathologische Hinweise für psychotische Störungen.

Konsens über weiteres therapeutisches Vorgehen

Klinisch wird die Diagnose einer suizidalen Krise, bzw. einer parasuizidalen Handlung im Rahmen einer depressiven Reaktion bei Partnerkonflikt gestellt. Im weiteren Verlauf der Krisenintervention ergeben sich folgende Gesichtspunkte:

Da zum Zeitpunkt der Krisenintervention in der Ambulanz keine Hinweise mehr für akute Suizidalität bestehen, wird keine Notwendigkeit für die Unterbringung auf einer geschlossenen Station gesehen. Zudem steht in der Klinik kein Bett auf der geschlossenen Station zur Verfügung. Um den weiteren Verlauf der Krise gemeinsam mit der

Patientin besser abschätzen und beurteilen zu können, wird auch aus dem Sicherheitsbedürfnis des Psychiaters heraus ihr für einige Tage die Aufnahme auf eine offene Station vorgeschlagen.

Die Patientin selbst äußert jetzt allerdings den Wunsch, nicht in der Klinik bleiben zu müssen, sondern das Angebot ihrer Freundin wahrzunehmen, die nächsten Tage bei ihr zu wohnen und mit ihr Kontakt zu haben.

Da die Freundin einen sehr zuverlässigen und engagierten Eindruck macht und beruhigend auf die Patientin wirkt, kann sich der Psychiater angesichts der Hilfsangebote und des schon stabilisierten psychischen Befindens als Alternative zur stationären Krisenintervention eine engmaschige ambulante Betreuung mit täglichen Gesprächskontakten vorstellen. In diesem Zeitraum sollte dann auch eine Entscheidung über eine anschließende Psychotherapie getroffen werden.

Mit diesem Konsens zur Krisensituation kann man die erste Phase des Entscheidungs- und Interaktionsprozesses als abgeschlossen betrachten.

Zweite Phase der Krisenintervention

Krise durch unterschiedliche Standpunkte der Beteiligten

In dieser Situation melden sich die Bereitschaftspolizisten, die die Patientin dem Notarzt zur Unterbringung in der Klinik übergeben hatten. In der Zwischenzeit haben sie ihren ausführlichen Bericht über den Vorfall des Suizidversuchs in der Isar erstellt und sie bestehen auf einer vorläufigen Unterbringung der Patientin, die entweder in der Klinik oder im zuständigen Bezirkskrankenhaus auf einer geschlossenen Station erfolgen sollte. Hiermit kündigt sich eine neue Krisensituation an, die durch die unterschiedlichen Positionen der an der Krisenintervention beteiligten Personen und Institutionen entsteht.

Da die Beamten nicht akzeptieren wollen, daß sich durch Abklingen der Suizidalität die Situation aus psychiatrischer Sicht inzwischen geändert hat, muß der Diskurs wieder aufgenommen werden, und es wird ein gemeinsames Gespräch in der Klinik vereinbart.

Alternativen bei Wiederaufnahme des Diskurses

Noch vor Eintreffen der Polizei werden von den Kollegen in der Klinik folgende Alternativen des weiteren Vorgehens diskutiert:
- Wenn sich die Polizei der Meinung der Klinikärzte anschließt, daß keine akute Suizidalität mehr besteht, wird die geplante engmaschine ambulante Betreuung durchgeführt.

- Polizeibeamte und Klinikärzte finden mit der Patientin den Konsens, daß sie freiwillig in der Klinik bleibt und in den nächsten Tagen im Rahmen einer stationären Krisenintervention auf einer offenen Station behandelt und beraten wird.
- Wenn die Polizei auf Unterbringung der Patientin auf eine geschlossene psychiatrische Station besteht, müßte sie ggf. auch gegen ihren Willen in das zuständige Bezirkskrankenhaus eingewiesen werden, da in der Klinik kein Bett auf einer geschlossenen Station zur Verfügung steht.

Auf diese Weise würde die therapeutische Beziehung und das aufgebaute Vertrauensverhältnis unterminiert und die Patientin würde sich erneut verlassen und bedroht fühlen.

Daher ist es das Ziel, alle Möglichkeiten auszuschöpfen, um die Patientin ohne Zwangsmaßnahmen zu behandeln.

Im Gespräch mit den Bereitschaftspolizisten zeichnen sich zunächst wenig Chancen ab, die Polizei von der inzwischen klinisch zu vertretenden ambulanten Krisenintervention bzw. einer vorübergehenden Aufnahme auf einer offenen Station zu überzeugen.

Vom Dilemma zur Lösung

Die Polizei gibt zu bedenken, daß der Suizidversuch an der Isar doch sehr spektakulär gewesen sei und womöglich bei einer Konfrontation mit dem Freund eine erneute akute Suizidalität eintreten könnte, und sie wirft die Frage auf, wer in diesem Fall die Verantwortung für die Patientin übernehmen würde.

Der behandelnde Kollege bespricht ausführlich mit der Patientin und ihren Begleitpersonen diese neue Situation. Die Patientin reagiert enttäuscht, aber doch sehr gefaßt und verständnisbereit, ohne ihren Wunsch nach ambulanter Behandlung aufzugeben, und sie ist auch nicht zu einer stationären Aufnahme bereit. Sie legt Wert auf die Freiwilligkeit ihrer Zustimmung zur Behandlung, und sie und ihre Freundin sichern zu, daß sie ihrerseits die Vereinbarungen einhalten werden.

Aus diesem Dilemma heraus wird klar, daß die von der Patientin und vom Psychiater angestrebte Lösung einer ambulanten Krisenintervention erst realisierbar ist, wenn der Antrag der Polizei auf Unterbringung zurückgenommen wird.

Da inzwischen viele Stunden vergangen sind und es zu spät geworden ist, um den Amtsrichter hinzuzuziehen, muß der diensthabende Staatsanwalt eingeschaltet werden. Dieser ist nach einem ausführlichen Telefongespräch mit dem Psychiater bereit, den Antrag der Polizei auf Unterbringung zurückzunehmen.

Damit kann die 2. Phase der Krisenintervention mit einem neuen Konsens zwischen der Polizei, dem diensthabenden Staatsanwalt und den Klinikärzten abgeschlossen werden.

In den folgenden Tagen kommt die Patientin wie vereinbart in die Ambulanz. In den Gesprächen mit dem Psychiater wird deutlich, daß sie die Selbstwertkrise zunehmend besser bewältigt, so daß sogar eine Begegnung mit dem früheren Freund relativ undramatisch verläuft und zu einer Klärung der finanziellen Probleme beiträgt.

Diskussion zu den ethischen Fragen der Krisenintervention

Abwägen von Autonomiebedürfnissen gegenüber Sicherheitsbestrebungen

Die Kasuistik soll erläutern, daß es in der angewandten Ethik in erster Linie um die Abstimmung und Koordination verschiedenster Bedürfnisse zum Wohle und Schutz der Patientin geht. Sowohl die Interessen der Patientin als auch die Anliegen der eingeschalteten Polizei sind zu analysieren und gegeneinander abzuwägen, um einen Konsens herzustellen mit dem Ziel, beide Seiten durch eine ethisch vertretbare, angemessene Handlungsweise zusammenzuführen.

Die klinische Diagnostik mit Beurteilung der Selbstgefährdung muß im Kontext mit einem therapeutisch realisierbaren und prognostisch vertretbaren Kriseninterventionsangebot gesehen werden.

Prinzipien der Benefizienz und der Unschädlichkeit der Maßnahmen

Die Prinzipien der Benefizienz, der Fürsorglichkeit und Unschädlichkeit der Maßnahmen sind zu beachten und sie gehen einher mit der ärztlich-psychiatrischen Verpflichtung, weder der Patientin noch Dritten zu schaden. Ein Verhaften im Sicherheitsdenken kann zu unangemessenen restriktiven Maßnahmen führen.

Als gemeinsames Ziel ist anzustreben, daß eine sinnvolle, hilfreiche Krisenintervention durchgeführt wird, indem eben der Beschluß der Zwangsunterbringung zurückgenommen wird und die Polizei von der Durchführung Abstand nehmen kann. Ethisch handeln heißt in diesem Fall: Die Autonomie der Patientin respektieren und schützen, indem eine Vertrauensbasis hergestellt wird, so daß weder an der Glaubwürdigkeit der Patientin noch an der Glaubwürdigkeit der Angebote des Therapeuten Zweifel bestehen.

Die Angemessenheit der Maßnahmen ist davon abhängig, wie sich der Prozeß entwickeln und leiten läßt, so daß eine Krisenintervention erfolgt, hinter der alle Beteiligten stehen können.

Im geschilderten Fall hat sich auf der Basis des Vertrauensverhältnisses mit dem Psychiater die Patientin im Verlauf des Krisenmanagements so verhalten, daß auch während der angespannten Auseinandersetzung mit der Polizei ihre gute Adaptationsfähigkeit an die sich ändernden Situationen erkennbar wurde.

Krisenintervention als Prozeßgeschehen

Der prozessuale Charakter der jeweiligen Angemessenheit der Maßnahmen läßt sich an den verschiedenen Stufen der Klärung und Auseinandersetzung im Verlauf der Krisenintervention verfolgen. Der intrapsychische Verlauf der Krise und die entsprechenden psychischen Reaktionen stehen in ständiger Wechselbeziehung mit der Umweltsituation. Anzustreben ist, daß sich unter dem Aspekt der Plausibilität die in Krisen angewandten Interventionsmodelle den jeweiligen individuellen Situationen der Krisenpatienten anpassen.

Persönlichkeit der Therapeuten und Interaktion mit Patienten

Ein letzter Gedanke gilt noch der Persönlichkeit der am Krisenmanagement beteiligten Ärzte und Therapeuten.

Ein Idealtypus wäre zweifellos der lernbereite Kollege, der sich immer wieder neu sachkundig macht, schnell die Komplexität der Situationen erfaßt, Verhandlungsgeschick besitzt, sich ruhig und angemessen verhält und Sicherheit ausstrahlt, ohne Risiken und Gefahrensituationen zu verleugnen und neben ausreichender Frustrationstoleranz die Fähigkeit besitzt, mit aggressivem Verhalten adäquat umzugehen. Der zweite, etwas problematischere Typ eines Kollegen ist der sog. Aktionstyp, der zum vorschnellen Handeln und Mitagieren neigt, Unruhe und eigene Unsicherheit verbreitet und damit vorschnell eingreifende Maßnahmen in Gang setzt. Dieses Verhalten kann zum Mißlingen einer Krisenintervention führen, wenn sich das System an dem schwierigsten Fall orientiert und durch Ablauf eines „Apparatismus" die Individualität verlorengeht. In der Krisenintervention geht es also auch um die Qualität der Beziehungen zwischen den beteiligten Personen, die nach äußeren Anlässen und inneren Voraussetzungen miteinander in krisenhafte Situationen geraten können. In diesem prozeßhaften Verlauf müssen auch die ethischen Aspekte des Handelns immer wieder reflektiert werden, damit aus der Krise des Patienten keine Krise der an der Intervention Beteiligten wird.

Literatur

Beauchamp TL, Childress JF (1989) Principles of biomedical ethics. Oxford Univ Press, New York Oxford
Buchheim P (1984) Psychotherapeutische Krisenintervention in der Psychiatrie. In: Heimann H, Foerster K (Hrsg) Psychogene Reaktionen und Entwicklungen. Fischer, Stuttgart New York
Häfner H (1974) Krisenintervention. Psychiatr Prax 1:139–150
Häfner H (1978) Krisenintervention und Notfallversorgung in der Psychiatrie. Therapiewoche 28:2716–2730
Häfner H, Helmchen H (1978) Psychiatrischer Notfall und psychiatrische Krise – konzeptuelle Fragen. Nervenarzt 49:82–87
Helmchen H (1986) Ethische Fragen in der Psychiatrie. In: Kisker KP, Lauter H, Meyer J-E, Müller C, Strömgren E (Hrsg) Psychiatrie der Gegenwart 2: Krisenintervention, Suizid, Konsiliarpsychiatrie. Springer, Berlin Heidelberg New York Tokyo, S 309–368
Henseler H (1974) Narzißtische Krisen. Zur Psychodynamik des Selbstmords. Rowohlt, Reinbeck
Henseler H (1981) Vom bewußten zum unbewußten Konflikt des Suizidanten. In: Henseler H, Reimer C (Hrsg) Selbstmordgefährdung. Zur Psychodynamik und Psychotherapie. Fromann-Holzboog, Stuttgart Bad Cannstadt, S 136–156
Karasu T (1981) Ethical aspects of psychotherapy. In: Bloch S, Chodoff P (eds) Psychiatric ethics. Oxford Univ Press, Oxford New York Melbourne
Katschnig H, Konienczna T (1986) Notfallpsychiatrie und Krisenintervention. In: Kisker KP, Lauter H, Meye J-E, Müller C, Strömgren E (Hrsg) Psychiatrie der Gegenwart 2: Krisenintervention, Suizid, Konsiliarpsychiatrie. Springer, Berlin Heidelberg New York Tokyo, S 3–43
Kreitmann N (1986) Die Epidemiologie des Suizids und Parasuizids. In: Kisker KP, Lauter H, Meyer J-E, Müller C, Strömgren E (Hrsg) Psychiatrie der Gegenwart 2: Krisenintervention, Suizid, Konsiliarpsychiatrie. Springer, Berlin Heidelberg New York Tokyo, S 87–106
Kurz A, Möller HJ (1982) Ergebnisse der klinisch-experimentellen Evaluation von suizidprophylaktischen Versorgungsprogrammen. Arch Psychiatr Nervenkr 232:97–118
Lindemann E (1944) Symptomatology and management of acute grief. Am J Psychiatry 101:141
Pörksen N (1970) Über Krisenintervention. Z Psychother Med Psychol 20:85–95
Querido AM (1986) The shaping of community mental health care. Br J Psychiatry 114:293
Reimer C (1986) Prävention und Therapie der Suizidalität. In: Kisker KP, Lauter H, Meyer J-E, Müller C, Strömgren E (Hrsg) Psychiatrie der Gegenwart 2:

Krisenintervention, Suizid, Konsiliarpsychiatrie. Springer, Berlin Heidelberg New York Tokyo, S 133–173

Ritschl D (1989) Ethik und psychosomatische Grundversorgung. In: Bergmann G (Hrsg) Psychosomatische Grundversorgung. Springer, Berlin Heidelberg New York Toyko, S 10–14

Thompson A (1990) Guide to ethical practice in psychotherapy. Wiley & Sons, New York Cister Brisbane

Sozialpsychiatrische Aspekte der Ethik

ASMUS FINZEN

Sozialpsychiatrische Aspekte der Ethik – Anspruch und Wirklichkeit – sollen von mir dargestellt werden. Die Wirklichkeit, das ist der Alltag der Psychiatrie. Der Anspruch, wie wird der begründet? Läßt er sich aus philosophischen Überlegungen ableiten, aus der Anthropologie oder der Metaphysik? Hilft uns die Diskussion von ethischen Prinzipien wie Autonomie und Selbstbestimmung, Fürsorge und Unschädlichkeit? Lassen sich allgemeine Werte wie Menschenwürde und das Recht auf Selbstbestimmung im Alltag konkretisieren?

Ich will nicht verhehlen, daß der Verlauf dieses Symposiums, und die Ausführungen der Philosophen unter den Teilnehmern meine Skepsis verstärkt haben, ob die aktuelle Ethikdiskussion zur Lösung unserer Alltagsprobleme in der Psychiatrie beitragen kann. Unsere Alltagsprobleme, das sind die fortwährenden Schwierigkeiten der Abgrenzung zwischen seelischer Gesundheit und psychischer Krankheit, die Beeinträchtigung der Fähigkeit vieler Kranken, über sich selber zu bestimmen, die Respektierung der freien Willensentscheidung unserer Kranken in Konkurrenz mit der Notwendigkeit, im gesellschaftlichen Auftrag unter bestimmten Voraussetzungen freiheitsentziehende Maßnahmen durchzuführen und Zwang auszuüben, schließlich die Durchsetzung des Rechts unserer Kranken auf angemessene Behandlung – ein Recht, das durch äußere Rahmenbedingungen eingeschränkt sein kann, aber auch durch die aktuelle Veränderung der Willensfähigkeit und der Selbstbestimmungsfähigkeit unserer Patienten durch ihre Krankheit. „Ethisches" Handeln unter den Aspekten der Sozialpsychiatrie ist es letzten Endes, einen Weg zu finden zwischen Freiheitsberaubung und unterlassener Hilfeleistung.

Ich will versuchen, einzelne Probleme aus dem Themenkreis von Anspruch und Wirklichkeit ethischen Handelns unter sozialpsychiatrischen Aspekten thesenartig anzureißen. Ich will mit einigen kritischen Anmerkungen zur Bedeutung der gegenwärtigen Qualität des Diskurses über ethische Probleme beginnen.

Das Unbehagen an der Ethikdiskussion

Ethik ist ohne Zweifel „in". Ethik ist Mode. Es vergeht kaum eine Woche ohne Ethiksymposium irgendwo im Lande. Man kann kaum eine Ausgabe in den anspruchsvolleren überregionalen Zeitungen und Zeitschriften aufschlagen, ohne über einen oder mehrere Beiträge zu ethischen Fragen zu stolpern: Da geht es um protestantische und katholische Ethik, um Sozialethik, technische Ethik, um Wirtschaftsethik, Umweltethik und Bioethik, um total- oder präferenzutilitaristische Ethik, um die Ethik der Atomenergie, um ärztliche Ethik und juristische Ethik, um männliche und weibliche Ethik. Kurz, es gibt kaum ein Anliegen der Gegenwart, das sich nicht mit dem Begriff der Ethik koppeln ließe.

Das muß mißtrauisch machen. Die Frage drängt sich auf, ob die überbordende Welle der Ethikdiskussion nicht schlicht eine Fortsetzung des postmodernen Diskurses ist, das „anything goes" des postmodernen Denkens. Die Frage drängt sich auf, ob die gegenwärtige Ethikdiskussion nicht vielmehr geeignet ist, Werte zu relativieren, statt sie zu stabilisieren und Sicherheit im Handeln und Denken zu vermitteln?

Ethik vermittelt Maßstäbe, die es dem einzelnen ermöglichen, verantwortungsvoll zu handeln. Das ist so. Dieser Aussage wird kaum jemand widersprechen. Oder doch? Kann es nicht auch umgekehrt sein: Ethik vermittelt Maßstäbe, die den einzelnen von der persönlichen Verantwortung für sein Handeln entbinden. Denn wenn Handeln ethisch begründet ist, kann es nicht falsch und schon gar nicht verantwortungslos sein...

Ethik müsse „sich rechnen" oder sie müsse „gesetzlich verankert sein", zitiert Mathias Greffrath (1990) in der „Zeit" einen Wirtschaftsführer. Blanker Zynismus? Vielleicht. Aber es lohnt sich, die vielfältigen modernen Ethiken unter dem Gesichtspunkt ihrer Zielperspektiven zu beleuchten. Ein Beispiel dafür mag die Bioethik Peter Singers (1984) sein, die sich „präferenzutilitaristisch" nennt und die in letzter Zeit durch Auseinandersetzungen in der Tagespresse einiges Aufsehen erregt hat (z. B. Klee 1990).

Es ist schon verblüffend, welche Mühe der Philosoph darauf verwendet, den Wert menschlichen Lebens zu relativieren und das Töten zu rechtfertigen. Neben die Grundwerte „Leben und Freiheit" tritt das „Glück". Die „Summe des Glücks" wird zum Bewertungskriterium für den Anspruch auf Leben von Behinderten und Kranken. Das kann auf den ersten Blick überraschen. Dabei wird allzu leicht übersehen, daß die aufgeklärten Väter der amerikanischen Unabhängigkeitserklärung das Streben nach Glück neben dem Recht auf Leben und Freiheit in den Menschenrechten verankerten (Life, Liberty and the Pursuit of Happiness).

Hand in Hand mit EXIT oder der Deutschen Gesellschaft für humanes Sterben (DGHS) dienen solche ethischen Prinzipien nicht nur der Rechtfertigung des „Freitodes" von Kranken und Behinderten. Die utilitaristische Güterabwägung unter Einbeziehung der „Summe des Glückes" kann sich sehr rasch zur Ausübung von Druck auf Kranke und Behinderte weiterentwickeln. Sie können leicht unter Druck geraten, den Wert ihres Lebens unter solchen Kriterien zu beurteilen, selbstkritisch Bilanz zu ziehen und zu weichen. Es ist fast zwingend, daß Dritte bei der Möglichkeit zum Rückgriff auf solche „ethisch" begründete Relativierungskriterien fortwährend in Versuchung geraten müssen, die Beurteilung des Wertes von Leben für die Kranken und Behinderten zu übernehmen. Öffentliche Äußerungen von Vertretern der Freitodbewegung erwecken den Eindruck, daß manche von ihnen dieser Versuchung längst erlegen sind.

Ich bin überzeugt davon, daß die Krankenmorde von Wuppertal und von Lainz durch medizinisches Personal in der Fortführung solchen Denkens ihre „ethische" Begründung finden. Hier sind Mechanismen am Werke, die, wie die amerikanische Soziologin Troy Duster (1970) beschrieben hat, zu „Massenmord ohne Schuldgefühl" führen (Finzen 1983).

Die Fragilität gesellschaftlicher Solidarität mit psychisch Kranken und Behinderten

In der Diskussion hat Prof. Baumgartner sinngemäß angemerkt, daß die andauernde gesellschaftliche Solidarität mit den unheilbaren (psychisch) Kranken doch ein erstaunliches Phänomen sei. Aus meiner Sicht ist dies eine ebenso erstaunliche Verkennung der gesellschaftlichen Wirklichkeit. Der menschliche Umgang mit den psychisch Kranken hat immer wieder Kraftakte humanitären Engagements zur Voraussetzung gehabt – ob nun durch Pinel, Tuke oder Dorothea Dix in den Vereinigten Staaten. Er hat auch immer wieder schwere Einbrüche und Rückschläge erlebt – am schwerwiegendsten im Dritten Reich, aber auch bei den Deinstitutionalisierungskampagnen in Kalifornien und New York in den 70er Jahren. Die Deutsche Psychiatrieenquête beschrieb in ihrem Zwischenbericht (1973) „teilweise menschenunwürdige und unmenschliche Zustände". Die Bilder von der griechischen Anstaltsinsel Leros, die gerade in diesen Tagen wieder im Fernsehen gezeigt wurden, sprechen ihre eigene Sprache.

Aber wir müssen gar nicht mit dem Finger auf andere zeigen: Wenn hier seit 30 Jahren 20 pflegebedürftige alte psychisch Kranke und mehr zu Gesichts-, Geräusch- und Geruchsgemeinschaften in einem Saal zusammengepfercht werden, ohne daß Abhilfe geschaffen wurde, wenn geistig Behinderte unter unwürdigen Bedingungen in die psychiatrische Klinik aufgenommen werden müssen, nicht etwa weil sie zusätzlich psychisch erkrankt sind, sondern weil sie 18 Jahre alt geworden sind oder weil ihre Eltern sie nicht mehr versorgen können, dann hat dies mit gesellschaftlicher Solidarität nichts zu tun.

Ich habe auch Zweifel, ob ethische Überlegungen uns beim Ringen gegen die Verweigerung der gesellschaftlichen Solidarität für psychisch Kranke und Behinderte helfen können. Manche der Träger des Massenmordes an psychisch Kranken und Behinderten im Dritten Reich – Euthanasie genannt – fühlten sich selbst von einem hohen Ethos getragen. Nationalsozialistische Ethik und rassenhygienische Überzeugungen bewahrten viele Verantwortliche vor jedem Schuldgefühl. Unter diesem Aspekt gilt mein Vertrauen eher Recht und Gesetz als ethischen Prinzipien. Unter diesem Aspekt scheint es mir bemerkenswert zu sein, daß Bischof Galen in seiner berühmten Predigt in der Lamberti-Kirche in Münster am 3. August 1941 primär nicht ethische Argumente gegen die Tötung psychisch Kranker ins Feld führte, sondern das Strafgesetzbuch: „Noch hat Gesetzeskraft der Paragraph 211 des Reichsstrafgesetzbuches, der bestimmt: ‚Wer vorsätzlich einen Menschen tötet, wird, wenn er die Tötung mit Überlegung ausgeführt hat, wegen Mordes mit dem Tode bestraft.'"

Die Abgrenzung von Krankheit und Gesundheit in der Psychiatrie

Für die Psychiatrie ist die Abgrenzung von Krankheit und Gesundheit anscheinend ein größeres Problem als für andere medizinische Disziplinen. Das liegt zum einen sicher daran, daß es einen fließenden Übergangsbereich gibt, in welchem eine Entscheidung in der Tat schwierig ist, ob dieses Verhalten noch gesund, jenes Empfinden schon krankhaft ist. Es liegt aber auch und v. a. daran, daß die Psychiatrie, anders als jede andere medizinische Disziplin, in die Zwangslage versetzt worden ist, Patienten zu behandeln, die gegen ihren Willen in ihre Obhut gelangt sind. Über die Legitimität einer solchen Situation aber kann man allenfalls dann diskutieren, wenn der

Zustand der Krankheit eindeutig ist. So ist es zu verstehen, daß die Antipsychiatrie fast zwingend die Existenz psychischer Krankheit leugnen muß. Wenn es keine eindeutig abgrenzbare psychische Krankheit gibt, darf es auch keine Psychiatrie geben. Dann ist alles das, was die Psychiater tun, überflüssig und alles das, was sie im Auftrag der jeweiligen Gesellschaft tun, ein Verbrechen gegen die Menschenrechte.

Die antipsychiatrischen Vordenker haben im Gefolge der 68er Bewegung ein breites Echo gefunden. Copper, Laing, Szasz sind die Heroen jener, die die Psychiatrie als Scharlatanerie entlarven möchten. Über der Begeisterung über die Befreiung der psychisch Gestörten vom Makel der Krankheit ist leider übersehen worden, daß das antipsychiatrische Denken in seinem Wesen zutiefst konservativ, restaurativ und ohne Mitleid ist. Dabei ist bemerkenswert, daß sich die Entlarvung psychischer Krankheit als Erfindung der Psychiater in ihren Augen auf solche Störungen der Persönlichkeit beschränkt, die nach dem derzeitigen Stand des Wissens keine körperliche Ursache haben. Die psychoorganische Störung ist auch für Szasz eine Krankheit. Die Psychose, die im Gefolge einer Fliegenpilzvergiftung entsteht, ist eine Krankheit, die schizophrene Störung aber, ist es nicht. Der Vergiftete ist mithin zu behandeln, wenn er die Kontrolle über sich selbst verloren hat. Die Behandlung des Schizophrenen aber, der von seiner Störung überwältigt wird, ist unzulässig.

Der Vergiftete ist vor Gericht ggf. freizusprechen, wenn das Gift ohne sein Verschulden seinen Verstand verwirrt hat. Der Schizophrene aber ist zu bestrafen, weil sein Zustand ja nicht Krankheit ist, sondern eine Form von abweichendem Verhalten, die zu sanktionieren ist, wie jedes andere abweichende Verhalten, wenn es zu Rechtsverstößen führt. Wenn man Szasz' antipsychiatrisches Denken zu Ende führt – und er hat dies viele Male in öffentlichen Diskussionen getan, wird es sehr wohl „ethisch" vertretbar, einen Schizophrenen lebenslang in ein Zuchthaus zu sperren, nicht aber, ihn gegen seinen Willen zu behandeln und mit hoher Wahrscheinlichkeit einer Genesung oder doch einer Remission entgegenzuführen. Wie erfolgreich das Szaszsche Denken sich in den Vereinigten Staaten durchgesetzt hat, mag sich u. a. darin zeigen, daß die in den letzten Jahren dort hingerichteten Rechtsbrecher zum beträchtlichen Teil aufs schwerste psychisch gestört oder geistig behindert gewesen sind.

Wenn wir die Angelegenheit ohne ideologische Verbohrung betrachten, ist die psychiatrische Diagnostik und Klassifikation keineswegs mit größeren Unsicherheiten behaftet als die internistische oder chirurgische Diagnostik. Die Trefferquote bei der Schizophreniedia-

gnostik ist gewiß ebenso hoch wie die bei einer Blinddarmentzündung. Die Diagnose einer Hypertonie ist ebenso arbiträr wie die Diagnose einer schizophrenen Psychose auf der Grundlage eines der modernen Klassifikationssysteme (z. B. ICD oder DSM-III). Das gleiche gilt für die Diagnose einer Gicht oder eines beginnenden Diabetes. Von wann an handelt es sich um eine Krankheit? Müssen Symptome vorhanden sein und welche? Oder reicht eine positive Serologie? Wenn die positive Serologie reicht: von welchem Blutzuckerspiegel an, von welchem Harnsäurespiegel an sprechen wir von einer Krankheit?
Folgendes gilt es festzuhalten:
1. Bei eindeutiger Symptomatik ist die Psychiatrie sehr wohl in der Lage, Krankheit von Gesundheit abzugrenzen und Krankheit zu klassifizieren. Bei uneindeutiger Symptomatik hat sie dabei die gleichen Schwierigkeiten wie die übrigen Disziplinen der Medizin auch.
2. Psychische Störungen als Krankheit zu klassifizieren, wenn eine eindeutige körperliche Grundlage vorliegt, ist zutiefst reaktionär. Das wirft die schwer Persönlichkeitsgestörten, die Manisch-Depressiven und die Schizophrenen in ein Zeitalter zurück, in dem Zucht- und Tollhäuser noch gemeinsam geführt wurden.

Das Recht auf Behandlung

In zivilisierten Gesellschaften hat jeder Hilflose das Recht auf Hilfe, jeder Kranke das Recht auf Behandlung. Letzteres gilt auch für den hilflosen Kranken, der seine Behandlungsbedürftigkeit nicht äußern kann. Um noch einen Schritt weiterzugehen, das gilt auch für jenen Kranken, der seine Behandlungsbedürftigkeit aufgrund einer krankhaften Veränderung seiner Wahrnehmung von sich und der Welt und aufgrund einer krankhaften Veränderung seiner Gefühlslage nicht wahrnehmen und empfinden kann. Es gehört zu den absoluten Selbstverständlichkeiten unseres Alltags, daß ein Bewußtloser, der auf der Straße angetroffen wird, in ein Krankenhaus geschafft und dort behandelt wird, damit er das Bewußtsein wiedererlangt. Das gleiche gilt für den Vergifteten, der ob seiner Intoxikation den Verstand verliert, der beispielsweise randaliert, schreit und verworren durch die Gegend irrt. Niemand wird es für menschlich oder für ethisch vertretbar halten, ihn mit dem Risiko zu sterben schlicht in eine Zelle zu sperren.

Genau dies meinen zahlreiche Mitbürger schizophrenen Kranken mit dem gleichen Erscheinungsbild zumuten zu dürfen – nur weil die

Ursache ihrer Erkrankung nicht bekannt ist, nur weil sie in ihrer mitleidlosen Borniertheit glauben, in diesem Fall sei das rettende Pharmakon böse.

Es kann nur Borniertheit sein, die für den psychoorganisch Kranken und den anders psychisch Kranken zweierlei Maß anlegt und mit doppelter Moral behandeln will: Niemand würde auf den Gedanken kommen, einen Deliranten (organisch begründet), der sich gegen die Behandlung wehrt, sterben zu lassen (wahrscheinliche Mortalität bei unbehandeltem Delir 20%). Jeder Jurist und fast jeder juristische Laie würde bei fehlender gesetzlicher Regelung ohne Zögern einen übergesetzlichen Notstand annehmen. Beim schwer Psychosekranken scheint dies anders zu sein. Hier muß sich angeblich die Ausübung von Zwang, auch wenn sie gesetzlich angeordnet ist, auf die Einschließung und ggf. die Fesselung beschränken. Der übergesetzliche Notstand im Hinblick auf die Behandlung wird bei fehlender oder unklarer gesetzlicher Regelung nicht als gegeben angenommen – auch dann nicht, wenn die Behandlung mit an Sicherheit grenzender Wahrscheinlichkeit Linderung und mit Wahrscheinlichkeit Wiederherstellung verspricht.

Das Beharren auf dem Recht des Kranken, der daran gehindert ist, seinen gesunden Willen zu äußern, auf qualifizierte Behandlung, wird als paternalistisch abgetan oder gar als ungesetzlich. Zugleich wird eine klare gesetzliche Regelung verweigert oder zumindest verzögert, so daß die Entscheidung über Behandlung oder Nichtbehandlung letzten Endes doch wieder bei den Behandelnden liegt. Einerseits heißt es, die medikamentöse Behandlung auch eines schwer psychisch Kranken sei gegen seinen erklärten – wenn auch krankhaft veränderten – Willen unzulässig: andererseits würden die gleichen Juristen – mit Recht – mit dem Finger auf einen Therapeuten zeigen, der einen katanonen Psychosekranken etwa verdursten ließe.

Aber damit sind wir keineswegs am Ende. Ich habe keinen Zweifel, daß es Psychiatriekritiker gibt, die es in einem solchen Fall zwar für vertretbar halten, Flüssigkeit und Nahrung mit Gewalt zuzuführen, nicht aber, den Kranken mit Haloperidol aus diesem schrecklichen Zustand herauszuholen. Alles dies scheint sich an einem Verständnis von Psychopharmaka und schwerer psychischer Krankheit festzumachen, das mit der Wirklichkeit nichts zu tun hat, das aber dennoch in der Öffentlichkeit, auch und v. a. in der aufgeklärten Öffentlichkeit, weitverbreitet zu sein scheint. Das antipsychiatrische Denken der 60er Jahre hat offensichtlich tiefe Spuren hinterlassen. Dabei ist in Vergessenheit geraten, daß die antipsychiatrische Bewegung eine ihrer Wurzeln in der Wirklichkeit der damaligen Psychiatrie gehabt hat, die durch riesige Verwahranstalten, menschenunwürdige Lebensbedingungen, nicht selten durch Gewalt und Zwang gekennzeichnet waren.

Indem die Wirklichkeit von psychischer Krankheit ausgeblendet wird, wird es möglich, dem Schwerkranken, der durch sein Leiden außer sich ist, im Namen von Recht und Freiheit wirksame Hilfe zu verweigern. Wenn man die akute Psychose nicht kennt und in ihrem Gewicht auch nicht zur Kenntnis nehmen will, wenn man im Hinblick auf die medikamentösen Möglichkeiten psychiatrischer Behandlung jenen Glauben schenkt, die nichts wissen können, weil sie sich der Behandlung schwer psychisch Kranker entzogen haben und die Literatur mit 2 Balken in den Augen lesen, dann kann man dies mit ethischen Prinzipien rechtfertigen. Aber dann wird man sich auch damit abfinden müssen, daß die psychiatrischen Krankenhäuser sich wieder füllen werden und daß die Zellenbauten der frühen 40er Jahre wieder installiert werden. Und man wird sich damit konfrontieren müssen, daß es sehr viele Menschen geben wird, die dann von Verbrechen gegen die Menschlichkeit und von Barbarei sprechen werden – ich auch.

Das ändert nichts daran, daß die Voraussetzungen für eine Behandlung gegen den Willen des Patienten einer rechtlichen Regelung bedürfen. Was rechtlich nicht geregelt werden kann, ist die Entscheidung darüber, welche Art der Behandlung bei welchem Patienten im Einzelfall die richtige ist.

Am Ende läuft es immer wieder auf Goffmans klassische Diagnose hinaus:

> Es gibt in unserer Gesellschaft nicht deshalb Heilanstalten, weil Aufseher, Psychiater und Pfleger einen Arbeitsplatz brauchen; es gibt sie deshalb, weil eine Nachfrage nach ihnen besteht. Wenn heute alle Heilanstalten eines bestimmten Gebiets geleert und geschlossen würden, dann würden morgen Verwandte, Polizisten und Richter den Ruf nach neuen Anstalten anstimmen. Und sie, die in Wahrheit die Klienten der Heilanstalt sind, würden nach einer Institution verlangen, die ihre Bedürfnisse befriedigt (Goffman 1972).

Das Anliegen von Polizisten und Richtern aber scheint befriedigt zu sein, wenn der Eingang des Kranken in die Anstalt geregelt ist. Das Dilemma eines Psychiaters fängt damit erst an. Er ist aufgerufen, den Kranken zu behandeln. Er ist aufgerufen, ihn gut zu behandeln und nicht schlecht; und niemand wird mir weismachen, daß Isolierung und Fixierung, die rechtlich geregelt sind, „bessere" Behandlung sind als die medizinisch indizierte mit Wahrscheinlichkeit Linderung und Wiederherstellung versprechende Medikamentenbehandlung. Wenn dies nicht geregelt ist, wenn es nicht regelbar ist, wenn einige furchtbare Juristen sich weigern, zu regeln, wo bleibt dann das wohlverstandene Interesse des Kranken? Offenbar hat Goffman (1972) auch recht, wenn er schließt: „Der in der Anstalt tätige Psychiater selbst hat keine leichte Rolle."

Angemessene Behandlung führt zu weniger Zwang

Tatsächlich kann man Zwang und Gewalt in vielen Fällen vermeiden, wenn man psychiatrische Behandlung so gestaltet, daß den Kranken Gerechtigkeit widerfährt.

Es ist nach wie vor so, daß an vielen Orten auch in Mitteleuropa, den schwer psychisch Kranken das Recht auf eine angemessene und zeitgemäße Behandlung verweigert wird. Die Schwerkranken werden häufig in schlecht ausgestattete psychiatrische Einrichtungen eingewiesen, die zugleich die Versorgung jener Kranken zu übernehmen haben, die wegen ihres Leidens freiheitsentziehende Maßnahmen erfahren haben. Demgegenüber weiten sich die Versorgungsangebote für weniger Betroffene überall aus. Es ist nach wie vor verhältnismäßig leicht, einen Psychotherapieplatz für einen wenig gestörten Patienten zu finden. Aber es ist schwer, eine ausreichende Nachsorge und Betreuung eines schwer gestörten psychisch Kranken zu gewährleisten.

„Aufsuchende Hilfe" für solche Kranke, die in ihrer Motivation, ihrer persönlichen Dynamik und ihrer Fähigkeit erkrankt sind, eigenständig Hilfe zu finden, ist immer noch die Ausnahme. Motivation des Patienten gilt immer noch vielen Therapeuten als Grundvoraussetzung für die Gewährung von Hilfe – unbeschadet der Form der Behinderung des Patienten.

Aber auch innerhalb der Kliniken tut man sich schwer, bedürfnisgerechte Strukturen zu entwickeln. Es gibt inzwischen Spezialstationen für psychisch Alterskranke, für Alkoholkranke, für Drogenabhängige. Aber ein Behandlungsangebot, das dem akut an Schizophrenie Erkrankten gerecht werden kann, gibt es bislang nur als Forschungsprojekte in 1 oder 2 ausgesuchten Modelleinrichtungen.

Wie ist das möglich? Ich weiß es nicht. Ich habe aber den Verdacht, daß das damit zusammenhängt, daß schwere psychische Krankheit mehr Abwendung als Zuwendung provoziert, während die leichte Persönlichkeitsstörung in ihrem Schillern Faszination beim Betrachter auslöst, der sich in Teilen darin selber wiederfindet. So wird die leichte Störung zum Modell psychischer Krankheit. So werden die Formen der Behandlung solcher Störungen als Methoden der Wahl zur Behandlung aller psychischer Krankheiten idealisiert.

Schlußbemerkungen

Anspruch und Wirklichkeit klaffen in der Alltagspsychiatrie weit auseinander. Ich habe Zweifel, ob das Schicksal der psychisch Kranken durch ethische Forderungen oder Vorgaben verbessert werden kann. Anspruch und Wirklichkeit in der Psychiatrie wenigstens annähernd zur Deckung zu bringen, ist aber Angelegenheit der Politik. Gerechtigkeit gegenüber dem psychisch Kranken kann nur auf politischem Wege durchgesetzt werden. In diesem Sinne schließe ich mit einem Zitat von Mathias Greffrath (1990) aus der *Zeit*: „Moral ist gut, Politik ist besser; am besten aber sind Menschen, die sich kümmern."

Literatur

Dörner K, Haerlin CH, Rau V, Schernus R, Schwendy A (1980) Der Krieg gegen die psychisch Kranken. Nach „Holocaust": Erkennen – Trauer – Begegnen. Psychiatrie-Verlag, Rehburg-Loccum
Duster T (1970) The legislation of morality. Law, drugs, and moral judgment. Macmillan, New York (dt 1973: Bedingungen für Massenmord ohne Schuldgefühle. In: Steinert H, Hrsg, Symbolische Interaktionen. Arbeiten zu einer reflexiven Soziologie. Klett, Stuttgart, S 76–87)
Finzen A (1969) Arzt, Patient und Gesellschaft. Die Orientierung der ärztlichen Berufsrolle an der sozialen Wirklichkeit. Fischer, Stuttgart (Medizin in Geschichte und Kultur, Bd 10)
Finzen A (1983) Massenmord ohne Schuldgefühle – Anmerkungen zur Pathopsychologie des Gewissens. Psychiatrie-Verlag, Rehburg-Loccum (Sozialpsychiatrische Informationen, Bd 4, S 91–101)
Finzen A (1988) Zwischen Hilfe und Gewalt. Ein unausweichliches Dilemma der Psychiatrie. Fundamenta Psychiatr 2:8–12
Galen CA Kardinal von (1980) Predigt in der Lamberti-Kirche zu Münster am 3. 8. 1941. In: Dörner K et al (Hrsg) Der Krieg gegen die psychisch Kranken. Psychiatrie-Verlag, Rehburg-Loccum, S 74–111
Goffman E (1972) Asyle. Suhrkamp, Frankfurt am Main
Greffrath M (1990) Das Prinzip Goldmarie. Die Zeit 6:40
Klee E (1990) Schöner Tod statt eines schrecklichen Lebens? Die Zeit 20:54–55
Psychiatrie-Enquête (1973) Sachverständigenkommission über die Lage der Psychiatrie in der Bundesrepublik; 1. Zwischenbericht. Bundestagsdrucksache, Bonn
Singer P (1984) Praktische Ethik. Reclam, Stuttgart
Szasz TH (1961) The myth of mental illness. Harper & Row, New York (dt 1972: Geisteskrankheit – ein moderner Mythos. Walter, Olten Freiburg)

Diskussion

Diskutanten: ASMUS FINZEN, Basel; EDWARD JEAN GUERIN, Wittlich; HANFRIED HELMCHEN, Berlin; KLAUS MÜLLER, Basel; JURIJ NOVIKOV, Hamburg; WALTER PÖLDINGER, Basel; CHRISTIAN REIMER, Basel; STELLA REITER-THEIL, Göttingen; ULRICH ROSIN, Düsseldorf; WOLFHARDT ROTHER, Bad Dürrheim; EDUARD SEIDLER, Freiburg i.Br.

NOVIKOV:

Welchen ethischen Verpflichtungen folgt der Psychotherapeut, wenn er die Therapie bei einem Patienten ablehnt?

SEIDLER:

Ich habe versucht, dieses an wenigen fundamentalen Kriterien festzumachen, und ich meine, daß jeder Therapeut, der eine Therapie ablehnt, begründen muß, warum er das tut. Auch dieses ist ein Akt zwischen ihm und dem Patienten und er unterliegt dabei der ganz allgemeinen ethischen Verpflichtung, in dieser Situation nicht zu schaden und den Patienten nicht in seiner Würde zu verletzen. Ich verwende hier ganz bewußt die alten ethischen Kriterien. Und insofern ist dies gar keine spezifische Herausforderung an den Psychotherapeuten, sondern überhaupt an den Helfer, wenn er die Hilfe ablehnt, die ein anderer von ihm fordert.

GUERIN:

Sie haben über Gruppenarbeit mit Therapeuten und angehenden Therapeuten gesprochen. Wir haben während der ganzen Tagung eigentlich hauptsächlich über *unsere* Ethik oder *unser* Ethos gesprochen. Auch Patienten haben *ihre* Ethik oder *ihr* Ethos. Und ich meine, daß in der Zusammenwirkung Patient – Therapeut ein eigener Raum entsteht, in dem sich vielleicht noch einmal eine neue Ethik entwickelt. Meine Frage ist: Haben Sie Erfahrungen mit Arbeit in Gruppen von Patienten, von Betroffenen im Hinblick auf Ethik?

SEIDLER:

Ich habe die Erfahrung nicht. Ich würde aber meinen, daß sicher keine neue Ethik entsteht, vielmehr geht es um die Wahrnehmung ethischer Probleme und weniger um das Hineintragen von ethischen Problemen. Wir haben in der Gruppenarbeit sehr deutlich gemerkt, daß über den berichtenden Therapeuten massive ethische Probleme im Umgang mit dem Patienten deutlich werden. Über eigene Arbeit mit Patienten kann ich nicht berichten.

PÖLDINGER:

Ich möchte zum Vortrag von Herrn Seidler eine Ergänzung anbringen. Seit etwa 7 oder 8 Jahren versuchen wir, zusammen mit dem Kollegen Luban-Plozza, sog. Monte Verità-Gruppen zu machen – so genannt, weil das am Monte Verità aufgenommen wurde. Dabei haben wir zu verschiedenen Themen, z. B. Brustkrebs der Frau, Angst, Depression oder psychosomatische Gesprächsführung, Gruppen von Betroffenen und Experten – darunter sind Ärzte, Sozialarbeiter und Krankenschwestern zu verstehen – zusammengeführt, um über den gegenseitigen Umgang zu diskutieren. Dabei hat sich sehr rasch herausgestellt, wie schnell hier ethische Fragen zur Sprache kommen und wie schnell die Patienten bereit sind, zu sagen, was sie stört: z. B., daß man ihnen die Diagnose „ins Gesicht geschmettert" hat oder daß sie eine Ärztin in Sachen Brustkrebs viel direkter und indiskreter angesprochen hat als männliche Kollegen. Ethische Fragen kommen in solchen Gruppen sehr deutlich zutage, man muß nur danach fragen und die Patienten in die Gruppen miteinbeziehen.

HELMCHEN:

Herr Seidler, Sie haben auch über die Aufklärung zur Psychotherapie gesprochen und eine Reihe von Inhalten der Aufklärung angeführt, insbesondere welchen Zielen sie dienen soll. Ich habe dabei die Aufklärung über die Risiken einer Psychotherapie vermißt, etwa so, wie sie Herr Reimer geschildert hat. Ich könnte mir vorstellen, daß es ein ganz schwieriges Problem ist, wie ein Psychotherapeut vor Beginn einer Therapie über solche Risiken, die mit seiner Person verbunden sind, aufklärt. Wenn ich aber die juristische Diskussion, etwa über Aufklärung bei chirurgischen Maßnahmen, bedenke, ist das ganz analog zu sehen.

MÜLLER:

Jede Psychotherapie muß zunächst schaden. Der Patient hat über lange Zeit hin Fassaden aufgebaut, die seine Verwundbarkeit verringern, die aber ihrerseits einen zunehmenden Leidensdruck bewirken. Dazu gibt es dann Gewalt in der Familie als kompensatorische Entlastung. Psychotherapie heißt doch in diesem Fall zunächst einmal, daß etwas auf- und mit der Zeit „abgebrochen" werden muß. Ob und wie der Patient diesen zunächst also immer „destruktiven" Prozeß bewältigt, ist das Risiko einer jeden Psychotherapie. Wie gehen Sie denn damit um? Herr Reimer hat heute morgen über das schwierige Verhältnis von Nähe und Distanz gesprochen. Zuviel Nähe kann ja auch schaden. Der Therapeut läßt sich in diesem Fall zu sehr auf das psychopathologische Setting ein und wird zum allenfalls verstärkenden Bestandteil desselben. Oder der Therapeut geht zu sehr auf Distanz, so daß sich der Patient alleingelassen fühlt und allenfalls in eine akute Suizidgefährdung gerät. Das ist doch eine konkrete Situation: ich muß als Therapeut ein Stück weit schaden im Sinne von „aufbrechen", und zwar mit dem Risiko, nicht zu wissen, wie der Patient reagiert. Wieweit kann ich ihn stützen und wieweit riskiere ich soviel „Schaden", daß der Patient sich alleingelassen fühlt und es zum Suizidversuch kommt. Das allgemeine Postulat „nicht schaden sollen" hat mir gefehlt.

SEIDLER:

Das hat eigentlich nicht gefehlt, denn ich habe die alte Formel des „Nichtschadens" schon lange relativiert in die Formel „Mehr nützen als schaden!". Das gilt nicht nur für die Psychotherapie, sondern für alle aggressiven Therapien, auch in der somatischen Medizin. Wir müssen heute vielfach schaden, um zu nützen. Wir müssen dies allerdings dem Patienten sagen. Das muß auch in unsere Reflexion über das Risiko miteingehen.

REIMER:

Zur Frage von Herrn Novikov sind mir 2 Antworten eingefallen: Ich denke, daß der Psychotherapeut sich im klaren sein muß über seine Grenzen, d. h. was er tun kann und was er nicht kann. Es ist völlig klar, daß es Patientengruppen gibt, die man nicht behandeln kann oder bei denen man solche Aversionen hat, daß die Aufnahme einer Therapie ein Gegenübertragungstrauma werden könnte. Ich denke also, daß es legitim ist, daß der Therapeut bestimmte Indikationsbereiche hat, von denen er weiß, daß er damit umgehen und sie durchführen kann. Natürlich ist mir auch das Problem bewußt, das dadurch entsteht, daß Psychotherapeuten häufig bestimmte Patienten – und das ist ein ethisches Problem – von vornherein abweisen. Das sind häufig Patienten, die aus der Psychiatrie kommen, es sind Patienten nach Suizidversuchen, und es sind die sog. schwierigen Patienten, die nicht mit der guten verbalen Kontaktaufnahme: „Herr Doktor, ich möchte Sie um einen Termin für ein Erstgespräch bitten" kommen, sondern mit ganz anderen, z. T. auch verletzenden, narzißtischen Verhaltensweisen in Therapien platzen oder um psychotherapeutischen Kontakt nachsuchen. Ich habe den Verdacht – und den könnte ich auch begründen – daß gerade Patienten mit schwereren Störungen, die eigentlich psychotherapierbar wären, von vornherein ausgeschlossen werden. Das ist ein großes ethisches Problem. Die Risiken betreffen den Patienten und den Therapeuten.

Was ich versucht habe zu sagen, ist, daß der Therapeut sich dessen, was z. B.. in seiner Lebenssituation momentan ist, und dessen, was daraus resultieren kann für einen guten oder problematischen Umgang mit Patienten, bewußt sein muß. Nur: ein Problem der Risiken des Therapeuten ist, daß ihm bestimmte Verletzungen, die dann in Beziehungen zum Patienten auftreten und die ich auszugsweise dargestellt habe, nicht immer bewußt sind. Die Risiken der Patienten will ich am Beispiel der Aufnahme einer psychoanalytischen Behandlung versuchen zu verdeutlichen. Ich meine, daß man einem Patienten – und das geschieht wohl in der Regel nicht – sehr deutlich sagen muß, was ein psychoanalytischer Prozeß emotional und möglicherweise auch für seine Partnerschaft bedeuten kann. Es ist doch so, daß unabhängig davon, was im einzelnen dann passiert – über Jahre eine erheblich emotionale Labilisierung eines Patienten im Zuge der Übertragungsprozesse auftritt, daß dieser Patient auch in einer Realität steht, wo Partnerschaften sind, andere Beziehungen, eine Arbeitssituation, und ich denke, daß man als Analytiker einem Patienten sagen muß, daß er damit rechnen muß, daß vieles ihn labilisiert und daß er einen Teil seiner Stabilität vorübergehend verlieren wird. Man kann auch erklären, wie man denkt, daß es am Ende der Behandlung sein wird.

REITER-THEIL:

Aus der Sicht der Familientherapie möchte ich noch etwas zur Aufklärung sagen. Nicht nur die Möglichkeit, daß drastische Verschlechterungen oder Schädigungen auftreten könnten, sollte die Familientherapeuten zur Aufklärung veranlassen, sondern auch das Bewußtsein, daß man gerade in der Familientherapie sehr wenig über konkrete Entwicklungen vorhersagen kann. In der Diskussion über ethische Fragen in der Familientherapie höre ich manchmal von Familientherapeuten: „Wir können keine Aufklärung und keinen ‚informed consent' lege artis durchführen, denn wir können familientherapeutische Prozesse nicht vorhersagen." Ich denke, dies sollte dann eben auch Gegenstand der Aufklärung sein, damit die Familie sich bewußt darauf einlassen oder davon Abstand nehmen kann. Dies erfordert hier die Aufrichtigkeit.

ROSIN:

Ich finde, daß die Kritik, die Herr Finzen gestern an den Darstellungen der philosophischen Referenten geübt hat, nicht eigentlich die Philosophen betroffen hat. Denn die Apekte, die dort vorgestellt worden waren, sind ja nicht mit der Fragestellung kritisiert worden: „Was kann ich für den Umgang mit meinen Patienten daraus ableiten?" Ich möchte daran erinnern, daß es Überzeugungen früherer Philosophen gibt, die ausdrücklich gegen ein Anerkennen der psychischen Störungen (z. B.. der endogenen Psychosen in unserem Verständnis) als Krankheit plädiert und die Ärzte nur beim „Irresein mit Fieber" für zuständig gehalten haben (Kants „Anthropologie in pragmatischer Hinsicht"). Diese Einstellung führte z. B.. dazu, daß die philosophisch-theologische Fakultät in Hamburg sich für Schuld und Hinrichtung des Lehrers Rüsau aussprach, der im „echten, psychotischen Verarmutswahn" (so Dörner) seine Frau und 5 Kinder umgebracht hatte. Im „Geist" des Rationalismus sollten die Irren aus ihrer „ungeregelten Existenz" herausgeführt und „wieder zur Vernunft gebracht" werden. Wenn diese Irren jedoch nicht auf die Stimme der Ratio hören konnten oder wollten, dann waren, mit durchaus philantropischer Sicht, entschiedene Strenge und auch Stockschläge probate Mittel.

FINZEN:

Glücklicherweise sind wir mit der Psychiatrie ein bißchen über Kant und Lichtenberg hinaus. Vor der Aufklärung war die Psychiatrie möglicherweise ein Feld der Philosophie und Hexenverbrenner.

ROTHER:

Ich möchte noch eine Zusatzanmerkung zu dem Vortrag von Herrn Finzen machen, welche die Relikte in unseren Bezirks- oder Landeskrankenhäusern betrifft. Die Relikte finden wir nicht nur in der Atmosphäre, wir finden sie sogar noch bei einigen Kollegen. Ich erinnere mich an eine Begutachtung vor dem Landessozialgericht, als bei einem türkischen Patienten entschieden werden sollte, ob er Rente bekommt oder nicht. Ein Kollege in einem baden-württembergischen Landeskrankenhaus hatte diesen türkischen Patienten ohne Apposition nur mit J. bezeichnet – also ohne ihm die selbstverständlich anmutende Anrede „Herr" zuteil werden zu lassen, – und Sie können sich denken, wie es mit seinem Verständnis von Menschenwürde bestellt ist. Ich habe mir dann erlaubt, zu schreiben: „Wer im Glashaus sitzt, sollte nicht mit Steinen werfen."

NOVIKOV:

Herr Finzen, ich würde Sie gern zu dem schwierigsten Problem unserer gegenwärtigen Psychiatrie befragen. Sie haben 13 Jahre lang ein großes Haus geleitet. Erkennen Sie an, daß eine bestimmte Begrenzung der therapeutischen Möglichkeiten uns verpflichtet, mit einem Teil der Patienten anders umzugehen als sonst? Das würde bedeuten, daß bestimmte weitere Differenzierungen des therapeutischen Angebots notwendig sind und nicht eine Glorifizierung der therapeutischen, psychiatrischen Omnipotenz stattfinden darf.

FINZEN:

Ich verstehe Ihre Frage nicht. Selbstverständlich muß man jeden von den 700 Patienten, die man in einem großen Krankenhaus hat, nach seinen individuellen Bedürfnissen behandeln, soweit man über Ressourcen verfügt. Man muß versuchen, die Ressourcen möglichst gleichmäßig über die Patienten zu verteilen. Wenn sich herausgestellt hat, daß die Behandlung mit Neuroleptika nichts bringt, dann darf man auch damit nicht behandeln.

NOVIKOV:

Ich versuche, Ihnen zu helfen. Sie haben heute 2 Kasuistiken erwähnt, und Sie haben – aus meiner Sicht – etwas unvorsichtig noch einmal hervorgehoben, daß die therapeutischen Interventionen bei dem Patienten mit dem Unfall auf der Autobahn und bei dem Vater der ermordeten Tochter sicherlich zu bestimmten Effekten führen würden. Ich stelle das in Frage, weil wir die Prozentzahlen der Therapieresistenz innerhalb der endogenen Erkrankungen nicht einfach im

Sinne der Verpflichtung der Normativität des Faktischen vergessen dürfen. Ein Viertel der schizophrenen Patienten ist nach wie vor therapieresistent. Noch einmal: Erkennen Sie an, daß eine Therapieresistenz psychisch Erkrankter auch im Rahmen der neurotisch Erkrankten – wir haben heute von Herrn Reimer gehört, daß ein Teil der neurotischen Patienten von Psychotherapeuten „veräußert" wird, weil sie so schwierig und nicht behandelbar sind, – uns verpflichtet, weitere Differenzierungen des Therapieangebotes vorzunehmen?

FINZEN:

Selbst in der Psychiatrie können wir nicht alle Patienten heilen. Das ist richtig. Und wenn wir sie nicht heilen können, müssen wir versuchen, ihnen ein Angebot zu machen, das ihnen angemessen ist. Aber das war nicht der Punkt, sondern vielmehr, daß ich versucht habe, eine Lanze für aufsuchende Hilfe für psychisch Kranke zu brechen. Diese aufsuchende Hilfe wird fast im gesamten deutschen Sprachraum nicht angeboten. Sie muß angeboten werden, um psychisch Kranke vor viel Leid zu bewahren. Diese beiden Patienten habe ich anschließend pharmako- und psychotherapeutisch behandelt. Sie waren nicht therapieresistent. Sie wären es auch nicht gewesen, wenn sie vorher in einem sozialpsychiatrischen Dienst betreut worden wären, wenn sie aufgesucht worden wären zu dem Zeitpunkt, als sie ihre Behandlung abgebrochen hatten. All dieses Leid, das sie haben durchmachen müssen, abgesehen von dem Leid, das ihre Opfer haben durchmachen müssen, nachdem sie wieder gesund geworden waren, das möchte ich möglichst vielen Menschen ersparen, wobei ich einschränken muß, daß selbstverständlich Gewalttaten von psychisch Kranken nicht häufiger sind als von Gesunden. Aber wenn man sie vermeiden kann, dann sollte man das tun.

PÖLDINGER:

Diese Äußerung war sehr wichtig, denn – das muß man leider sagen – je länger ein Prozeß sich entwickelt, um so schwieriger wird die Behandlung. Das gilt für die ganze Medizin, besonders für die Psychiatrie, weil mit der Schwere der Erkrankung vielfach auch die Neigung, sich helfen zu lassen, abnimmt, weil dann Vorstellungen und Wahnideen eintreten können, die den vermeintlichen Helfer zum Feind machen. Das ist der Kernpunkt dieser Auseinandersetzungen. Die frühe Hilfe können wir nur gewähren, wenn wir nicht nur Institutionen haben, wo man hingehen kann, sondern wenn auch die Möglichkeit besteht, dies in ausreichendem Maße anzubieten. Es ist heute noch extrem schwierig, wenn man in einer Stadt, in der es viele Psychiater und Psychotherapeuten gibt, plötzlich Hilfe braucht, außerhalb der Institutionen innerhalb nützlicher Frist diese Hilfe zu finden.

*Psychiatrische Ethik –
Resümee und Ausblick*

Abschlußdiskussion

Diskutanten: HANS MICHAEL BAUMGARTNER, Bonn; FRANZ-ULRICH BEUTNER, Burgdorf; TRISTRAM H. ENGELHARDT, JR., Houston; ASMUS FINZEN, Basel; MARKUS GRESS, Freiburg i. Br.; HANFRIED HELMCHEN, Berlin; KLAUS MÜLLER, Basel; GÜNTHER PATZIG[1], Göttingen; WALTER PÖLDINGER, Basel; DIETRICH RITSCHL, Heidelberg; HANS-MARTIN SASS, Washington/Bochum; EDUARD SEIDLER, Freiburg i. Br.

ENGELHARDT:

Meine Bemerkungen sind hauptsächlich therapeutisch. Sie alle haben gehört, wie emotional die Reaktion in der letzten Stunde war, und es wäre vielleicht sehr gesund für die Ärzte und Studenten, zu überlegen warum. Warum ist die Ethik so frustrierend? Natürlich, wenn man in Ungewißheit gebracht wird, fühlt man – wie Sie wissen – Streß, wird man böse, ist man unglücklich. Und das fühlen Sie. Dann klagt man die Mutter Philosophie an: Warum kannst Du mir nicht Gewißheit geben? Wie dürfen wir in Deutschland erlauben, daß Leute Dinge wie von Singer lesen? Jeder wird in Ungewißheit geraten. Man sagt, Politik ist besser als Moral, wenn sie nur nicht unmoralisch ist. Besser als Politik ist Fürsorge, aber nur, wenn es nicht unmoralische Fürsorge ist. Die schlimmsten Taten dieses Jahrhunderts sind aus falscher Fürsorge heraus geschehen. Erlauben Sie sich eine Minute Zeit, um zu überlegen, warum die Unterhaltungen in den letzten 2 Tagen so anstrengend gewesen sind. Dann können Sie vielleicht unsere problematische Lage als Ärzte und Patienten und als Mitglieder einer öffentlichen Gesellschaft besser verstehen und auch das Zusammenwirken zwischen Philosophen, Ethikern, Ärzten und Patienten besser nutzen.

SASS:

Ich möchte noch einmal ein Plädoyer für die Ethik in der Medizin allgemein und für die Ethik in der Psychiatrie halten. Gerade was die komplexe Struktur des Krankheitsbegriffs – nicht nur in der Psychia-

---
[1] Offizieller Diskutant.

trie, sondern in der Medizin überhaupt – betrifft, so ist hier mehr Unsicherheit, auch mehr Bescheidenheit am Platz und auch weniger naßforsches Einweisen aufgrund alter, vielleicht auch überholter Nosologien. Ich habe ein besonderes Problem mit der aufsuchenden Hilfe. Ich sehe das Schreckgespenst von psychiatrischen Spürhunden, die auf die offene Gesellschaft losgehetzt werden. Wir verlieren damit an Liberalität, wir verlieren an Kultur, und ich glaube, hier sind der aufsuchenden Hilfe Grenzen gesetzt, wenn wir nicht insgesamt in das Tausendjährige Reich oder andere finstere Zeiten unserer Geschichte zurückfallen wollen.

SEIDLER:

Die letzte Viertelstunde und auch die Bemerkung von Herrn Sass bergen die Gefahr ungeheurer Mißverständnisse in sich, die der Historiker seit 200 Jahren kennt. Ich meine, Herr Sass, wenn die Attitude des Aufspürens und des Spürhundes in der Psychiatrie verlangt gewesen wäre, dann hätten Sie recht. Aber das kann natürlich nicht gemeint sein, denn der Psychiater geht ja nicht herum und schaut, wo er eingreifen muß, sondern wo Not ist und wo er helfen kann. Denn die Geschichte der psychiatrischen Anstalt ist die Geschichte der Ausgrenzung und nicht die Geschichte der Zuwendung. Und die Geschichte der Psychiatrie als Wissenschaft ist der Versuch, ein soziales Problem zu einem naturwissenschaftlichen zu machen. Wir haben heute noch Gemeinden, die sich weigern, ein Behindertenheim in ihren Mauern aufzunehmen, wir haben heute noch überall Angst und Abwehrreaktionen gegenüber psychischer Störung. Damit müssen wir umgehen. Und wenn der letzte Satz von Herrn Finzen hieß: „Wir brauchen Leute, die sich kümmern", dann würde ich ihn im Hinblick auf die Ethik erweitern wollen und sagen: „Es muß Leute geben, die sich kompetent kümmern." Deswegen sitzen wir hier.

ENGELHARDT:

Wie ich Herrn Sass verstanden habe, griff er zurück auf das Problem, wie man sich vernünftig kümmert. Man kann z. B. lernen, daß Kinder durch Keuchhustenvakzinen sterben. Dann könnte man sagen, man sollte besser keine Vakzine benutzen. Wenn 2 Patienten jemanden umbringen, könnte man sagen, man sollte besser alle Schizophrenen einsperren. Um vernünftig darüber zu reden, muß man wissen, wie viele falsch-positive und falsch-negative Prognosen über Gefährlichkeit Psychiater stellen und welche Gewißheit man erlangen kann, ohne daß man mehr Menschen schadet als hilft. Die Geschichte unserer Überlegungen über Medizin und Risiken ist ein Versuch, Fakten zu liefern, so daß man nicht nur darüber redet, sich zu kümmern, sondern die Wahrscheinlichkeit, ob eine Prognose richtig oder falsch ist, einschätzen kann. Dazu muß man ethische Überlegungen anstellen, damit die Gesellschaft Prognosen über Gefährlichkeit richtig einschätzen kann.

PÖLDINGER:

Mit „Aufsuchen" ist folgendes gemeint: Nicht nur eine Nachbehandlung, sondern gewissermaßen im Sinne der Vorsorge das rechtzeitige Erfassen und rechtzeitige Verhindern im Sinne der primären und auch der sekundären Prävention, weil, je länger der Krankheitsprozeß dauert, um so größer auch die mangelnde Einsicht wird und man dann nicht mehr helfen kann. Da stehen wir hier in Basel in einer Tradition. In Basel wurde bereits vor Jahrzehnten der erste Lehrauftrag für psychische Hygiene an Herrn Heinrich Meng vergeben.

PATZIG[1]:

Bei interdisziplinären Kolloquien, an denen auch Philosophen beteiligt sind, hat man gelegentlich aufgrund von Erfahrungen Anlaß zur Sorge, daß die Beiträge der Philosophen für das Auditorium unverständlich oder schwach begründet oder irrelevant für die verhandelten Fragen sein könnten. Ich freue mich darüber, daß die philosophischen Beiträge zu unserem Symposium sämtlich verständlich waren und gut begründete Thesen vortrugen. Die Organisatoren dieses Symposiums haben mit der Einladung der Referenten auch hier eine glückliche Hand bewiesen. Was nun die Relevanz der Vorträge für die Praxis der Psychiatrie angeht, so habe ich in Gesprächen zwischen unseren Sitzungen durchaus verschiedene Urteile gehört; manche Teilnehmer sahen keine deutliche Verbindung zu den Problemen der Praxis, denen sie sich gegenübersehen, andere fanden die Vorträge durchaus hilfreich; aber auch diese sahen noch einen weitgespannten Bogen zwischen Theorie und Praxis, den man erst einmal überbrücken müsse.

Ich denke, man sollte sich möglichst klar darüber sein, daß eine solche Spannung erst einmal ausgehalten werden muß, weil sie unvermeidlich ist. Philosophische Reflexion geht eben als philosophische

---

1 Beitrag als offizieller Diskutant.

auf die Grundlagen unseres Denkens und Handelns, wohl auch des Fühlens, und es ist eine schwierige Aufgabe, von den Untersuchungen in der Prinzipienebene zu den konkreten Problemen überzugehen, die im Lichte dieser Prinzipien erörtert und entschieden werden sollen.

Auf diesen Punkt komme ich gleich noch zurück. Zunächst möchte ich aber auch noch das erfreuliche Maß an Übereinstimmung hervorheben, das unter den philosophischen Referenten, die Vertreter durchaus verschiedener Richtungen sind, sichtbar wurde. Frau Pieper sprach sich dafür aus, Werten keinen Absolutheitscharakter zuzusprechen, sondern sie als menschliche Setzungen anzusehen (freilich keine willkürlichen Setzungen!); auch Herr Honnefelder setzt sich dafür ein, mit den sparsamsten und schwächsten nichtempirischen Voraussetzungen auszukommen, die – nach seiner Auffassung – für die Erklärung des Phänomens des moralischen Selbstverhältnisses notwendig sind. Auch Herr Höffe hält es für sinnvoll, Werte aus der Natur des Menschen, freilich nicht allein aus seiner biologischen Natur, abzuleiten.

Aber es wurden doch auch Unterschiede deutlich: Darin spiegelt sich die Tatsache wider, daß wir in der Philosophie einen Konsensus über die Letztbegründung moralischer Normierung nicht besitzen und wohl auch auf lange Sicht nicht besitzen werden. Und solche Unterschiede wirken sich durchaus auch auf die Entscheidungen in der mittleren Ebene aus, die die von Herrn Sass sogenannten *Halbfertigfabrikate* betrifft: es macht schon einen Unterschied, ob man Werte (z. B. den des Lebens) als absolute verpflichtende Gegebenheiten oder als Korrelate von Bedürfnissen, Interessen und Wünschen individueller Menschen (oder Lebewesen) auffaßt.

Normen, so wird heute wohl allgemein angenommen, bedürfen der Begründung; eine Letztbegründung, die jedermann überzeugt, ist nicht möglich. Darin unterscheidet sich die Ethik nicht von den Wissenschaften im engeren Sinne; auch da gibt es nur allgemeinste Hypothesen, die mit einzelnen Beobachtungen und Theorien mittlerer Höhenlage in ständigem Wechselspiel stehen. Hier ist das Konzept des schon von Herrn Ritschl in seinem Vortrag genannten amerikanischen Philosophen John Rawls[2] vom „Reflective Equilibrium" zwischen Intuition und Theorie, vom „reflektierenden Gleichgewicht", eine hilfreiche Orientierung: Theorien werden daran überprüft, ob die moralischen Einzelurteile, die aus ihnen folgen, uns einleuchten; unsere Intuition im Einzelfall ist ebenso daraufhin zu testen, ob sie sich in einen konsistenten und erklärungskräftigen Theorierahmen einfügen läßt. Im Konfliktfall müssen wir selbst entscheiden, ob wir

---

2 John Rawls (1972) A theory of justice. Oxford Univ Press (dt. 1975).

uns von vertrauten moralischen Intuitionen trennen oder unsere Theorien modifizieren wollen. Das Risiko des Irrtums kann uns niemand abnehmen.

Es gibt gegenüber der Ethik in der Medizin unter Ärzten ein verbreitetes Mißbehagen, das sich auch auf unserem Symposium erkennbar geäußert hat, das aus der Befürchtung herrührt, es wollten einige selbsternannte Fachleute aus der Theologie, der Jurisprudenz und der Philosophie dem Arzt oder der Ärztin vorschreiben, was diese in schwierigen Fällen tun sollen. Der Gesetzgeber freilich schreibt in der Tat vor und muß daher oft, wie etwa im Fall des „informed consent", erst allmählich durch eine realitätsgerechtere Rechtsprechung von inpraktikabler Überspitzung eines Prinzips abgebracht werden. Jedoch sieht die Ethik ihre Funktion in der *Beratung*; sie kann und soll dem Arzt oder der Ärztin den komplexen normativen Zusammenhang deutlich machen, in dem ihre Tätigkeit sich vollzieht. Moralische Kompetenz besteht auch in der Sensibilität hinsichtlich der oft verschiedenen Aspekte, unter denen eine konkrete Situation gesehen werden kann. Eine der wichtigsten Fehlerquellen in diesem Gebiet ist Mangel an Differenzierung.

Vor einiger Zeit erschien in der *Frankfurter Allgemeinen Zeitung* ein Artikel von Stephan Sahm unter dem Titel „Erlaubt ist, was gefällt. Medizinische Ethik in Amerika"[3]. Aus der Tatsache, daß in dem erfolgreichsten Modell der medizinischen Ethik die Prinzipien Autonomie, Verpflichtung zur Hilfe und Verteilungsgerechtigkeit Dimensionen moralischer Beurteilung sind, die in einem Spannungsverhältnis zueinander stehen können, schließt der Verfasser, daß man mit der entsprechenden „Mischung der drei Trümpfe jedes beliebige Ergebnis vorgeblich rational erzielen" könnte.

Hier scheinen zwei prinzipielle Mißverständnisse vorzuliegen:

Aus der Tatsache, daß mehrere Prinzipien in der ärztlichen Ethik in ein Gleichgewicht gebracht werden müssen, folgt keineswegs Willkür. Auch die Grundrechte des Grundgesetzes der Bundesrepublik Deutschland stehen in vergleichbarer Spannung; aber die Abwägungsentscheidungen des Verfassungsgerichtshofs beanspruchen mit Recht, rational nachprüfbar zu sein.

Das zweite Mißverständnis liegt darin, daß man meint, eine ethische Theorie, die nicht in jedem Fall eine der möglichen Handlungen als *die* richtige auszeichnen kann, sei schon deshalb unbrauchbar; aber ist es nicht schon eine nicht verächtliche Hilfe, wenn ein Teil des Spektrums möglicher Handlungen als eindeutig unzulässig, andere als

---

3 FAZ vom 10. Oktober 1989.

immerhin diskutabel und einige wenige als gut begründbar erscheinen? Es ist leider ein verbreitetes Verfahren, eine Disziplin dadurch zu diskreditieren, daß man utopische Forderungen an sie stellt und dann zeigt, daß sie diesen nicht genügen kann.

Aber wenn die Sachen so kompliziert liegen, wäre es nicht besser, die Diskussionen über Probleme der Ethik in der Medizin den Fachleuten verschiedener Disziplinen und interessierten und qualifizierten Medizinern zu überlassen? Der in der Versorgung der Patienten oder in der konkreten medizinischen Forschung stehende Praktiker könnte dann die hinreichend gesicherten Ergebnisse solcher Diskussionen übernehmen und seiner eigenen Tätigkeit zugrunde legen.

So bequem die Lösung scheinen könnte, sie ist doch nicht akzeptabel. Moralisch relevante Entscheidungen betreffen uns so nahe, sozusagen „hautnah", daß wir die Aufgabe an niemanden delegieren können, solche Grundentscheidungen an unserer Stelle zu treffen. Sollte man die Ärzte von der Einsicht ausschließen, daß es sich jeweils um Fragen von großer Komplexität, deren Lösung von Voraussetzungen abhängt und Abwägungsprobleme mit sich bringt, handelt? Sollten sie nicht die verschiedenen theoretischen Ansätze und deren Begründungsstrategien kennenlernen, um zu einer eigenen Auffassung gelangen zu können? Es ist auch für die Weiterentwicklung der ärztlichen Ethik, die sich ständig neuen Herausforderungen gegenübersieht, wünschenswert, ja notwendig, daß sich hier eine Diskussion entwickelt, an der möglichst alle Betroffenen teilnehmen. Moralische Sensibilität und Urteilskompetenz sind beim Arzt und der Ärztin nicht erfreuliche *zusätzliche* Eigenschaften, die zur fachlichen Kompetenz noch hinzutreten können. Sie gehören beim Arzt, mehr als bei den meisten anderen Berufen, unmittelbar zu den Voraussetzungen erfolgreicher beruflicher Tätigkeit. Das Arzt-Patient-Verhältnis ist so vielfältig von moralisch-relevanten Problemen besetzt, daß ihre souveräne und humane Handhabung den Arzt eigentlich erst ausmacht. Das gilt für den Psychiater und Psychotherapeuten in noch höherem Maße als für den Arzt im allgemeinen, insofern nämlich ethische Fragen nicht nur für sein eigenes Verhalten bedeutsam sein können, sondern z.B. moralische Konflikte von Patienten auch Thema des therapeutischen Prozesses werden können.

Ethische Urteilskompetenz kann hier der Natur der Sache nach nicht in Selbstsicherheit und dogmatischer Festlegung bestehen. Einen in dieser Hinsicht kompetenten Arzt möchte man sich eher als jemanden vorstellen, der sich um einen festen Standort im Gebiet der konsensfähigen mittleren Verpflichtungen bemüht, aber offen ist gegenüber den verschwimmenden Rändern der prinzipiellen Begründungsansätze, und bereit, seine Auffassungen angesichts neuer Erfahrungen und Argumente von Fall zu Fall zu überprüfen.

HELMCHEN:

Ein wesentlicher Eindruck dieser Tagung ist für mich, daß der Diskurs zwischen Philosophen und Ärzten doch schwieriger ist, als es die freundliche Atmosphäre zu vermitteln scheint. Die Gefahr von Mißverständnissen ist doch recht groß gewesen. Das mag mit daran liegen, daß mir als praktisch tätigem Doktor der Bildungsfundus des Philosophen nicht zur Verfügung steht und ich deshalb auch zu dem normativen Denken, dem Denkmodus des Philosophen, nicht ohne weiteres Zugang habe. Vielleicht auch umgekehrt, daß in manchen philosophischen Ausführungen für mich als Arzt die Nähe zu unserer Erfahrungswelt nicht genügend vorhanden ist. Darin liegt ein Grund für die Schwierigkeiten, und es bedarf eines intensiveren, kontinuierlicheren Diskurses für die Zukunft zwischen so unterschiedlichen Denkwelten, um zu einer konstruktiven Bearbeitung dessen zu kommen, was uns als Ärzte bewegt. Ich beschäftige mich als Arzt ja nicht mit der Ethik aus einem intellektuellen Interesse oder weil es ein Hobby wäre, sondern weil ich von den Diskussionen hier eine Verbesserung meiner Möglichkeiten im Umgang mit Problemen der Bewertung und Moral bei der Arbeit mit den Patienten erhoffe.

Ich möchte deswegen nur an einem Beispiel deutlich machen, wo ich auch Mißverständnissen aufsitze in dem, was ich von den Philosophen gehört habe. Zum einen hat mich beeindruckt, daß die philosophischen Meinungen gar nicht so übereinstimmend zu sein scheinen, wie es Herr Patzig dargestellt hat. Für mich ist es eine Aporie, daß einerseits etwa Herr Ritschl die universale Gültigkeit von Werten als zunehmenden Charakterzug der heutigen Zeit herausgestellt hat, die zunehmende Weltgeltung bestimmter Prinzipien, während andererseits Frau Pieper eher auf die Zeitabhängigkeit und die Kontextabhängigkeit der Wertebegründung abgehoben hat, die Wertschätzung durch andere als einen Punkt aufgezeigt hat. Das bekomme ich nicht so ohne weiteres auf einen Nenner. Wenn ich bei dem letzten Beispiel bleibe, dann möchte ich die Möglichkeit eines Mißverständnisses daran deutlich machen. Herr Finzen hat den fachlich wohl hochkompetenten Kinder- und Jugendpsychiater erwähnt, der Tausende von behinderten Kindern getötet hat oder zu deren Tötung beigetragen hat. Wenn der Konsens in einer Gemeinschaft, einer Gruppe oder gar in einem Volk wesentlich für Wertebegründung ist, dann könnte es sein – und ich bitte mich hier nicht mißzuverstehen, ich will auf das Problem hinaus – daß auch das, was aus der nationalsozialistischen Wertebildung in großer Übereinstimmung über weite Teile des Volkes entstanden ist, was wir heute von einem anderen Standpunkt und aus Erfahrung heraus als nicht mehr wertvoll oder als falsch erkennen, dieser Arzt der damaligen Wertewelt entsprechend durchaus diese Werte auch für begründet gehalten haben und dementsprechend geglaubt haben kann, sich ethisch zu verhalten. Wenn jetzt eine andere Wertewelt die herrschende ist, dann kann man sagen, die damalige Wertewelt war falsch. Aber hat dieser Arzt unmoralisch gehandelt im Rahmen seiner damaligen Wertewelt? Man könnte noch weiter gehen und fragen, wäre er vielleicht, wenn er sich dem Wechsel des herrschenden ethischen Paradigmas angepaßt hätte, ein opportunistischer Charakterschwächling oder wäre er gerade, wenn er das nicht getan hätte, ein besonders charakterfester Mensch? Es ist nur eine Frage der Perspektive. Ich will damit lediglich deutlich machen, daß ich dieses eine Modell der Wertebegründung aus der Wertschätzung durch andere, in der Abhängigkeit von der Billigung durch eine Mehrheit, durch Konsens, durchaus für eine gefährliche, zwiespältig erlebte Begründung halte.

MÜLLER:

Herr Helmchen, ich verstehe Ihre Position, und ich möchte eine pointierte Gegenposition vertreten. Als Leiter der Planungsabteilung eines kantonalen Gesundheitsministeriums entscheide ich ein Stück weit faktisch auch über die Ressourcenverteilung im Gesundheitswesen. Die Ressourcen sind bekanntlich beschränkt. Wir müssen also Prioritäten setzen. Dazu bedarf es der Gesundheitspolitik. Eine Entscheidung, die auch hier in Basel vor der Tür steht und die des öffentlichen, ethischen Diskurses bedarf, ist z.B. die Frage, wie es mit der Alterschirurgie weitergeht. Werden wir in eine Situation kommen – ich übertreibe bewußt – wo wir bei 95jährigen noch Herztransplantationen ins Auge fassen? Es müssen Prioritäten gesetzt werden, die nicht ausschließlich der einzelne Arzt in seiner konkreten Situation fällen kann. Denn das setzte voraus, daß er über die dazu notwendigen Ressourcen verfügt. Die verfügbaren Ressourcen reichen jedoch immer weniger aus, um allen Ärzten bzw. Patienten eine Entscheidungssituation zu ermöglichen, in der sie frei entscheiden können. Als Gesundheitspolitiker und als Planer sind wir in dieser Situation auf eine öffentlich geführte ethische Diskussion angewiesen, um auf dieser Grundlage auch Prioritäten setzen zu können.

HELMCHEN:

Ich habe mich keineswegs gegen die öffentliche Diskussion ethischer Probleme ausgesprochen, im Gegenteil: wir haben ja ein Defizit, nur die Diskussion muß so geführt werden, daß nicht nur Mißverständnis oder Spannung übrigbleibt, sondern sie muß immer wieder mit der Zielsetzung einer konstruktiven Haltung geführt werden.

GRESS:

Mir scheint, daß die Diskussion ein typisches Problem des Diskurses zwischen Philosophen und Medizinern und auch Medizinstudenten widerspiegelt: nämlich, daß das Problem da auftaucht, wo der Arzt oder der Medizinstudent dem Philosoph die emotionale Betroffenheit entgegensetzt. Genau das hat uns Herr Finzen heute demonstriert. Das Problem der ethischen Kompetenz fängt nicht erst bei solchen Kongressen an, sondern da, wo man Nachwuchs erzieht, wo man die Menschen erzieht, die übermorgen auf dem Podium sitzen oder die übermorgen davor sitzen. Das Problem der ethischen Kompetenz zeigt sich in der Ausbildung, wo wir den Studenten suggerieren, durch Ankreuzen oder durch unreflektiertes Wiederkäuen von Prinzipien oder Abfragen ethische Begründungsfähigkeit zu erlangen. Das funktioniert so nicht. Zu einer erhöhten Dialogfähigkeit in der Ausbildung gehört eine breiter gespannte, dialogbetonte Ausbildung, z. B. in der Medizin, wo man von vornherein die Medizinstudenten in den Dialog mit Philosophie-, Theologiestudenten usw. bringt, mit allen, die in diesem Spannungsfeld arbeiten. Nur dann funktionieren Diskurse.

BEUTNER:

Die Crux der heutigen medizinischen Ethik ist ihre Relativität. Im Dritten Reich war es so – der Kollege hat sich vielleicht gar nicht das Gewissen damit belastet –, das ist heute ganz genauso. Und heute machen wir es mit Kindern, die völlig gesund sind, ohne mit der Wimper zu zucken auch so, mit dem einzigen Unterschied, daß sie noch nicht geboren sind. Ich kann nur sagen, der Grund für die Crux, unter der wir heute alle leiden, ist die Loslösung der Ethik und besonders der medizinischen Ethik von der Metaphysik. Wenn wir an dem Grundsatz „Du sollst nicht töten" festhalten wollen – der ist metaphysisch begründet –, dann haben wir es mit einigen Dingen sicherlich um so leichter. Diese Relativität zog sich durch den ganzen Kongreß. Und ich möchte am Schluß Herrn Finzen noch ein Kompliment machen. Seine Ethik in der harten Praxis, wo ich auch arbeite, ist zutiefst metaphysisch begründet.

FINZEN:

Ich würde gern noch einmal auf das Aufsuchen und Aufspüren zurückkommen. Wenn ein Wort durch ein anderes ersetzt wird, ist das meiner Meinung nach Absicht. Meine sanftmütige Natur sträubt sich dagegen. Wenn ein Hausarzt einen Hausbesuch macht, dann sucht er den Patienten auf, er spürt ihn nicht auf. Wenn ein Mitarbeiter eines sozialpsychiatrischen Dienstes einen Patienten aufsucht, der in seinem Hilfesuchverhalten erkrankt ist, dann sucht er ihn auch auf und spürt ihn nicht auf. Es geht auch nicht um das Verfolgen von potentiell gefährlichen psychisch Kranken, sondern es geht um das Anbieten von Hilfe gegenüber Leuten, die wegen ihrer Krankheit hilflos sind.

BAUMGARTNER:

Es wurde eben davon gesprochen, daß ethische Probleme in der Medizin auf metaphysische Grundlagen hin zumindest bedacht werden müssen. Das ist in der Philosophie eine kontroverse Frage. Herr Patzig ist ja durch das Buch *Ethik ohne Metaphysik* bekannt geworden. Gestern waren mehrere Redner, insbesondere Herr Honnefelder und Herr Höffe, der Meinung, man könne ohne metaphysische Grundlagen, im Sinne von allgemein anthropologischen, nicht auskommen. Insofern ist hier in der Tat ein wichtiges Problem berührt. Seine Lösung hängt davon ab, wie man Metaphysik definiert. Möglicherweise ist es so, daß das, was Herr Patzig als Metaphysik ausschließt, keineswegs dasjenige ist, was die anderen intendieren, wenn sie von Anthropologie und Metaphysik sprechen.

SEIDLER:

Im Augenblick ist – wie meist – der Patient aus der Diskussion ausgeschlossen; auch er bringt seine Metaphysik in die Situation mit ein, die Beachtung und Achtung finden muß. Das heißt, der ethische Diskurs kann sich nicht nur zwischen den Philosophen und den Medizinern abspielen, sondern er muß breiter und konkreter angelegt werden. Was gestern und heute hier zur Sprache kam, hat in der Tat gezeigt, wieviel alle Beteiligten und Betroffenen miteinander tun müssen.

Vielfach besteht das Mißverständnis, Ethik in der Medizin sei eine Sache für Spezialisten. Ethik in der Medizin – und ich nenne es bewußt so – ist etwas, das quer durch die Disziplinen geht, die alle aufgefordert sind, ihre ethischen Probleme integrativ und zwar von Anfang an in die Ausbildung einzubringen – in die Menschenbildung, so wie Sie es eben von der Familie gefordert haben. Insofern ist Ethik nun wirklich nichts Medizinspezifisches und nichts Philosophiespezifisches, sondern es ist ein Menschheitsthema, das in der reduktionistischen Geschichte der letzten 100 Jahre der Wissenschaften untergegangen ist und zeitadäquat wieder angesprochen werden will.

RITSCHL:

Der Dank an alle, die hier mitgewirkt und gesprochen haben, kulminiert in dem Dank an Herrn Pöldinger, der auf diese fabelhafte Weise diese ganze Konferenz geplant und durchgeführt hat, und an all jene die ihm dabei geholfen haben. Ich denke, ich darf das sicher im Namen von uns allen sagen. Wir schließen in unseren Dank auch Wolfgang Wagner und Ulrike Evers ein. Ohne Sie wären diese Tage nicht so fruchtbar gewesen.

PÖLDINGER:

Gerne werde ich diesen Dank weiterleiten an alle diejenigen, die an den Vorbereitungen beteiligt waren, sei es innerhalb des Hauses, sei es außerhalb. Ich persönlich möchte Ihnen danken, sowohl den Referenten, als auch den Diskutanten und Zuhörern, daß Sie so zahlreich gekommen sind, denn das bestätigt uns in der Auffassung, daß wir hier den richtigen Faden gefunden haben. Und ich möchte Ihnen vor allen Dingen auch dafür danken, daß Sie durch Ihre lange Anwesenheit bis über den Schluß hinaus gezeigt haben, daß wir offenbar wirklich bei einem Thema sind, das nicht nur interessant, sondern auch emotional bewegend ist. Daher bin ich auch sehr froh, daß wenigstens zum Schluß Emotion und Bewegung in die Gespräche hineingekommen ist, so wenig dies auch der ruhigen philosophischen Diskussion entspricht. Aber ganz ohne Emotionen geht es eben nicht, und schon gar nicht in der Psychiatrie. Ihnen allen ein Dankeschön.

Der Mensch ist das Maß aller Dinge.

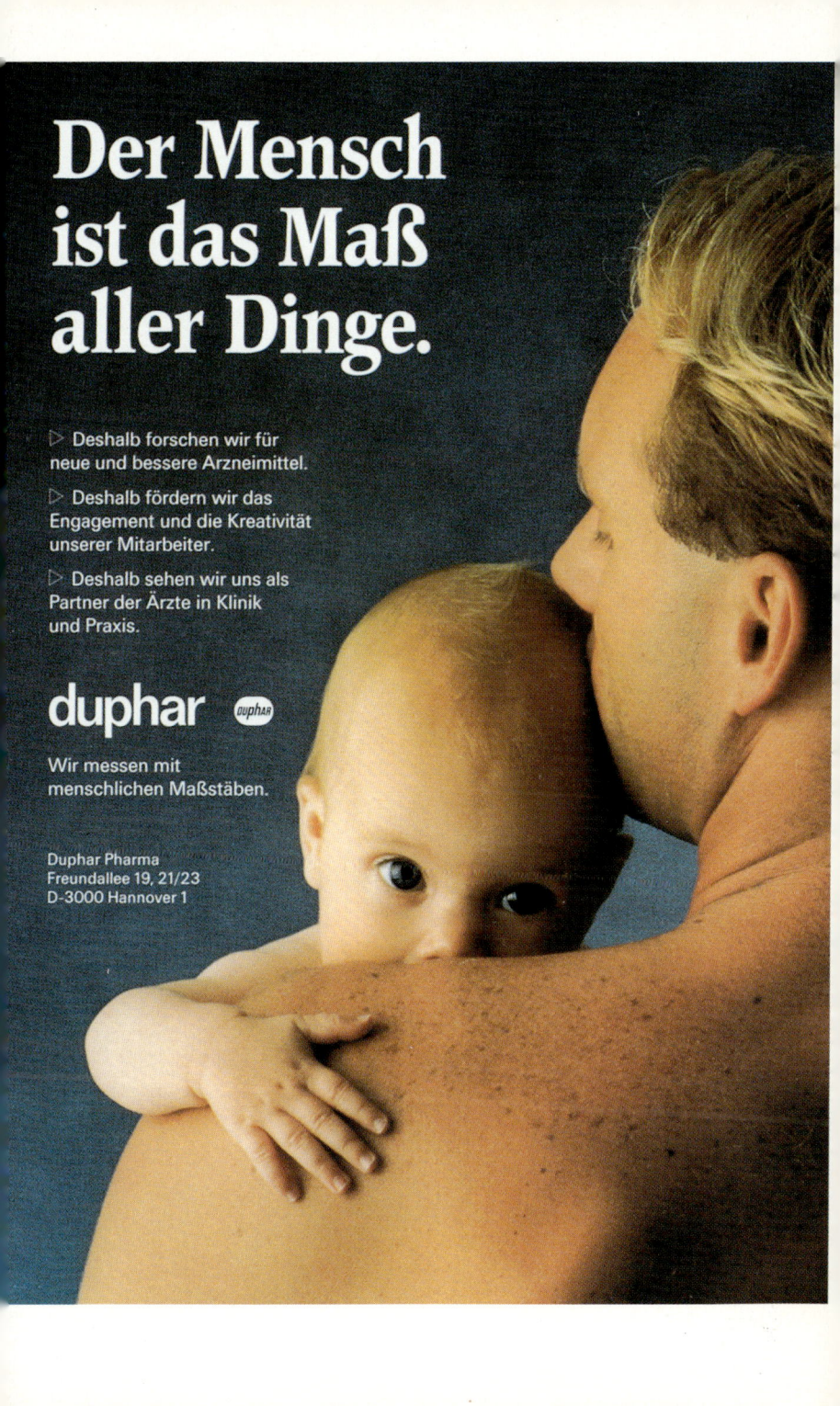

▷ Deshalb forschen wir für neue und bessere Arzneimittel.

▷ Deshalb fördern wir das Engagement und die Kreativität unserer Mitarbeiter.

▷ Deshalb sehen wir uns als Partner der Ärzte in Klinik und Praxis.

duphar

Wir messen mit menschlichen Maßstäben.

Duphar Pharma
Freundallee 19, 21/23
D-3000 Hannover 1